KB268746

JAPANESE
STYLE DIET
FITNESS

TAISHIBOUNENSHOU TRAINING METHOD
© SEIBIDO SHUPPAN CO., LTD., 2013
Originally published in Japan in 2013 by SEIBIDO SHUPPAN CO., LTD., TOKYO,
Korean Translation rights arranged with SEIBIDO SHUPPAN CO., LTD., TOKYO,
through TOHAN CORPORATION, TOKYO, and Botong Agency, SEOUL.

이 책의 한국어판 저작권은 보통에이전시를 통한 저작권자와의
독점 계약으로 어바웃어북이 소유합니다. 신 저작권법에 의하여 한국 내에서
보호를 받는 저작물이므로 무단전재와 무단복제를 금합니다.

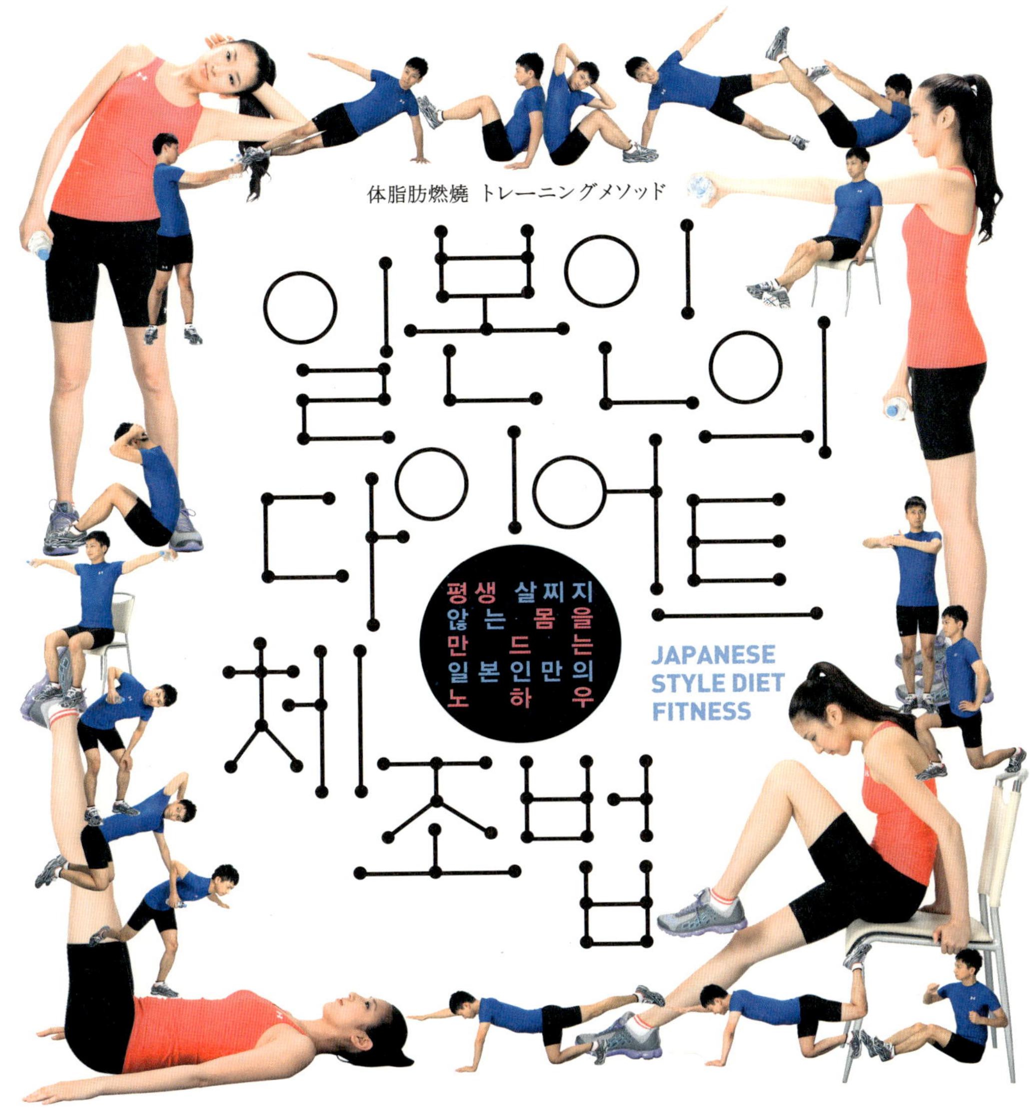

일본인의 다이어트 체조법

평생 살찌지 않는 몸을 만드는 일본인만의 노하우

JAPANESE STYLE DIET FITNESS

이시이 나오카타(石井直方) 지음 / 지희정 옮김

어바웃어북

평생 살찌지 않는 몸을 만드는 노하우를 소개합니다

세계보건기구에 따르면 21세기 인류를 괴롭히는 질병은 더 이상 암이나 에이즈(AIDS)가 아니다. 그것은 다름 아닌 '비만'이다. 미국, 멕시코, 캐나다, 유럽연합, 호주는 물론, 가까운 중국과 한국에서도 비만이 중요한 사회문제가 되고 있다. 실제로 미국은 전체 인구의 28%가 비만에 시달리고 있고, 호주나 뉴질랜드도 25%를 넘어섰다. 세계비만연맹은 2025년이면 전 세계 인구의 3분의 1이 뚱보가 될 것이라고 관측한다.

나라마다 정부 차원에서 비만 대책을 세우는 데 분주하다. 미국은 소아 비만 퇴치 정책의 일환으로 학교 급식에서 정크푸드 추방에 나섰으며, 탄산음료규제법안까지 만들었다. 멕시코와 헝가리는 비만세를 도입해 눈길을 끈다.

일본의 경우도 후생성에서 건강검진 항목에 허리둘레 측정을 추가하는 등 비만에 대한 주의를 늦추지 않고 있다. 일본은 비만에 대한 사회적 관심이 다른 나라에 비해 일찍 도래했다. 일본에서는 1970년대에 다이어트 붐이 일어나면서 비만 퇴치가 자연스럽게 전국민적 캠페인으로 발전했다. 닛케이소비인사이트가 전국 20~60대 남녀 1,030명을 대상으로 조사한 결과, 남성의 54.4%, 여성의 64.5%가 다이어트를 하고 있다고 응답했다. 일본의 남녀 모두 절반 이상이 다이어트를 하고 있는 셈이다. 다이어트를 가장 많이 하는 연령층은 아무래도 20대 여성으로 나타났다(응답자의 75.8%). 눈에 띄는 것은 40대 남성의 다이어트 비율이 63.1%라는 점과 50대 여성 응답자의 66%가 다이어트를 하고 있다는 사실이다. 다이어트가 일본인들의 중요한 생활습관임을 방증하는 대목이다. 이런 이유로 일본은 OECD 국가 가운데 비만율과 체지방율이 가장 낮은 수치(전체 인구의 3%)를 기록하고 있다.

그렇다면 일본인들은 어떤 방식의 다이어트를 선호할까. 일본인들은 헬스클럽을 다니거나 다이어트 보조제를 복용하는 등 돈과 시간을 들이는 다이어트보다는 일상생활에서 간단히 실천할 수 있는 이른바 '내추럴 다이어트'를 즐긴다. 특히 '무리하지 않고 지속해서 할 수 있는지' '간단히 할 수 있는지' 등을 가장 먼저 고려한다.

이 책에서 소개하는 다이어트 체조는 일본인들이 수십 년간 애용해온 운동법으로 누구나 일상생활에서 부담 없이 할 수 있다. 젊은 시절 보디빌딩 선수로 활동하기도 했던 필자는 대학에서 오랜 세월 연구해온 인체운동과학을 기반으로 동양인들의 체형에 맞는 다이어트 체조법을 교본으로 만들었다. 이 다이어트 체조법 교본은 발간되자마자 일본 전역에서 선풍적인 인기를 끌어 필자를 비롯한 많은 사람들을 놀라게 했다. 곧이어 출판사들의 출간 제의가 쏟아지면서 이렇게 책으로까지 만들게 된 것이다.

이 책에 담긴 다이어트 체조법은 돈과 시간을 들이지 않고 장소에 구애됨 없이 남녀노소 누구나 쉽게 할 수 있다. 내용의 구성도 '앉아서' '서서' '누워서' 하는 방식으로 나누어져 있다. 사무실 책상에 앉아서 틈틈이 할 수도 있고, 잠자리에 들기 전에 누워서 할 수도 있으며, 버스나 지하철을 기다리면서 해 볼 수도 있다. 또 해당 체조법마다 신체의 어느 부위가 날씬해지고 근육이 붙어 어떤 역할을 하는지를 그림으로 그려 친절하게 설명했다.

이 책을 빌어 독자들에게 당부하고 싶은 것은, 날씬하고 근육까지 갖춘 건강한 몸을 만들기 위해서는 '체중'이 아니라 '체지방'을 줄여야 한다. 다이어트에 돌입한 대부분의 사람들은 매일 아침 체중계의 눈금에 일희일비하지만 정작 중요한 것은 내 몸 속에 체지방이 얼마나 쌓여 있는지 여부다. 지나친 단식으로 살을 뺀 사람들이 머지않아 요요현상에 눈물짓는 원인은 몸속에 체지방이 그대로 남아 있기 때문이다. 체지방을 줄인다는 것은 살찌지 않는 체질로 몸 전체를 바꾼다는 것을 의미한다. 몸속의 체지방이 근육으로 바뀌는 순간 평생 살찌지 않는 몸으로 다시 태어나게 되는 것이다. 그것이 가능할까? 가능하다. 이 책이 알려주는 작은 동작 하나하나가 당신을 살찌지 않는 체질로 안내할 것이다.

CONTENTS

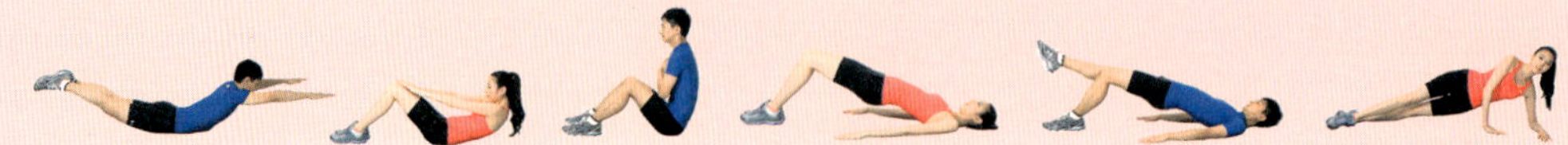

Start 02 앉아서 하는 다이어트 체조

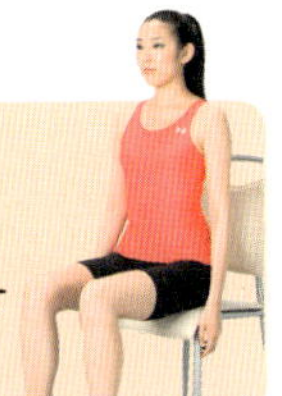

044

앉아서도 살을 빼고 식스팩을
만들며 힙 업도 할 수 있다!

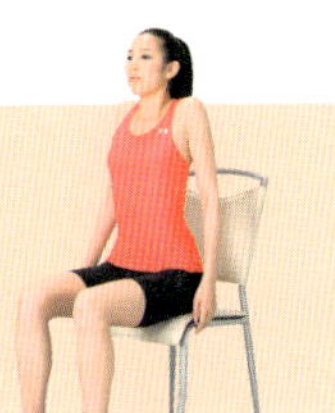

046

아름다운 어깨라인
만들기

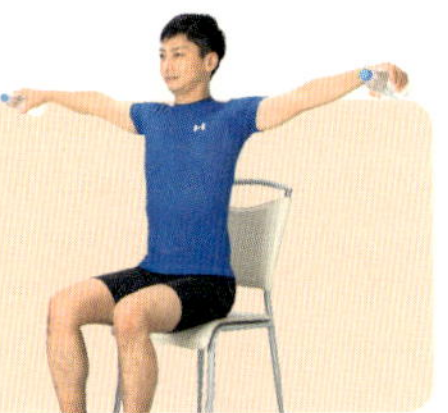

050

팔에 붙은 지방,
이렇게 태우세요

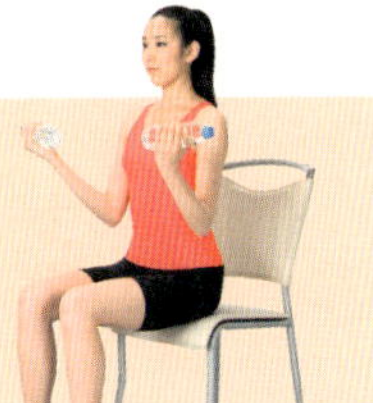

052

민소매 맵시 살리는
날씬한 팔 만들기

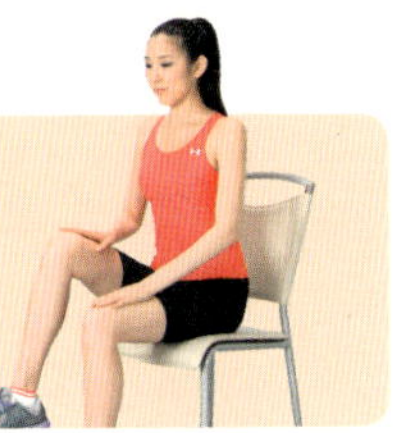

054

미니스커트를 부르는
각선미 만들기

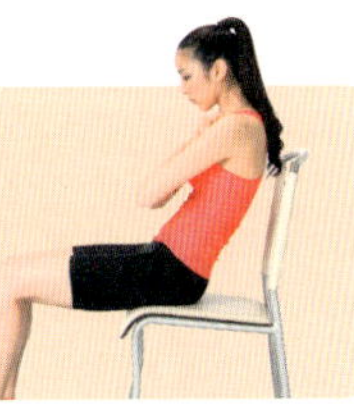

056

의자에 앉아서
윗몸일으키기 하기

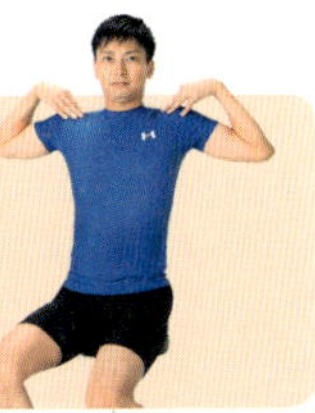

058

회전의자로
옆구리 군살 제거하기

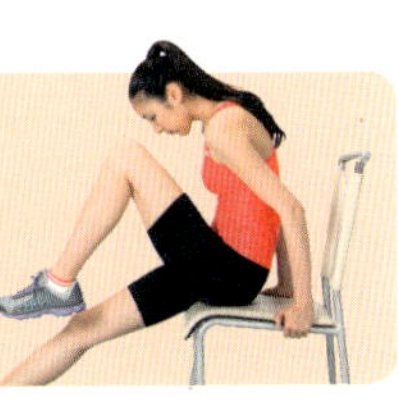

060

십일자복근과 꿀벅지
동시에 만들기

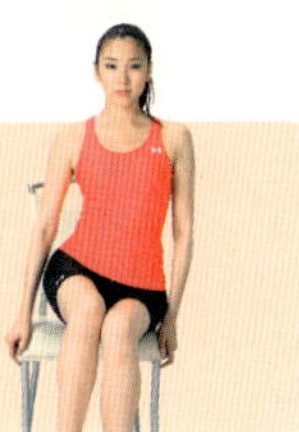

062

틀어진 골반 앉아서
교정하기

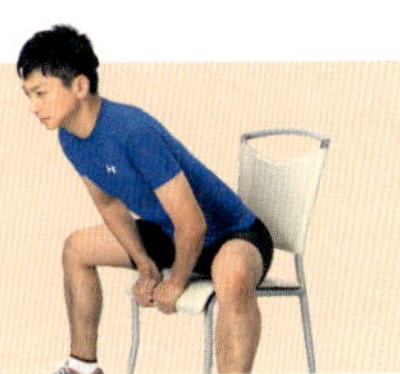

066

등판이 꾸부정하면
가슴도 처진다

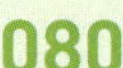 Start 03 서서 하는 다이어트 체조

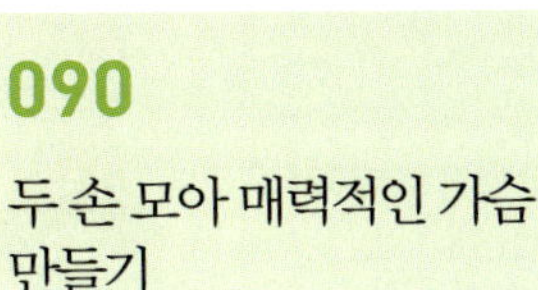

Start 04 누워서 하는 다이어트 체조

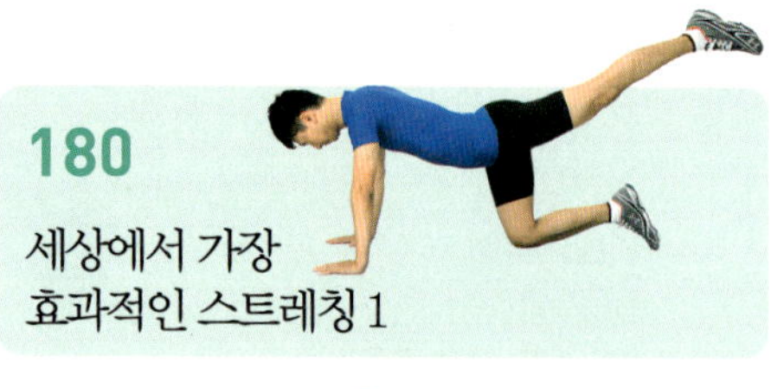

180

세상에서 가장
효과적인 스트레칭 1

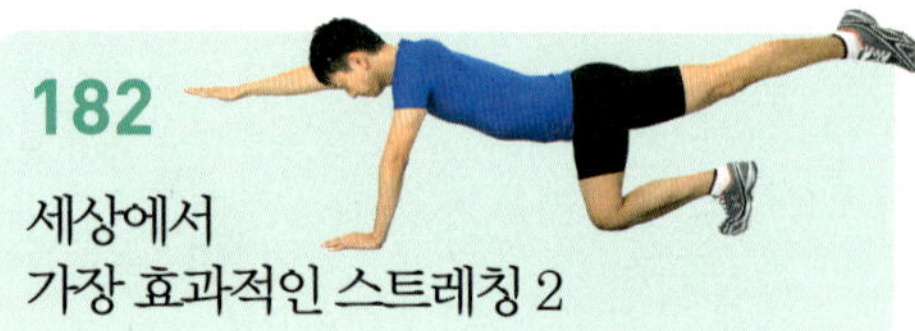

182

세상에서
가장 효과적인 스트레칭 2

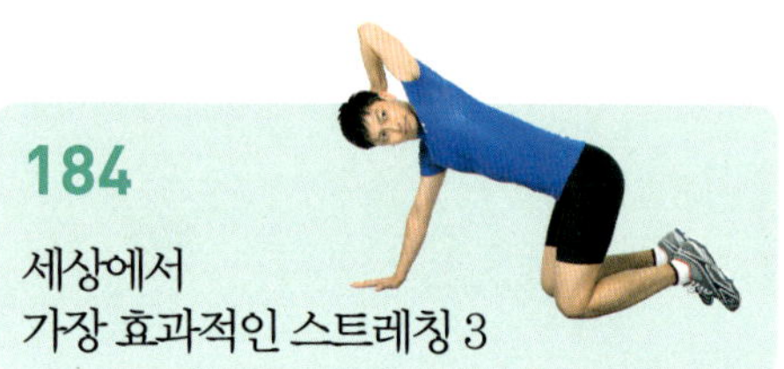

184

세상에서
가장 효과적인 스트레칭 3

The Method Performed by Big Motion

05 Start 동작이 큰 다이어트 체조

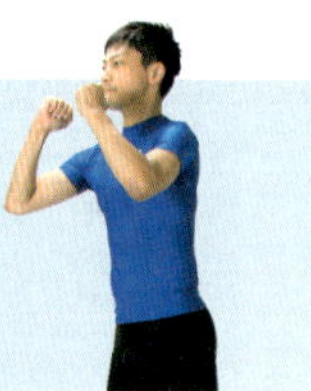

190

신체의 운동성을
향상시키는 종합 운동

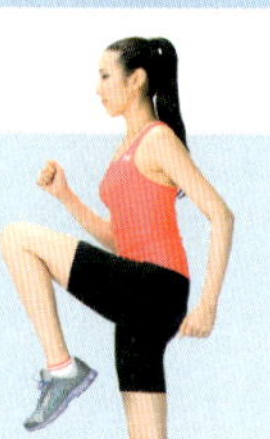

192

체지방 연소에 시동을
거는 운동

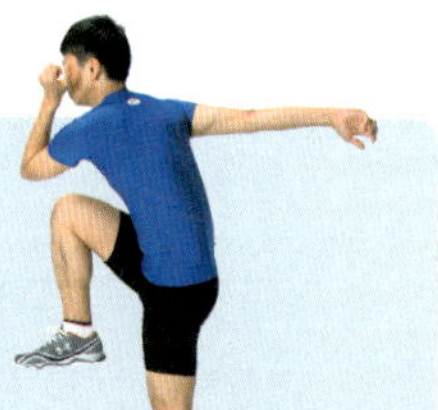

194

배, 엉덩이, 허벅지
유연성 기르기

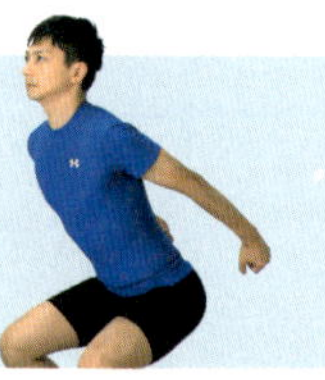

196

하체에 고른 근육 만들기

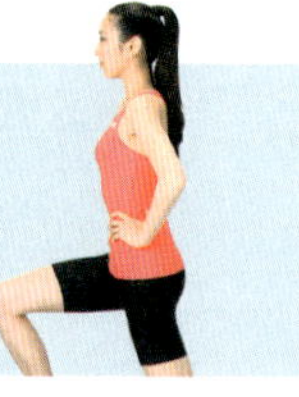

198

탄력 있는 허벅지 만들기

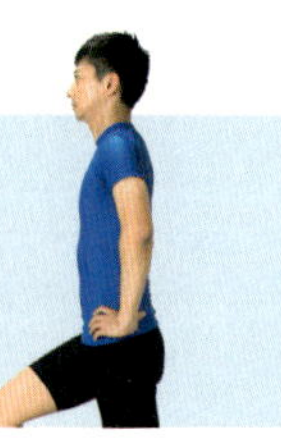

200

하체 근육을 키우는 계단
오르내리기

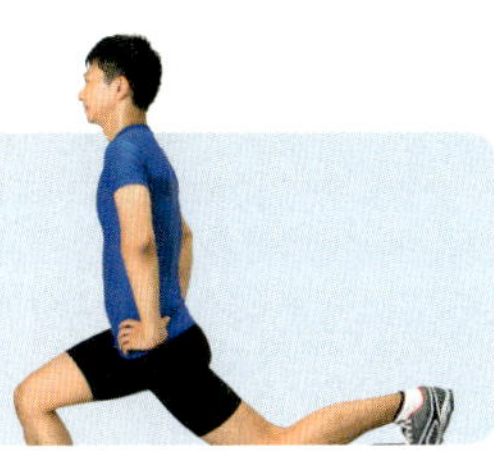

202

가장 강도 높은
하체 근육 운동

Start *06* 체지방에 얽힌 오해와 진실

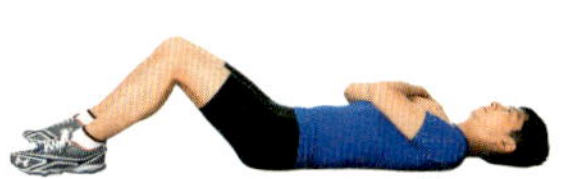

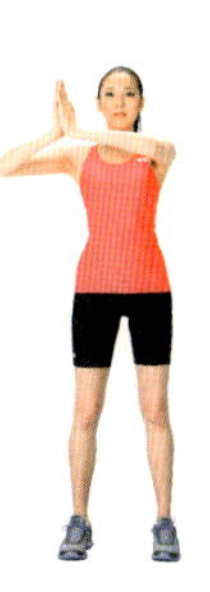

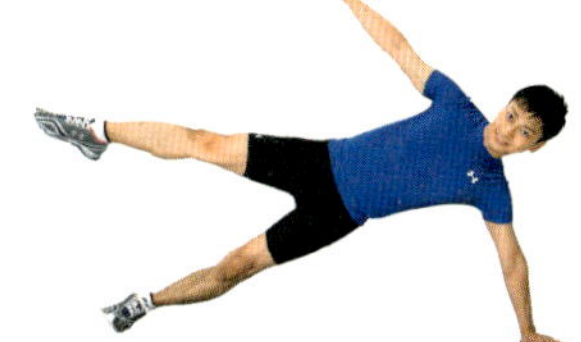

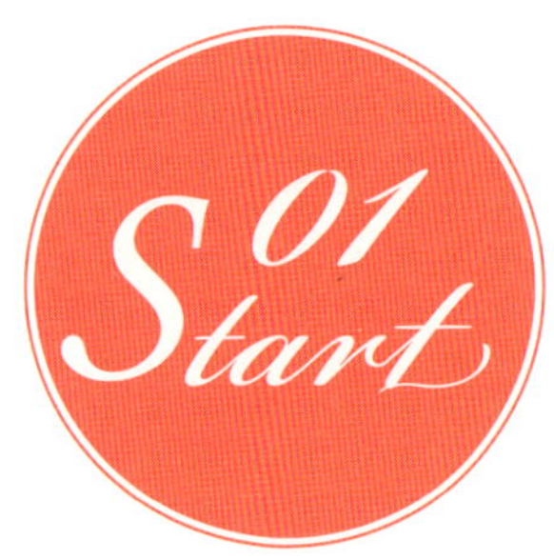

일본인의 다이어트 노하우

: 체지방을 태워야 날씬해지면서 근육이 붙는다

다이어트를 하는 궁극적인 목적은 몸 안에 있는 지방을 없애는 데 있다. 지방이 몸을 비만으로 이끌고 여러 질병을 유발하기 때문이다. 몸 안의 지방을 체지방이라고 하며, 내장지방과 피하지방으로 구분된다. 그런데 지방이 무조건 나쁜 것만은 아니다. 지방은 우리 몸의 내장을 보호하고 체온을 조절하는 기능을 하며, 에너지원으로 이용되기도 한다. 이를 위해 남자는 15~20% 정도의 비율로 지방이 있어야 하며, 여성은 20~25%만큼의 지방이 필요하다. 문제는 지방이 우리 몸에 지나치게 많이 축적되는 경우이다. 지나친 지방은 곧바로 비만을 유발하고, 당뇨병, 고혈압, 고지혈증 등을 일으키기도 한다.

기초지식 포인트

체지방을 줄이는 방법 · 대사량을 늘린다.
· 열량 섭취량을 줄인다.
· 유산소운동을 통해 체지방을 직접 연소시킨다.
단련하고 싶은 부위 · 가슴이나 복부, 등, 허벅지, 엉덩이 등 대근육
주의 사항 · 호흡에 신경 쓴다.
· 관절을 무리하게 움직이는 방법은 피한다.
· 단련하고 있는 부위에 의식을 집중한다.
· 천천히 크게 움직이는 동작을 기본으로 한다.

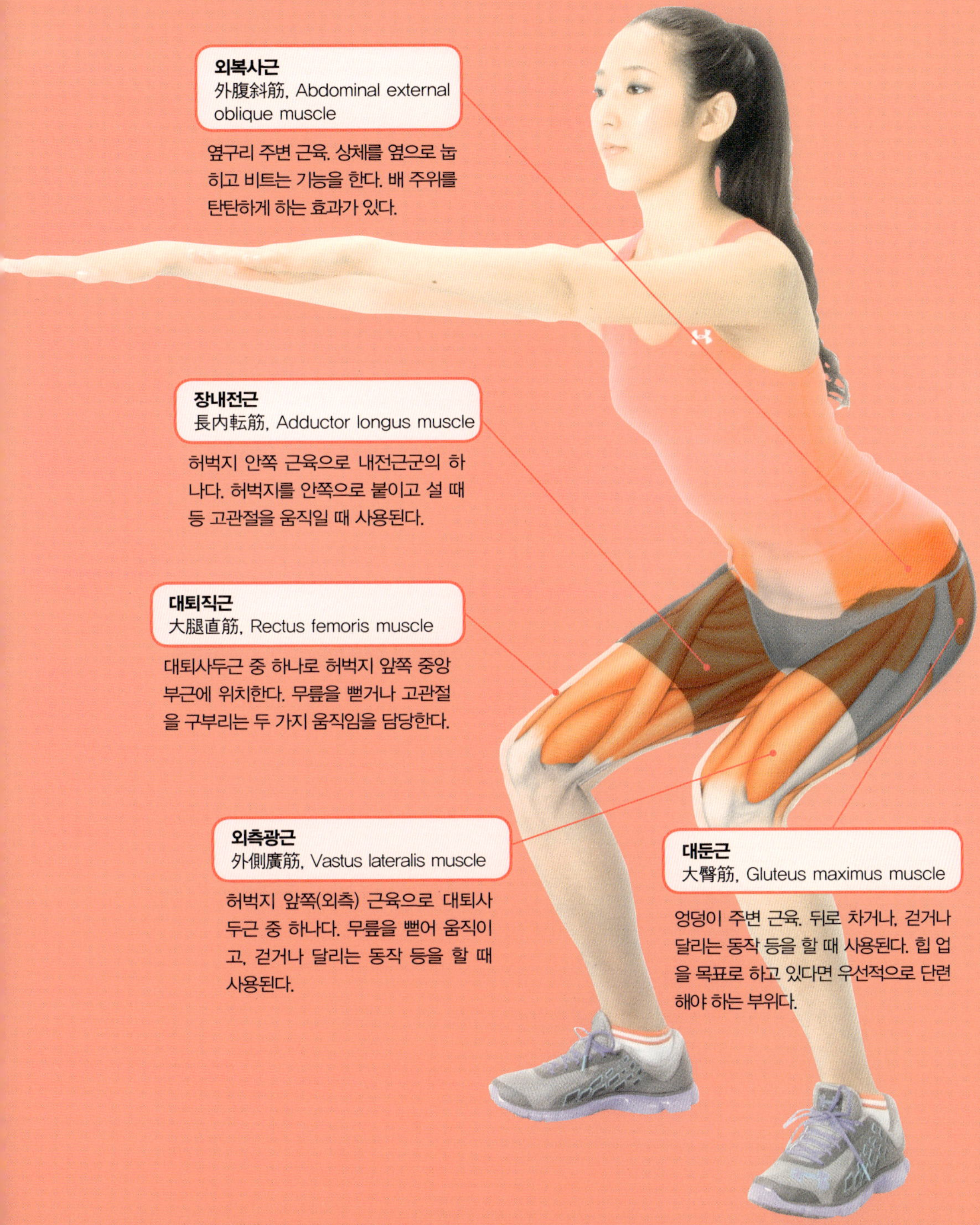

외복사근
外腹斜筋, Abdominal external oblique muscle

옆구리 주변 근육. 상체를 옆으로 눕히고 비트는 기능을 한다. 배 주위를 탄탄하게 하는 효과가 있다.

장내전근
長內転筋, Adductor longus muscle

허벅지 안쪽 근육으로 내전근군의 하나다. 허벅지를 안쪽으로 붙이고 설 때 등 고관절을 움직일 때 사용된다.

대퇴직근
大腿直筋, Rectus femoris muscle

대퇴사두근 중 하나로 허벅지 앞쪽 중앙 부근에 위치한다. 무릎을 뻗거나 고관절을 구부리는 두 가지 움직임을 담당한다.

외측광근
外側廣筋, Vastus lateralis muscle

허벅지 앞쪽(외측) 근육으로 대퇴사두근 중 하나다. 무릎을 뻗어 움직이고, 걷거나 달리는 동작 등을 할 때 사용된다.

대둔근
大臀筋, Gluteus maximus muscle

엉덩이 주변 근육. 뒤로 차거나, 걷거나 달리는 동작 등을 할 때 사용된다. 힙 업을 목표로 하고 있다면 우선적으로 단련해야 하는 부위다.

당신이 다이어트에 실패하고 있다면 그것은 체지방 때문이다!

사람들은 살을 빼기 위해 가장 먼저 식사량부터 줄이고 운동을 시작한다. 그리고 수시로 체중계에 올라서서 몸무게를 체크한다. 갑자기 식사량이 줄면 일시적으로 체중이 줄어들기도 한다. 그런데 이렇게 줄어든 체중은 얼마 지나지 않아 다시 불어나는 게 보통이다. 그 이유는 체중은 줄었을지 모르지만 체지방률은 그대로이기 때문이다. 전문가들이 다이어트는 체중이 아니라 체지방을 줄이는 게 필수라고 강조하는 이유도 여기에 있다. 다이어트 과정에서 일시적으로 주는 체중은 착시에 불과하다. 체지방이 줄어야 요요현상이 오지 않고, 궁극적으로 날씬하고 건강한 몸매를 만들 수 있다.

한동안 '1일 1식' 등 식사량을 극단적으로 줄이는 다이어트 방법이 유행했지만, 이럴 경우 체내 근육과 수분은 물론 필수영양소까지 손실되어 심각한 영양불균형 상태에 놓이게 된다. 에너지를 소비하는 역할을 하는 근육이 감소하다 보니 기초대사량이 줄고 장기적으로 쉽게 살이 찌는 체질로 바뀌게 되는 것이다.

체지방은 식사량을 줄이는 것만으로는 사라지지 않는다. 기본적으로 규칙적인 식사량은 유지하되 적절한 운동을 함께 해야 한다. 운동이라고 하면 사람들은 보통 헬스클럽 같은 곳에서 전문 트레이너의 코칭을 받으며 하는 것을 생각하기 쉬운데, 반드시 그렇게 해야만 체지방이 주는 것은 아니다.

이 책에서 소개하고 있는 운동법은 방에서건 사무실에서건 어디서나 맨손으로 쉽게 할 수 있는 것이다. 이 운동법만으로도 충분히 체지방을 줄여 날씬하고 건강한 몸매를 만들 수 있다. 여기에 남성들은 건강미 넘치는 근육까지 붙일 수 있다. 시간이 많이 필요한 것도 아니다. 하루에 10분 정도면 충분하다. 다만, 하루도 빠짐없이 꾸준히 하는 것이 중요하다.

어떤 사람은 상체에 비해 하체에 체지방이 많을 수도 있고, 또 전체적으로는 날씬한데 유독 배만 나온 사람도 있다. 이 책에서는 신체 부위별로 운동법을 상세하게 소개하고 있어서, 자신에게 알맞는 것을 집중적으로 하면 적절한 효과를 볼 수 있다.

살을 빼기 위한 가장 기본 조건은 바로 이것!

살을 빼려면 열량 소비량이 섭취량보다 커야 한다.

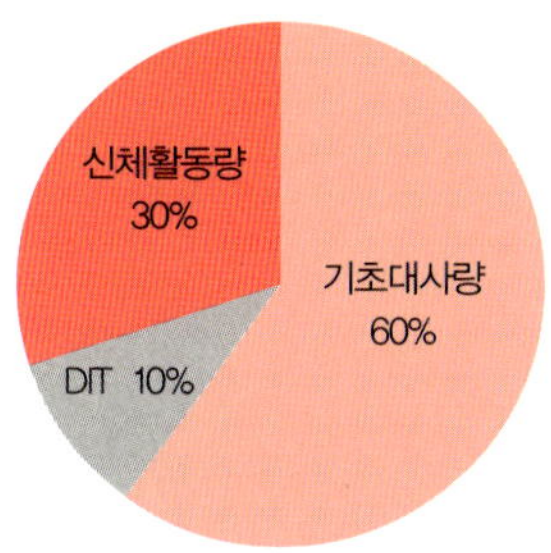

기초대사량 움직이지 않고 가만히 있더라도 생명활동을 유지하기 위해 필요한 열량.

식인성체열산생(DIT) 식사를 할 때 소비하는 열량.

신체활동량 운동이나 집안일 등 몸을 움직일 때 소비하는 열량.

※ %는 활동적인 사람을 기준으로 일반적인 비율을 나타낸다.

체지방을 줄이는 3가지 방법

체지방을 줄이는 방법에는 3가지가 있다. 이론적으로 다른 방법은 없다.

기초대사량을 늘린다
근육을 단련하면 조금이라도 기초대사량을 늘릴 수 있다. 또한 이것은 일상 활동량 향상으로도 이어진다.

열량섭취량을 제한한다
식사량을 꼼꼼히 체크해보고 양을 줄여보자. 하지만 너무 무리하면 건강에 악영향을 미칠 수도 있다. 또한 요요현상 등 부작용으로 오히려 식사량이 늘어날 수도 있으므로 주의해야 한다.

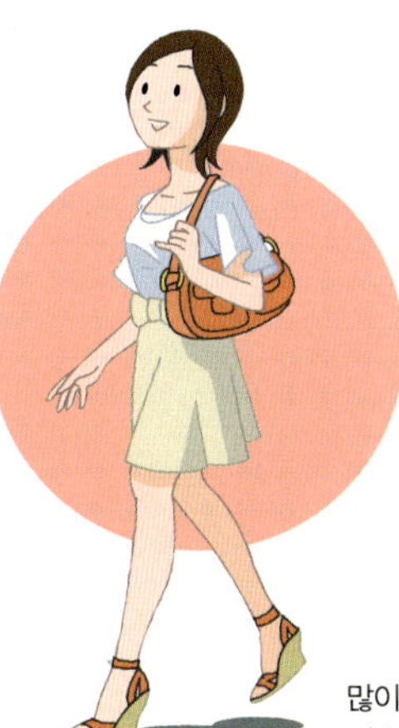

유산소 운동으로 체지방을 직접 연소시킨다
구체적인 예로 걷기와 달리기, 수영 등과 같이 비교적 오랜 시간에 걸쳐 할 수 있는 운동들이 있다. 이러한 운동들을 할 때에는 복장도 갖추어야 하고 여러 모로 시간이 꽤 소요된다. 이 책에서 소개하는 맨손으로 하는 다이어트 체조만으로도 체지방 연소의 효과를 톡톡히 볼 수 있다.

많이 걷는 것만으로도 기초대사량이 늘어날 수 있다.

살만 빼는 것으론 부족! 근육을 함께 늘려야……

다이어트를 하는 궁극적인 목표가 영원히 날씬하고 건강한 몸을 유지하는 것이라면 살만 빼는 것으로는 부족하고 근육을 함께 늘려야 한다. 근육이 생겨야 체지방이 쌓이지 않는 체질이 되기 때문이다.

예를 들어 볼록 나온 배를 제자리로 돌려놓은 뒤, 그 자리에 식스팩을 만들고 싶은 것은 다이어트 하는 모든 이들의 희망사항일 것이다. 그런데 식사량을 줄여 뱃살만 빼면 나중에 뱃가죽이 축 처져 볼썽사나운 체형이 되어 버린다. 뱃살이 빠진 자리에 복근이라고 하는 배의 근육을 만들어야만 완전히 체지방을 제거한 것이다.

근육은 크게 대근육과 소근육으로 나누어진다. 체지방을 연소시키고자 할 때 의식해야하는 부분은 바로 '대근육'이다.

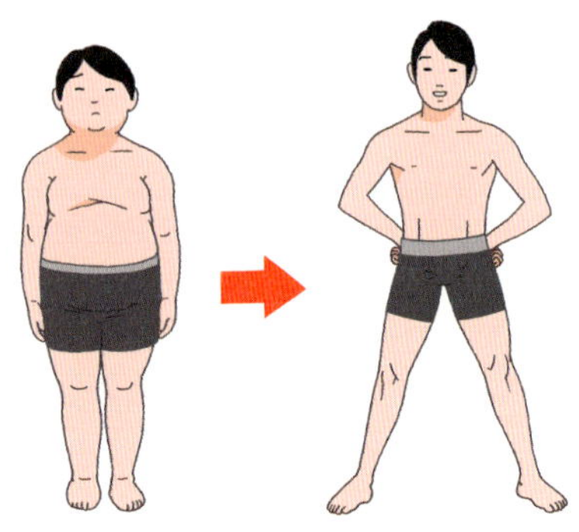

뱃살이 빠진 뒤에는 반드시 복근을 만들어야 뱃가죽이 처지는 불상사를 막을 수 있다.

대근육 가슴이나 복부, 등, 허벅지, 엉덩이 등 비교적 부피가 큰 근육이다. 주로 신체를 지탱하는 데 쓰인다.

소근육 말 그대로 비교적 부피가 작은 근육이다. 팔이나 종아리 등의 근육이 이에 해당하며 사물을 쥐거나 발목을 굽히는 등 세밀한 움직임을 할 때 사용된다. 대근육을 보조하는 기능도 한다. 대근육을 단련하다보면 소근육은 자연스럽게 단련되기도 한다.

아무리 가벼운 맨손체조라도 이것만은 지키기

이 책에서 소개하는 다이어트 체조는 장소에 구애됨 없이 어디서나 할 수 있을 뿐 아니라 특별한 운동기구를 필요로 하지도 않는다. 또 남녀노소를 불문하고 누구나 따라할 수 있을 만큼 쉽고 간단하다. 그렇더라도 몇 가지 유의해야 할 사항은 있다. 이것만 지키면 운동 효과는 배가된다.

무엇보다 운동은 규칙적으로 꾸준히 하는 것이 중요하다. 평소에 시간이 없다고 주말을 이용해서 한꺼번에 과하게 하는 것은 오히려 심장과 관절 등에 무리만 줄 뿐이다. 하루에 단 10분이라도 꾸준히 한다면 한두 달 후에는 반드시 효과를 볼 수 있다.

빼고 싶거나 근육을 만들고 싶은 부위에 의식을 집중해서 운동하면 해당

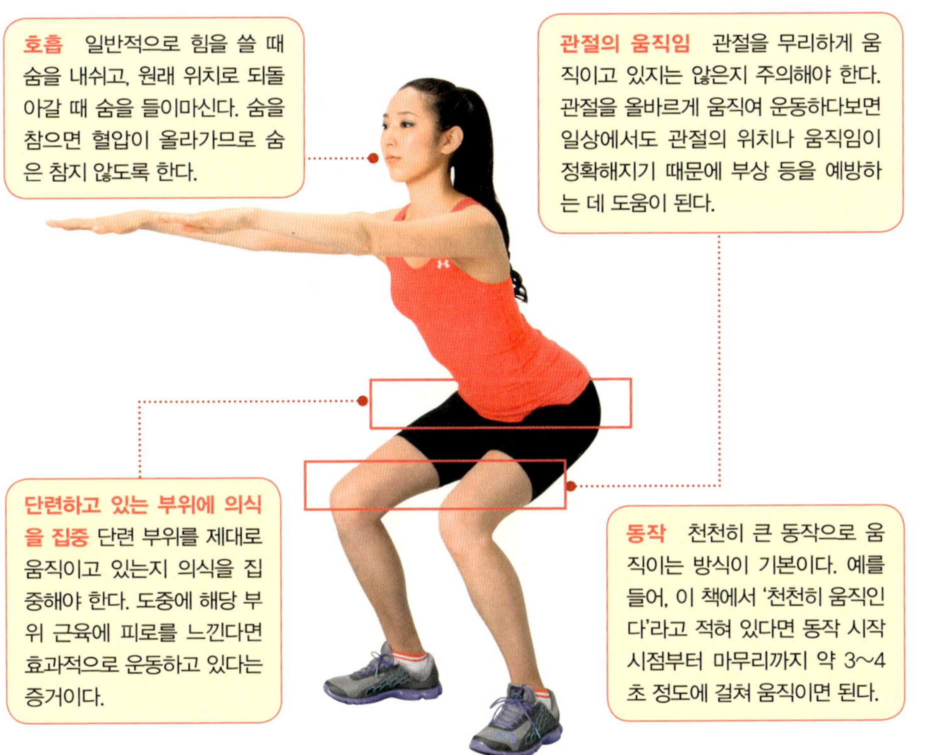

부위의 살이 빠지거나 근육이 생길 확률이 더욱 높아진다. 우리 몸의 모든 조직은 뇌와 신경으로 연결되어 있기 때문에 뇌에서 해당 신체 부위에 힘을 주도록 명령함으로써 더 많은 효과를 볼 수 있게 된다. 아울러 호흡과 정확한 자세 및 동작은 기본이라 하겠다.

최적의 다이어트 효과를 볼 수 있는 운동 시간대는 하루 중 언제일까?

살을 빼고 근육을 만드는 데 가장 이상적인 시간대는 오전이다. 운동 후에는 대사량이 높은 상태가 일정 시간 계속된다. 때문에 하루 중 이른 시간에 운동을 하고 나면 좀 더 오랜 시간에 걸쳐 열량 소비 효과를 볼 수가 있다. 그러나 오후에만 시간이 난다면 그 때 운동해도 무방하다. 다만, 매일 정해진 시간대에 꾸준히 하는 것이 중요하다.

운동은 교감·부교감 신경과 밀접한 관련이 있는데, 지방 연소와 관련된 것은 교감신경이다. 목욕 후나 식후에는 교감신경보다 부교감신경이 우위에 있다. 따라서 이때 운동을 한다면 비효율적이다. 또한 우리 몸은 기상 직후나 취침 직전 시간대에도 운동할 준비가 되어 있지 않으므로 피하는 편이 좋다.

▶ 되도록 오전 시간대에 운동한다.
▶ 도저히 어렵다면… 퇴근 직후 등 매번 정해진 시간대에 운동한다.
▶ 이 역시 도저히 어렵다면… 시간을 내어 정기적으로 운동한다.
▶ 공백기가 생겼더라도… 포기하지 말고 다시 운동을 시작한다.

▶ 되도록 운동을 피해야 할 시간
① 식후 30분 이내 ② 목욕 후 30분 이내 ③ 기상 직후 ④ 취침 직전

운동 시간을 거의 낼 수 없을 때 하는, 하루 10분 운동법

POINT A코스(상반신을 단련하는 코스)와 B코스(하반신을 단련하는 코스)를 번갈아 실시한다.

운동 횟수와 시간 하루 3가지씩 약 10분 정도

주의사항 단련하고자 하는 부위가 같다면 어떤 운동법을 선택해도 상관없다.
운동을 빼먹은 날이 있더라도 포기하지 않도록 하자!

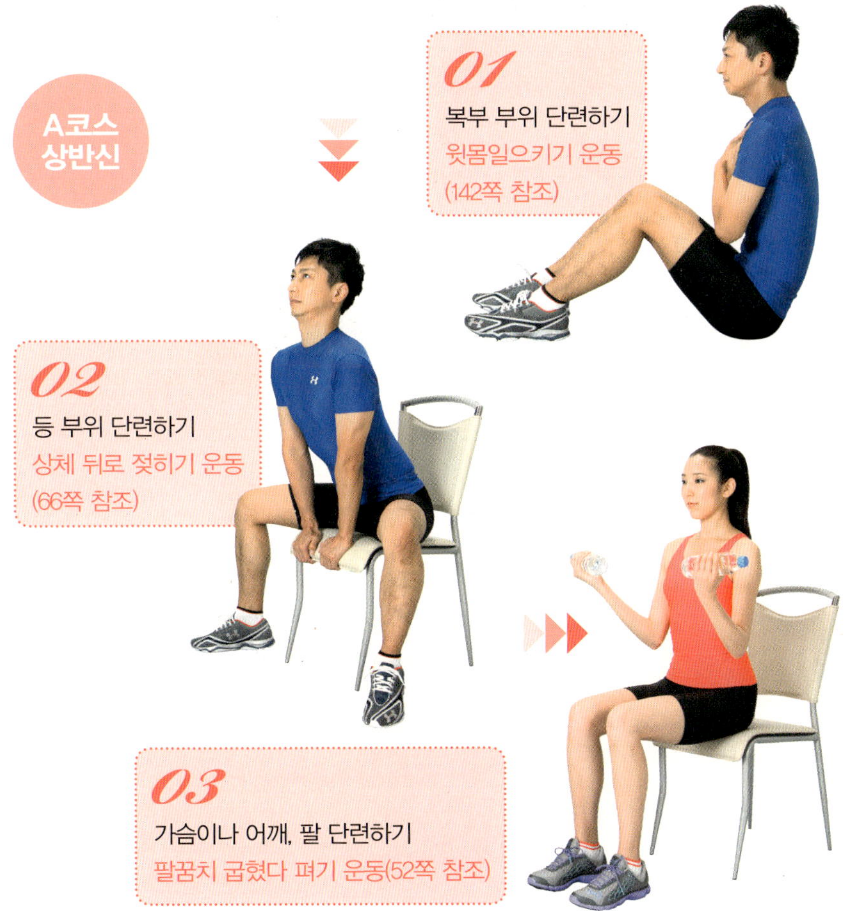

A코스 상반신

01

복부 부위 단련하기
윗몸일으키기 운동
(142쪽 참조)

02

등 부위 단련하기
상체 뒤로 젖히기 운동
(66쪽 참조)

03

가슴이나 어깨, 팔 단련하기
팔꿈치 굽혔다 펴기 운동(52쪽 참조)

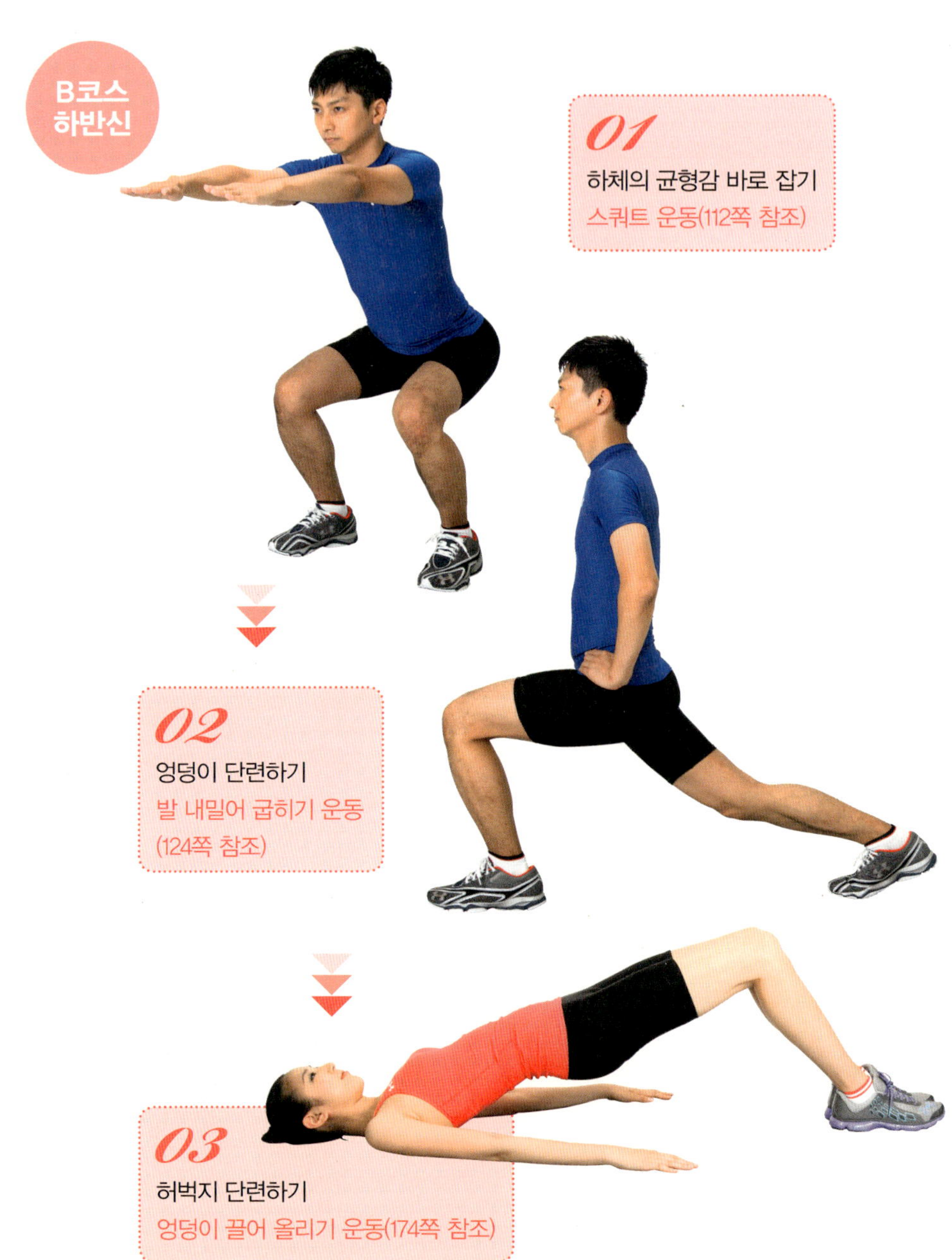

01

하체의 균형감 바로 잡기
스쿼트 운동(112쪽 참조)

02

엉덩이 단련하기
발 내밀어 굽히기 운동
(124쪽 참조)

03

허벅지 단련하기
엉덩이 끌어 올리기 운동(174쪽 참조)

운동 시간을 조금 낼 수 있을 때 하는, 하루 30분 운동법

POINT 몸을 '복부·등', '엉덩이', '허벅지', '어깨·팔'과 같이 4부분으로 나누어 각 부위별로 한 종류씩 운동한다.

운동 횟수와 시간 하루 4~8가지씩 30분 정도

주의사항 매일 똑같은 프로그램을 반복하다보면 지루하게 느껴진다. 따라서 동일한 신체 부위를 단련할 수 있는 운동 가운데 다른 방법을 선택해도 된다.

표준 체력인 사람

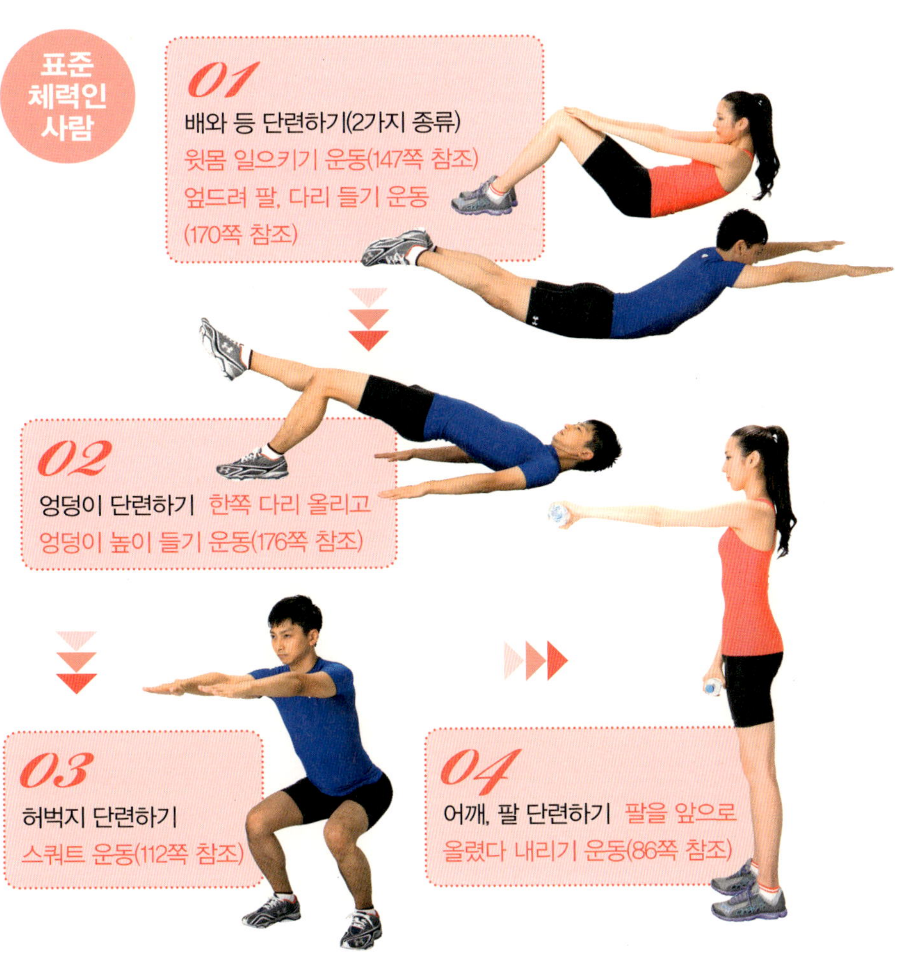

01

배와 등 단련하기(2가지 종류)
윗몸 일으키기 운동(147쪽 참조)
엎드려 팔, 다리 들기 운동
(170쪽 참조)

02

엉덩이 단련하기 한쪽 다리 올리고
엉덩이 높이 들기 운동(176쪽 참조)

03

허벅지 단련하기
스쿼트 운동(112쪽 참조)

04

어깨, 팔 단련하기 팔을 앞으로
올렸다 내리기 운동(86쪽 참조)

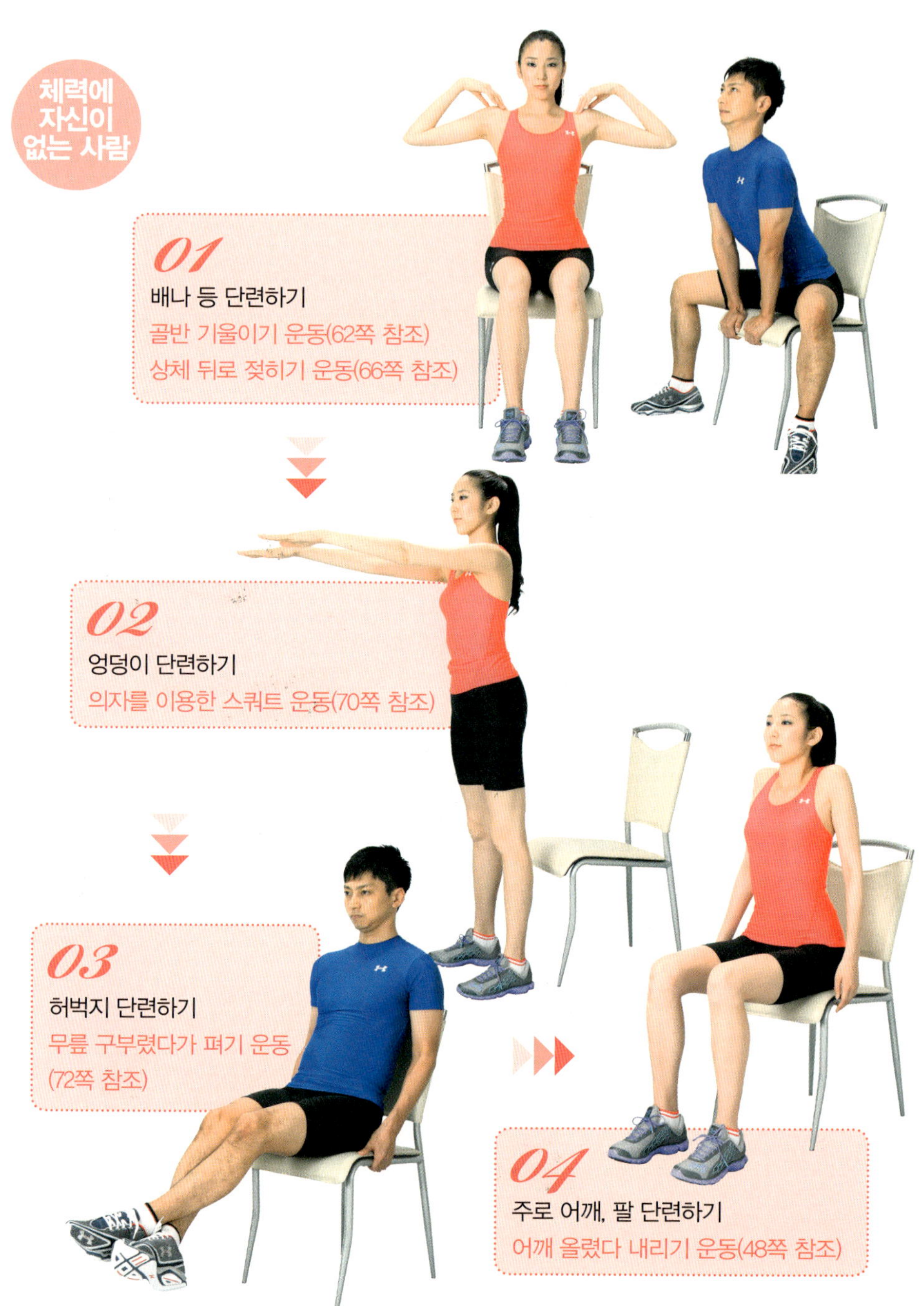

01

배나 등 단련하기

골반 기울이기 운동(62쪽 참조)

상체 뒤로 젖히기 운동(66쪽 참조)

02

엉덩이 단련하기

의자를 이용한 스쿼트 운동(70쪽 참조)

03

허벅지 단련하기

무릎 구부렸다가 펴기 운동
(72쪽 참조)

04

주로 어깨, 팔 단련하기

어깨 올렸다 내리기 운동(48쪽 참조)

체지방이 많을수록 식탐도 커진다!

식욕은 수면욕, 성욕과 함께 인간의 3대 욕망 가운데 하나이다. 따라서 억지로 식욕을 줄인다는 것은 참으로 고통스러운 일이 아닐 수 없다. 흥미로운 것은 식욕과 체지방이 서로 비례한다는 점이다. 뚱뚱한 사람일수록 식탐이 많은 것은 그런 이유 때문이다. 먹고 싶은 것을 억지로 참는 데는 한계가 있다. 배고픈 고통이 스트레스로 발전하면 결국에는 먹는 것으로 스트레스를 해소하는 역효과를 반복하게 된다.

그래서 운동이 필요한 것이고 운동을 통해 근육을 만들어야 하는 것이다. 근육이 많은 사람일수록 공복감을 덜 느끼게 된다. 운동선수 가운데서도 근육이 거의 없는 스모선수들은 대부분 폭식가이지만, 근육으로 단련된 체조선수들은 식사량이 매우 규칙적이다.

한편, 조금만 먹어도 살이 찌는 사람들도 있다. 이 역시 체지방에 비해 근육이 부족하기 때문에 나타나는 현상이다.

음식 조절만으로 하는 다이어트가 번번히 실패하는 이유는 바로 '줄지 않는 체지방'과 '늘지 않는 근육' 때문이다. 결국 운동을 하지 않고서는 다이어트를 성공할 수가 없다.

▶ '1일 1식' 다이어트법의 함정

인간은 아침, 점심, 저녁 하루 세 끼를 먹는 식습관을 오랜 기간 유지해왔다. 때문에 우리의 신체 리듬은 기본적으로 여기에 맞춰져 있다. 따라서 되도록 하루 세 끼 식사하는 습관을 유지하는 편이 바람직하다.

한동안 유행했던 '1일 1식' 다이어트법은 건강을 해치고 요요현상을 초래한다. 인간의 신체는 공복을 느끼면 에너지를 축적해두려는 방향으로 움직인다. 그 때문에 열량 저장 창고라고 할 수 있는 체지방은 늘리고, 에너지를 소모

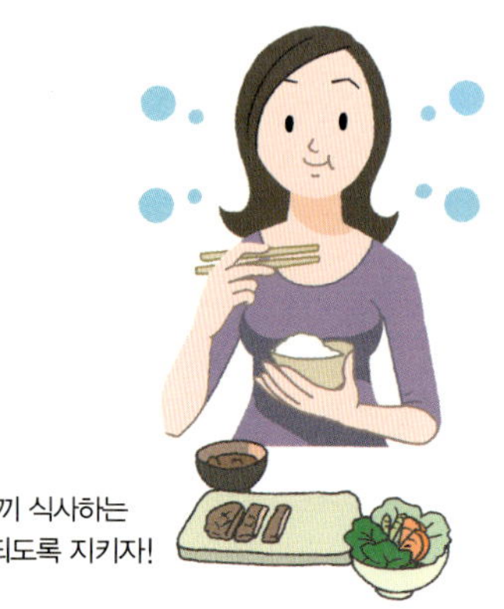

하루 세 끼 식사하는
습관을 되도록 지키자!

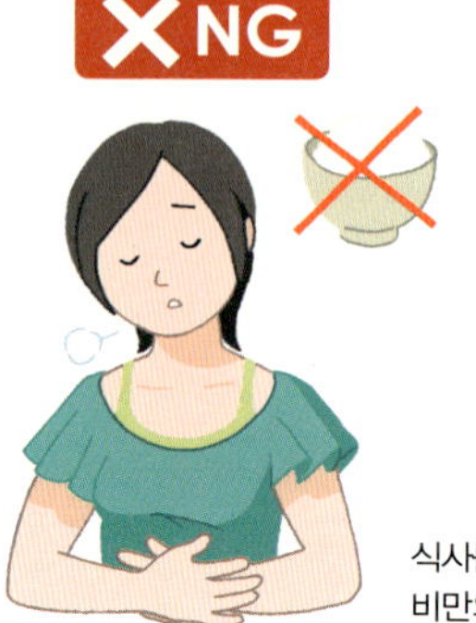

식사를 거르면 오히려
비만의 원인이 된다.

하는 근육의 양은 줄이게 된다. 요컨대 체지방이 축적된 '숨겨진 비만' 상태에 빠질 가능성이 생긴다.

▶ 이른 시간대에 제대로 먹는다

아침식사는 푸짐하게 저녁식사는 적게! 이것이 핵심이다. 특히 저녁에는 식사량을 줄이는 것이 중요하다. 만일 시간이 없어서 아침에 든든히 식사하기 어렵다면, 저녁보다는 점심에 충분한 양을 먹도록 하자.

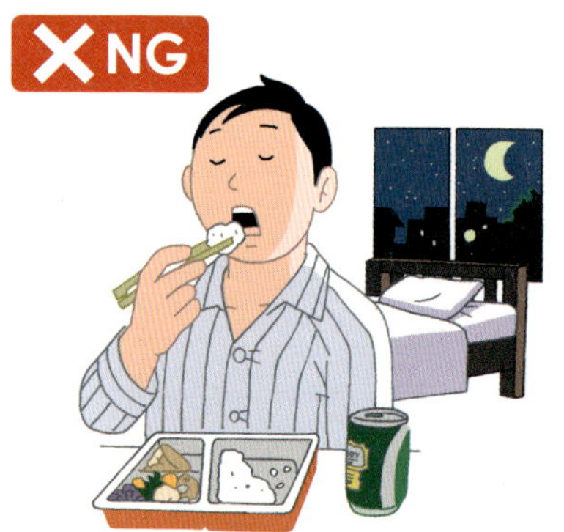

자기 전에 먹는 야식은 체지방을
축적하는 주범이다.

특히 잠자기 전에 먹는 야식 습관은 반드시 피하자. 자는 동안에는 활동량이 줄어든다. 그 때문에 자기 전에 식사를 하면 잉여 열량이 그대로 체지방으로 축적되기 쉽다. 저녁식사는 되도록 잠자리에 들기 4시간 전까지 끝내야 한다.

식사를 통한 열량 섭취에 관한 바람직한 생각
아침식사 〉 점심식사 〉 저녁식사

일상생활에서 체지방을 줄이는 효과만점 운동

▶ 걷기

일상생활에서 체지방을 연소하는 가장 좋은 운동은 걷기와 달리기이다. 둘 다 대표적인 유산소 운동이다. 체지방을 연소시키기 위해서는 산소가 필요한데, 유산소 운동은 몸속의 지방을 산화시키는 효과가 있다.

　1시간을 걸었을 때 소비되는 열량은 약 150kcal(주먹밥 약 1개 분량)이다. 걷기는 투자하는 시간에 비해 소비되는 열량이 다소 작다고 느낄 수도 있다. 이때 걷기를 근육 운동과 병행하면 최대의 다이어트 효과를 거둘 수 있다. 근육을 단련해서 대사를 높인 뒤 빠른 걸음으로 마무리 하면 체지방을 좀 더 효율적으로 연소시킬 수가 있다. 근육 운동 시 분비되는 아드레날린이나 성장

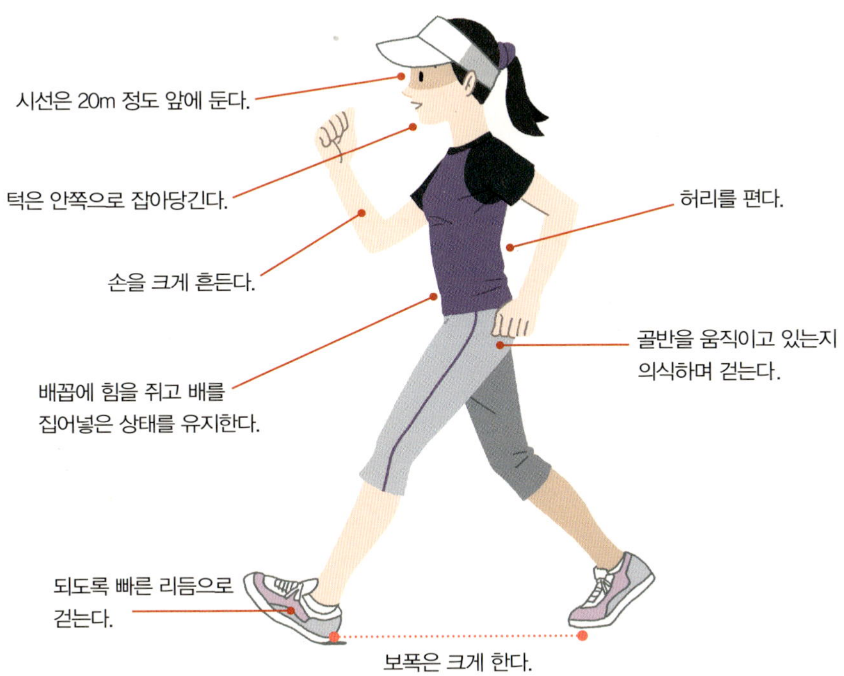

호르몬의 기능으로 인해 체지방이 분해되어 혈액으로 보내진다. 그렇게 되면 지방을 연소시키는 효과가 높아진다. 여기에 유산소 운동인 걷기까지 병행하게 되면 체지방 연소 효과는 배가 된다. 걷기 등 유산소 운동은 반드시 근육 운동 뒤에 해야 한다.

▶ 달리기

달리기 역시 대표적인 유산소 운동이다. 속도는 달리면서 옆 사람과 대화를 나눌 수 있을 정도면 충분하다. 달리는 거리보다는 시간을 기준으로 삼는 것이 좋다. 다만, 평소 운동이 부족했거나 살이 찐 사람은 갑자기 달리기를 시작하면 심장이나 다리 관절에 무리가 올 수도 있다. 우선 근육을 단련하는 운동이나 걷기부터 시작한 뒤 어느 정도 운동이 가능한 몸 상태를 만들고 나서 시작해야 한다.

한편, 오랜 시간 달릴 여유가 없다면 빠른 속도로 짧게 달려도 된다. 그렇게 하면 천천히 오랜 시간 달렸을 때와 동일한 효과를 얻을 수 있다.

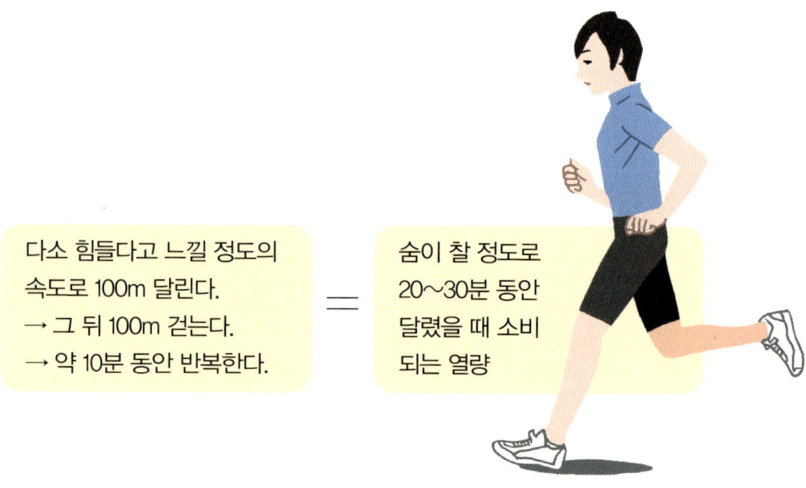

▶ 계단 이용하기

체지방을 연소시키기 위해서는 열량 소비를 늘려야 한다. 그러기 위해서는 되도록 몸을 많이 움직여야 한다. 일상적인 움직임을 일종의 유산소 운동이라 생각하자.

예를 들어 출퇴근 시 지하철에서 앉기보다는 서서 다니거나, 퇴근 시 한 정거장 일찍 내려 걷는 습관 등도 좋은 운동이 된다. 혹은 같은 거리라도 빠른 속도로 걸으면 열량 소비량을 늘릴 수가 있다. 상점 입구와 다소 떨어진 곳에 주차하는 등 사소한 노력이 쌓이면 자기도 모르는 사이에 체지방이 훌쩍 줄어들게 된다.

특히 계단을 이용하면 가장 큰 효과를 얻을 수 있다. 계단을 오르내리면 근육을 단련함과 동시에 유산소 운동 효과도 얻게 된다. 체지방을 연소시키고 싶다면 엘리베이터나 에스컬레이터가 있는 장소에서도 계단을 적극적으로 이용해보자. 계단을 오르내릴 때 허벅지를 확실하게 올리면서 움직이면 더욱 효과가 커진다. 계단 오르기가 너무 힘들다면 일단은 내려가기부터 적극 시도해보자.

인간의 삶은 어떻게 생각하느냐에 따라 크게 달라지기도 한다. 출근길에 만원버스나 지하철에서 시달리는 것에 스트레스를 받기 보다는 평소 시간 내서 못하는 운동을 대신한다고 생각하면 그만이다. 에스컬레이터 없는 지하철역에서 한숨짓기 보다는 계단을 오르면서 효과만점의 유산소 운동을 한다고 생각하면 몸도 마음도 함께 건강해지는 것이다.

평소 다이어트에 실패해 스트레스를 받는 사람은 자신의 일상을 곰곰이 되돌아 볼 필요가 있다. 가만히 살펴보면 우리 삶 주변에는 온통 다이어트에 도움 되는 환경들뿐이다. 자, 이제부터 살 빠지는 소리를 느끼며 에스컬레이터 대신 계단을 이용해 보자.

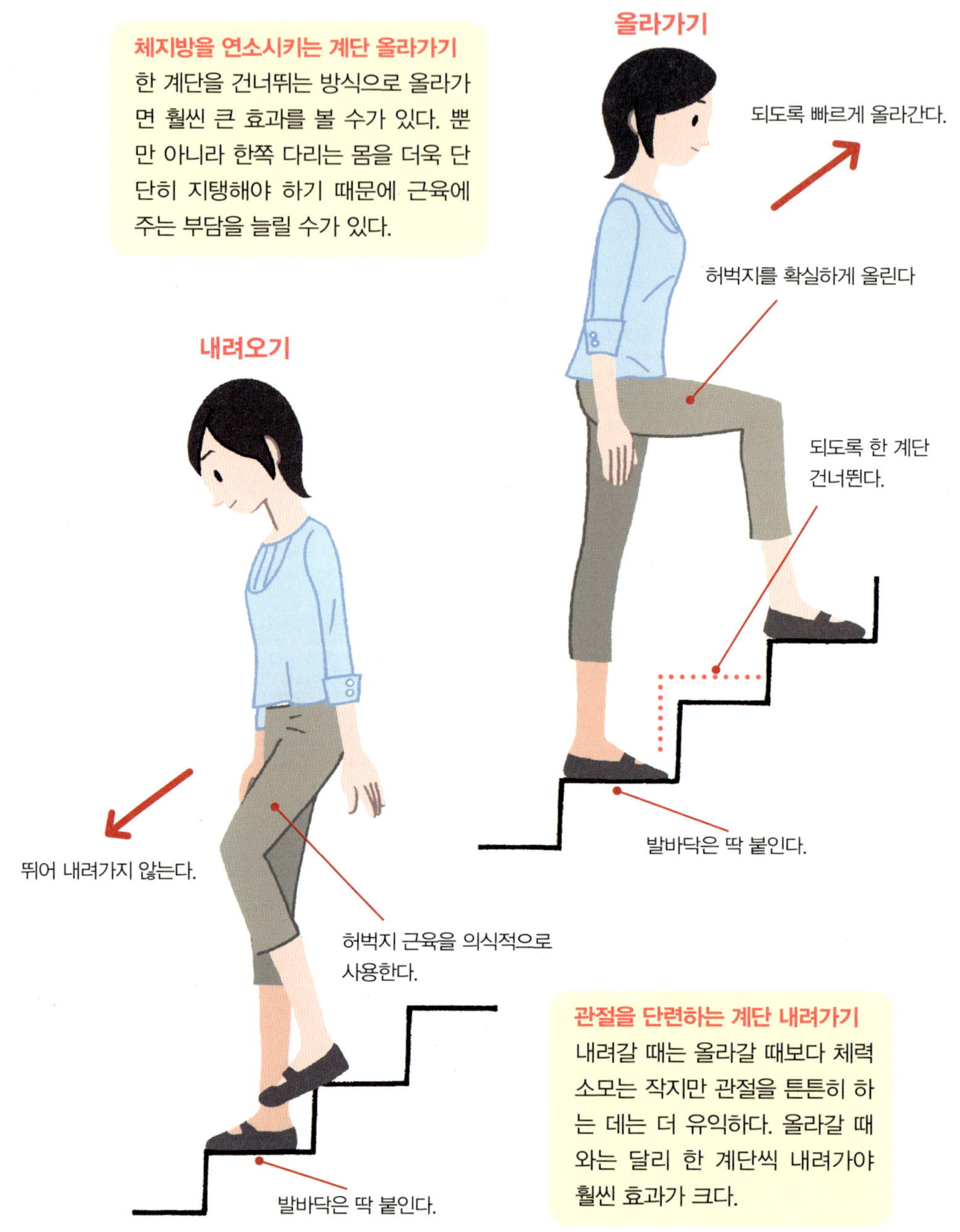

올라가기

체지방을 연소시키는 계단 올라가기
한 계단을 건너뛰는 방식으로 올라가
면 훨씬 큰 효과를 볼 수가 있다. 뿐
만 아니라 한쪽 다리는 몸을 더욱 단
단히 지탱해야 하기 때문에 근육에
주는 부담을 늘릴 수가 있다.

되도록 빠르게 올라간다.

허벅지를 확실하게 올린다

되도록 한 계단
건너뛴다.

발바닥은 딱 붙인다.

내려오기

뛰어 내려가지 않는다.

허벅지 근육을 의식적으로
사용한다.

관절을 단련하는 계단 내려가기
내려갈 때는 올라갈 때보다 체력
소모는 작지만 관절을 튼튼히 하
는 데는 더 유익하다. 올라갈 때
와는 달리 한 계단씩 내려가야
훨씬 효과가 크다.

발바닥은 딱 붙인다.

신체 부위별 스트레칭

스트레칭이란 근육을 늘여주는 운동의 총칭이다. 근육을 단련하거나 직접적으로 체지방을 연소시키는 효과는 없지만 일상적으로 열량 소모량을 높이는 효과가 있다. 또한 근육을 늘이는 운동은 혈액 순환 등 건강 개선 면에서도 효과적이다.

본격적으로 근육을 단련하거나 달리기와 같은 유산소 운동을 하기 전 준비 단계에 스트레칭을 활용할 수도 있다. 또한 운동 후 스트레칭으로 마무리하면 빠른 피로회복에 도움이 된다. 스트레칭은 근육 트레이닝과 마찬가지로 운동하면 반드시 효과를 얻을 수 있다. 몸이 딱딱하게 굳은 사람도 습관적으로 지속하다보면 서서히 유연해진다.

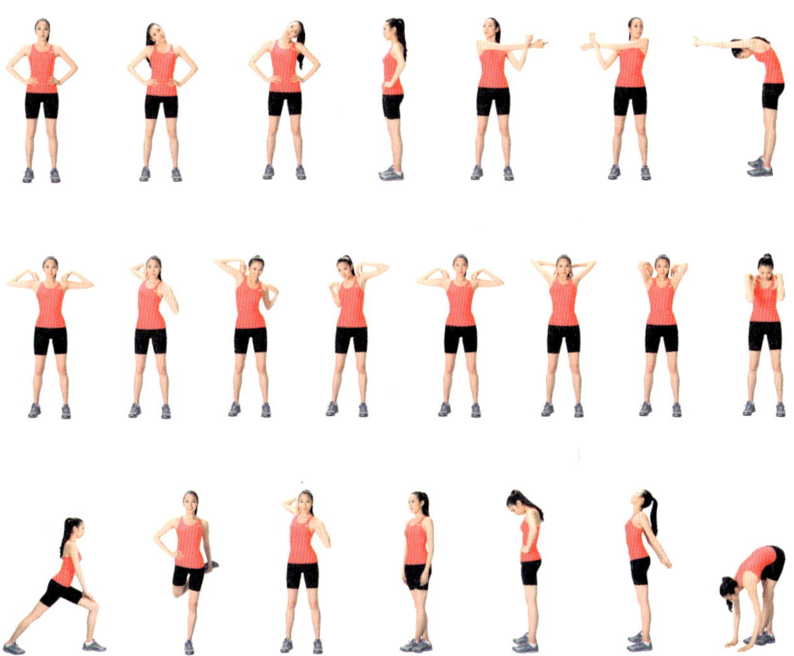

스트레칭의 효과 스트레칭은 관절의 가동역을 넓혀주는 신체적인 효과와 함께, 몸을 편안하게 만들어주는 정신적인 효과도 있다.

관절의 가동역을 넓혀준다

▶ 부상 예방에 도움이 된다. ▶ 보다 큰 동작으로 몸을 움직일 수 있게 해주기 때문에 운동의 효과를 높여준다.

대상 부위의 혈행을 좋게 한다

▶ 몸의 뭉친 부분을 풀어준다. ▶ 신체의 피로를 풀어준다.

부교감 신경의 기능을 원활하게 한다

▶ 마음이 편안해진다. ▶ 취침 전에 스트레칭을 실시해도 좋다.

스트레칭의 기능 스트레칭은 그 자체만으로도 긍정적인 기능을 하지만, 운동 전에 실시하면 운동의 효과가 더욱 높아진다.

워밍업과 쿨다운

스트레칭은 몸을 따뜻하게 만들어주는 기능을 한다. 그 때문에 운동이나 본격적인 트레이닝에 앞서 워밍업 단계에서 활용할 수가 있다. 또한 격렬한 운동 뒤에 하면 근육의 피로를 빠르게 회복시키는 데 도움이 된다.

운동 시작 전에 켜는 스위치

근육을 단련하기에 앞서 의식을 집중하면 운동의 효과가 높아진다. 스트레칭은 운동 전에 '자! 이제부터 시작이다!'라는 식으로 기분을 바꿔주는 일종의 스위치와도 같다.

목 주위 스트레칭

목 주위 스트레칭은 어깨 결림을 해소하는데 도움이 된다. 그러나 자칫 척추에 통증을 줄 수도 있으므로 뒤쪽으로 목을 기울이지 않도록 주의한다.

▶ 목을 좌우로 기울이기

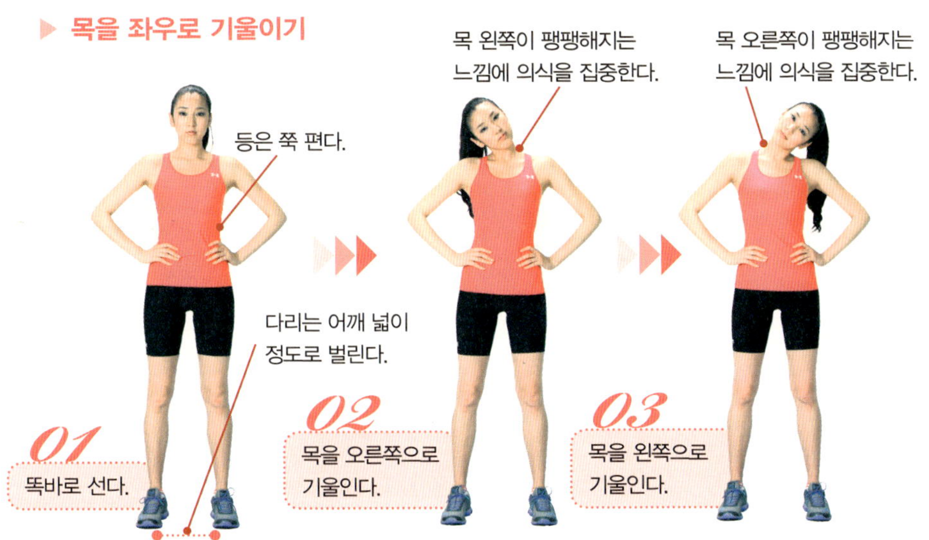

▶ 목을 앞으로 기울이기

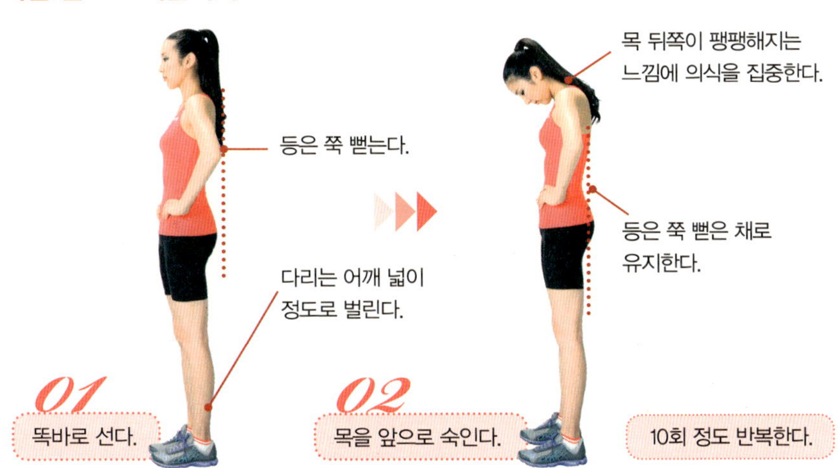

팔이나 어깨 운동 전에 실시하면 좋다. 어깨 결림 해소 효과도 크다.

▶ **어깨 돌리기 1**

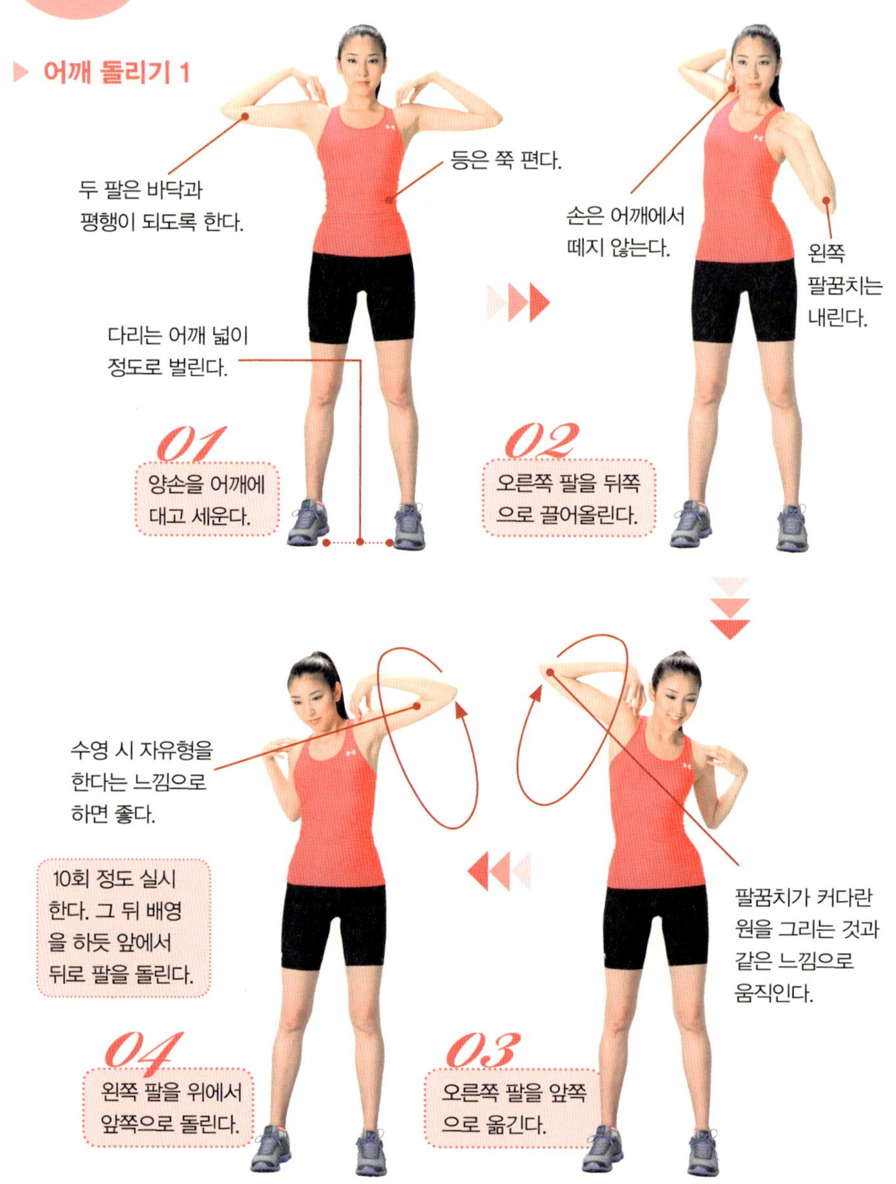

▶ **어깨 돌리기 2**

두 팔은 바닥과
평행이 되도록 한다.

등은 쭉 편다.

다리는 어깨 넓이
정도로 벌린다.

01

양손을 어깨에
대고 세운다.

팔꿈치의 위치는
되도록 높게 한다.

양손은 항상
어깨에 댄 상태로
유지한다.

02

팔꿈치를 들어올린다.

팔꿈치는 되도록
크게 움직인다.

10회 정도 반복한다.
그 뒤 팔꿈치를 안쪽에서
바깥쪽으로 움직이는
방식으로도 해본다.

04

팔꿈치를 아래로
내린다.

양손은 항상
어깨에 댄 상태로
유지한다.

팔꿈치를 바깥쪽
에서 안쪽으로
모은 것처럼 한다.

03

팔꿈치를 앞쪽으로
움직인다.

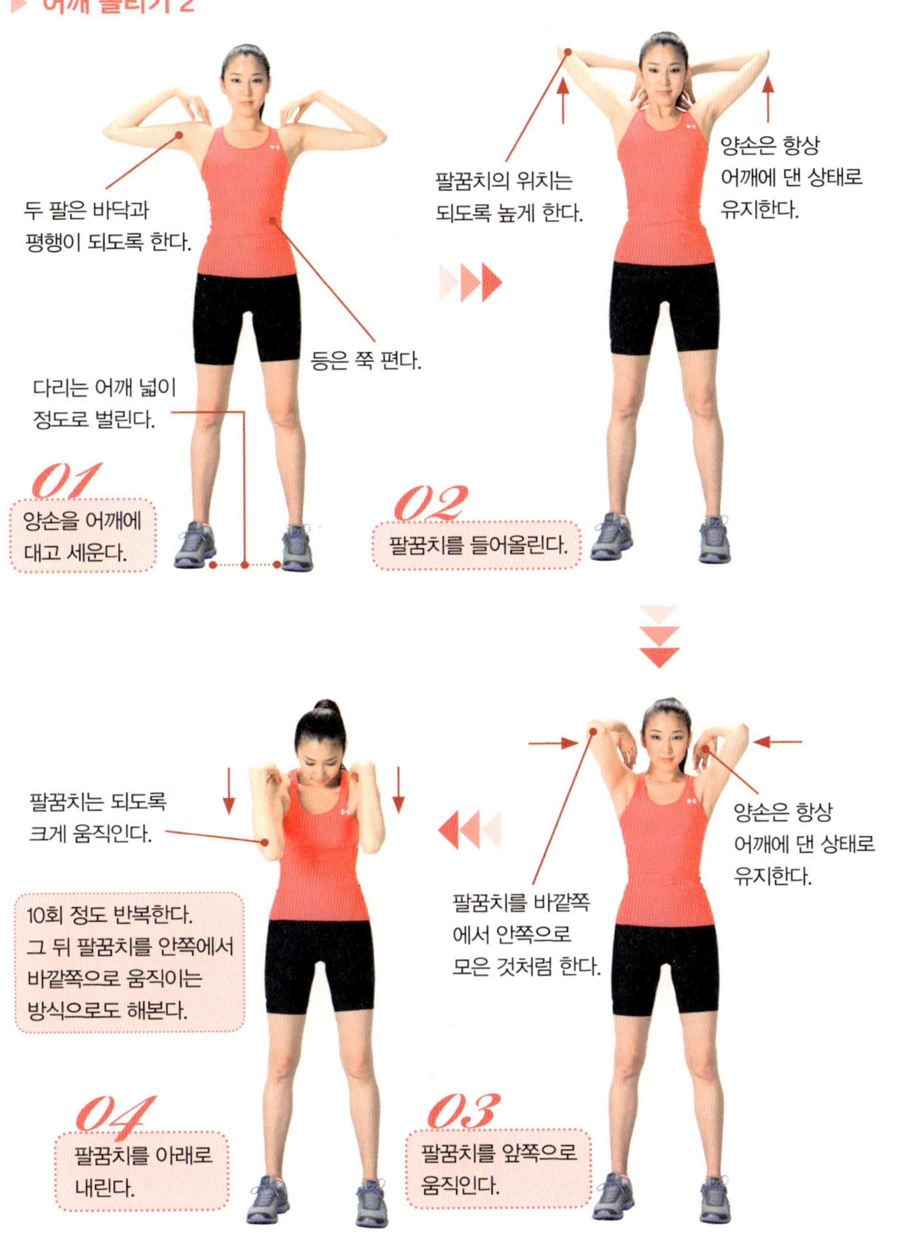

팔을 단련하는 운동을 하기에 앞서 하면 좋다.

▶ 팔 잡아당기기

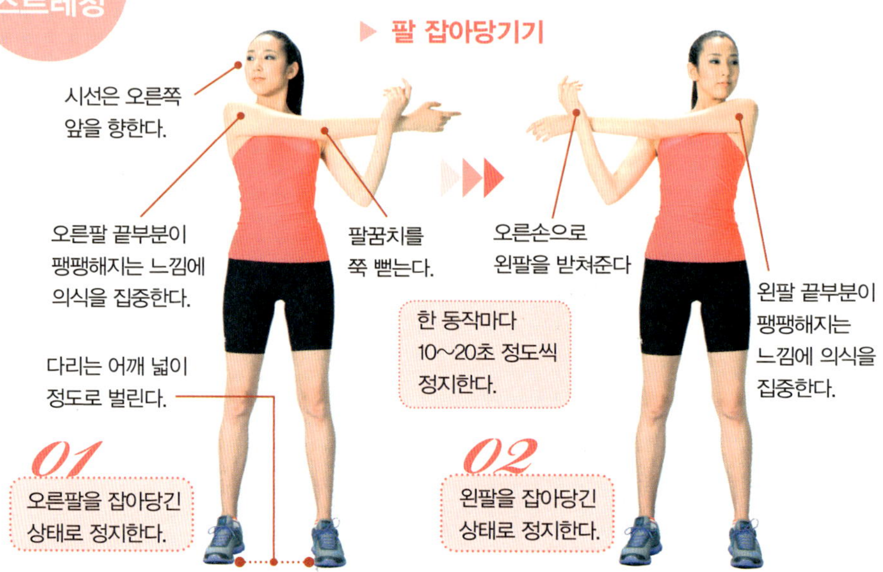

간과하기 쉬운 부위지만, 신체의 다른 부분들과 마찬가지로 확실하게
스트레칭 해야 한다.

▶ 상체 구부렸다 젖히기

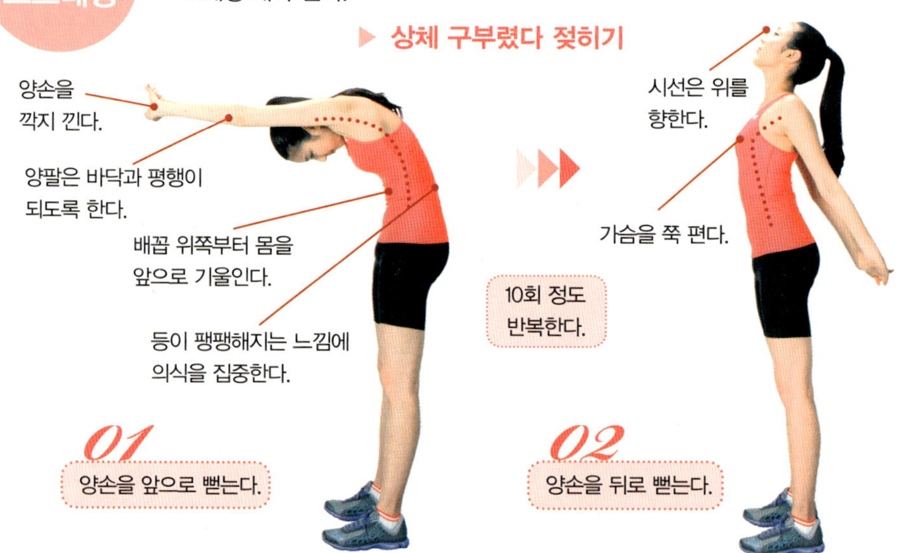

체간 스트레칭

체간이란 머리나 팔, 다리 등을 제외한 신체의 축과 같은 부분이다.
신체를 비틀어 정지하는 방식으로 스트레칭 할 수 있다.

▶ **상체를 비틀어 정지하기** 상체를 왼쪽으로 비틀어 정지한다 .
한 번에 10~20초 정도 정지한다 . 같은 방법으로 반대쪽도 실시한다 .

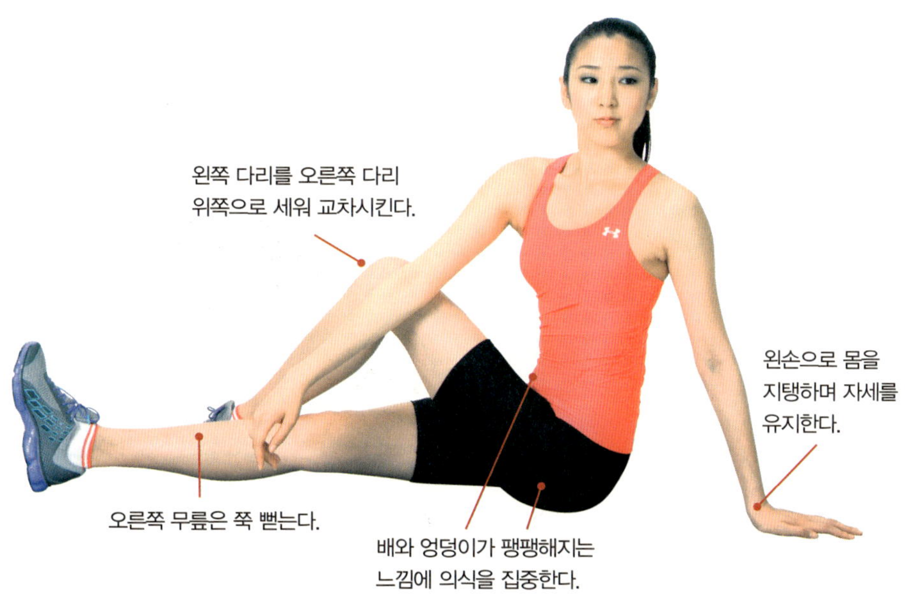

효과적인 스트레칭 노하우

스트레칭은 기본적으로 근육의 길이를 확장하는 운동이다. 따라서
해당 부위를 확실하게 늘여주고 있는지 의식하며 몸을 움직여야
한다. 자신의 몸 중에서 굳은 부위가 있다면 그곳을 집중적으로
늘여주자. 호흡은 정지 동작을 실시할 때 주의가 필요하다.
동작을 정지했다고 해서 무의식중에 호흡을 멈추어서는 안 된다.
천천히 깊이 호흡하며 스트레칭 하도록 유의하자.

스트레칭은 해당
부위가 팽팽해지는
느낌에 의식을
집중하며 실시한다.

무릎이나 발목은 특히 부상을 입기 쉬운 부위다. 평소 스트레칭 등을 통해
유연성을 길러두자.

▶ **허벅지 스트레칭** 오른쪽 무릎을 구부리고
정지한다. 한 번에 10~20초 정지한다.
반대쪽도 같은 방법으로 실시한다.

▶ **종아리 스트레칭** 종아리 부분이
쭉 펴지도록 한 상태로 정지한다.
한 번에 10~20초 정지한다.
반대쪽도 같은 방법으로 실시한다.

▶ 앞으로 구부리기

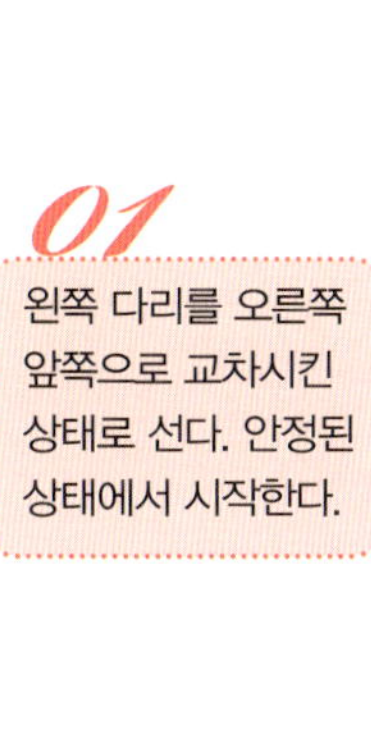

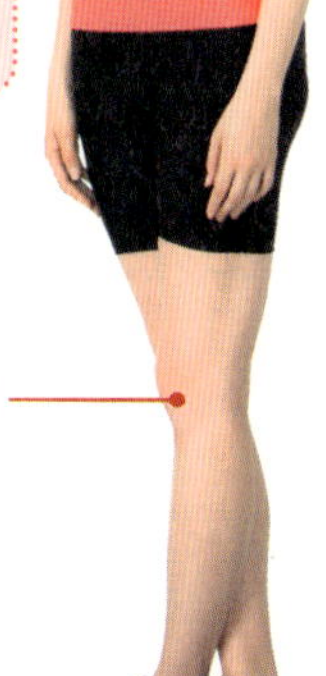

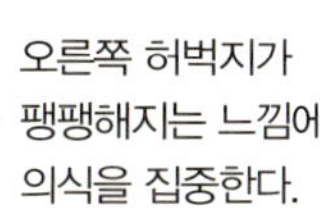

01
왼쪽 다리를 오른쪽 앞쪽으로 교차시킨 상태로 선다. 안정된 상태에서 시작한다.

02
몸을 앞으로 구부린다. 한 번에 10~20초 정지한다. 반대쪽도 같은 방법으로 실시한다.

양쪽 무릎을 쭉 뻗는다.

가능한 범위 내에서 몸을 앞으로 숙인다.

오른쪽 허벅지가 팽팽해지는 느낌에 의식을 집중한다.

무릎을 쭉 뻗는다.

동적(動的) 스트레칭과 정적(靜的) 스트레칭

스트레칭은 크게 동적 스트레칭과 정적 스트레칭으로 나눌 수 있다. 전자는 움직임을 동반하며 관절을 부드럽게 해준다. 후자는 근육을 늘인 상태에서 일정시간 정지함으로써, 피로로 인해 근육이 수축되거나 딱딱해지는 것을 막는 기능을 한다. 운동이나 강도 높은 단련을 할 경우 동적 스트레칭은 워밍업 단계에, 정적 스트레칭은 마무리 단계에 활용하는 것이 바람직하다.

움직임을 동반하는 동적 스트레칭은 워밍업 단계에 활용할 수 있다.

정적 스트레칭은 운동 후 마무리 단계에 도움이 된다.

대흉근(大胸筋)

위치 가슴 앞쪽.

기능 가슴을 밖에서 안쪽으로 오므리거나 앞쪽으로 내민다.

효과 남성은 가슴 부위가 두툼해지고, 여성은 바스트 업에 도움이 된다.

상완이두근(上腕二頭筋)

위치 팔 중 팔꿈치부터 어깨에 이르는 부위.

기능 팔꿈치를 구부린다.

효과 팔을 매끈하게 유지하는데 도움이 된다.

복사근(腹斜筋)

위치 옆구리 주변에 위치하며 외복사근, 내복사근과 같은 두 개의 비스듬한 층으로 구성된다.

기능 상체를 옆으로 구부리거나 몸을 비튼다.

효과 복부를 날씬하게 만들어준다.

대퇴사두근(大腿四頭筋)

위치 허벅지 앞쪽에 위치하며 대퇴직근, 내측광근, 외측광근, 중간광근으로 나뉜다.

기능 다리를 들고, 걷고, 달린다.

효과 다리 모양을 아름답게 하는 데 도움이 된다.

내전근군(內轉筋群)

위치 허벅지 안쪽.

기능 고관절을 구부렸다 펴는 기능을 한다.

효과 허리를 강하게 회전시키거나 안정되게 다리를 움직이기 위해 중요하다.

삼각근(三角筋)

위치 삼각형 근육으로 어깨 관절을 덮는다.

기능 팔을 바깥 혹은 앞, 뒤쪽으로 올린다.

효과 어깨가 넓어지고 어깨 둘레가 굵어진다.

복직근(腹直筋)

위치 복부 앞쪽을 세로로 덮는다.

기능 상체를 앞으로 숙인다.

효과 복부 주변을 날씬하게 하고 아름다운 자세를 유지하는 효과가 있다.

복횡근(腹橫筋)

위치 옆구리 주변, 복사근 안쪽에 있다.

기능 상체를 옆으로 기울이거나, 몸을 비튼다.

효과 복부 주변을 날씬하게 하고 아름다운 자세를 유지하는 효과가 있다.

대요근(大腰筋)

위치 하복부 주변에 위치하며 등뼈와 대퇴골을 이어주는 근육이다.

기능 상체를 옆으로 구부리거나 몸을 비틀며, 허벅지를 올린다.

효과 아름다운 자세를 유지하는 데 도움이 된다.

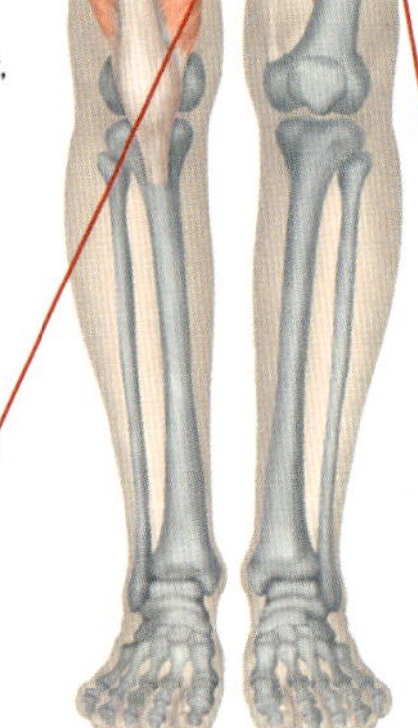

※ 근육의 기능은 복합적이다. 다시 말해 여기에 기재한 근육의 기능은 어디까지나 중요한 내용만을 요약한 것이다. 뿐만 아니라 그 기능 역시 어떤 한 부위의 근육이 단독으로 영향을 미치지는 않는다. 여기서 '효과'란 그 부위를 단련함으로써 얻을 수 있는 이점을 말하는데, 그것이 절대적이지는 않다.

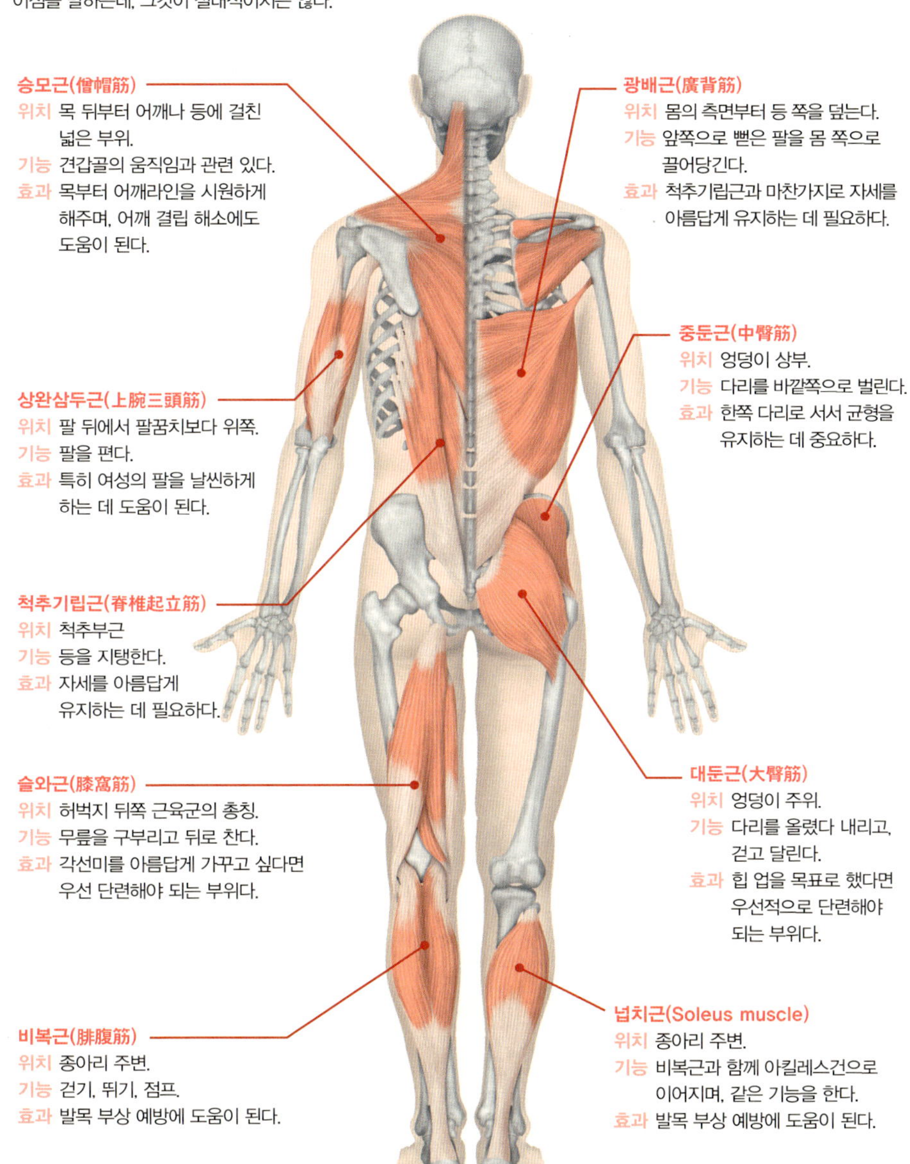

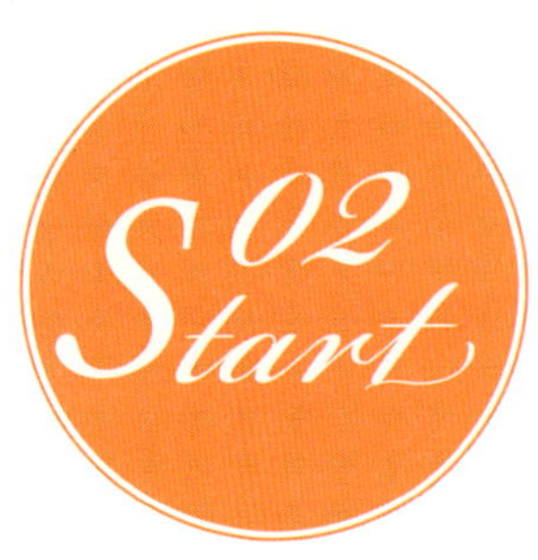

앉아서 하는 다이어트 체조
The Method Performed by Sitting Down

당신은 지금 어떤 자세를 하고 있는가? 이 책을 읽는 중이라면 아마도 의자에 앉아있을 것이다. 대부분의 현대인들은 서 있는 시간보다 앉아 있는 시간이 많다. 사무실에서 하루 종일 컴퓨터 앞에 앉아 있다가 집에 오면 푹신한 쇼파에 엉덩이를 빠뜨리고 밤늦게까지 TV를 본다. 하지만 오래 앉아 있으면 허리도 아프고 소화도 안 되는 데, 이는 곧 혈액순환이 되지 않는다는 증거이자 체지방이 쌓이고 있다는 신호이다.

이 책에서 소개하는 다이어트 체조법 가운데는 앉아서도 체지방을 연소시켜 매력적인 몸매를 만드는 방법이 있다. 어렵지 않고 간단해서 근력이 약한 운동 초보자나 여성 들에게 안성맞춤이다. 하루 24시간도 모자랄만큼 바빠 헬스클럽을 가는 건 상상조차 할 수 없는 직장인들에게는 더 할 나위 없이 좋은 운동이다. 운동기구로는 의자 하나면 충분하다. 자, 그럼 시작해 보자.

앉아서 하는 운동의 포인트

특징 • 부담이 적고, 동작도 간단한 것들이 많다.
  • 집은 물론 사무실에서도 할 수 있다.
기본 • 기본적으로 등받이에 기대지 않고 등을 곧게 편 상태로 앉는다.
  • 근력이 약한 사람은 난이도가 쉬운 것부터 시작해도 상관없다.
주의 사항 • 의자는 운동 중에 흔들리거나 쓰러질 우려가 없는 것으로 선택한다.

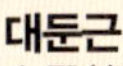

외측광근
外側廣筋, Vastus lateralis muscle

허벅지 앞쪽에 위치하며 대퇴직근, 내측광근, 중간광근과 함께 대퇴사두근이라 불린다. 무릎을 펴는 동작 등에 사용된다.

외복사근
外腹斜筋, Abdominal external oblique muscle

상체를 옆으로 눕히거나 비틀 때 사용하는 옆구리 주변의 근육이다. 배 주위를 유연하게 하고 싶을 때 단련하는 부위 가운데 하나다.

대퇴이두근
大腿二頭筋, Biceps femoris muscle

허벅지 뒤쪽 근육으로 반건양근(半腱樣筋)이나 반막양근(半膜樣筋) 등과 함께 슬와근(膝窩筋, 오금)이라고 불린다. 무릎을 구부리는 동작 등에 사용된다.

대둔근
大臀筋, Gluteus maximus muscle

엉덩이에 있는 부피가 큰 근육이다. 걷거나 달리는 동작 등에 사용하게 되는 주요한 부위다. 이곳을 단련하면 힙 업 효과를 볼 수 있다.

복직근
腹直筋, Rectus abdominis muscle

배 앞쪽을 세로로 덮고 있는 근육이다. 이곳을 단련하면 근육이 여섯 부분으로 나뉘어져 '식스팩'이라고도 불린다. 상체를 앞으로 구부리는 동작 등에 사용된다.

오래 앉아 있을수록 하체비만이 될 확률이 높다는 연구결과가 있다. 또 오래 앉아 있는 것만으로도 허리디스크의 발병률이 높다는 임상결과도 있다. 결국 오래 앉아 있는다는 건 몸매를 망치고 거기다 건강까지 해치는 생활습관이다.
엉덩이와 의자 사이에는 본능적으로 서로 끌어당기는 어떤 힘이 존재하는 듯하다. 앉고 싶은 욕망에

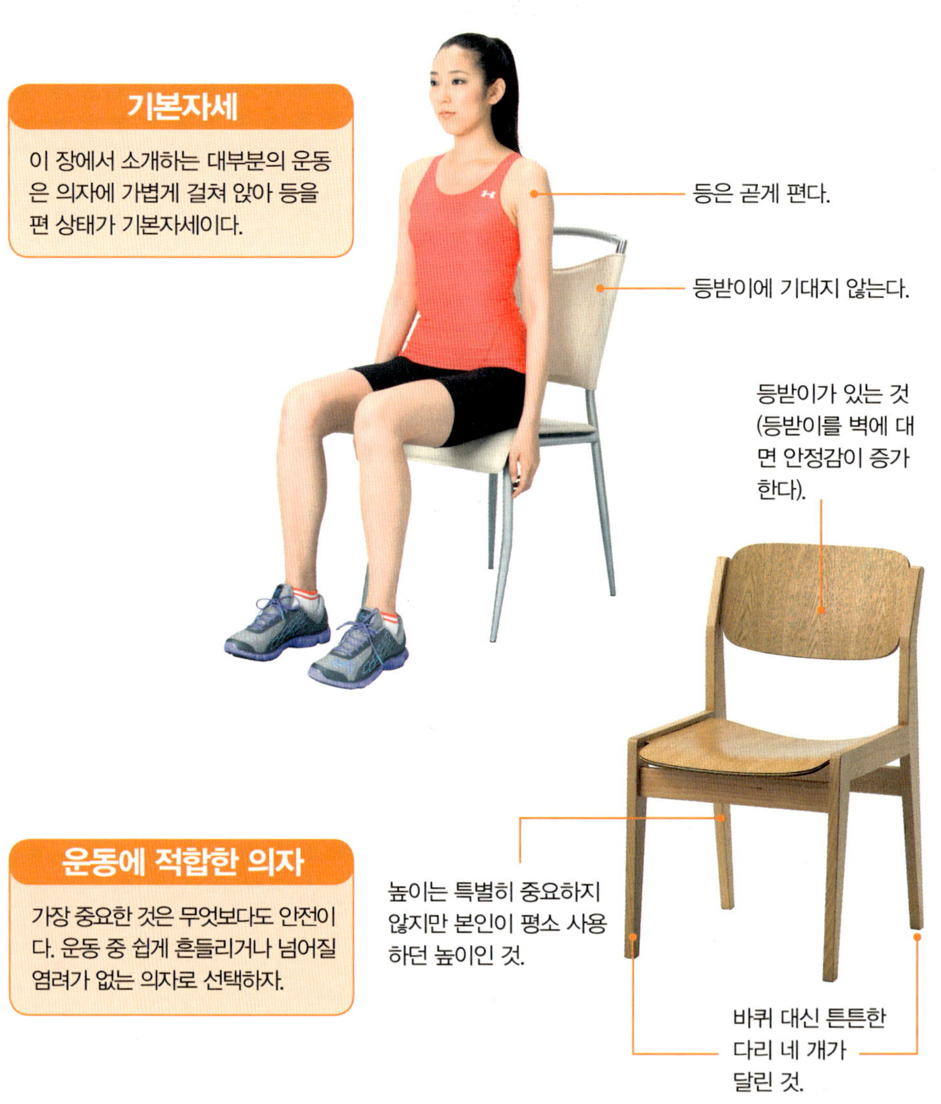

서 벗어나기 어렵다면, 생각을 바꿔 앉아서 할 수 있는 운동법을 찾아내면 된다. 여기 엉덩이 무거운 사람도 앉아서 살도 빼고 거기다 초콜릿 복근도 만들며 힙 업까지 할 수 있는 운동법이 있다. 운동기구는 달랑 의자 하나면 충분하다. 그게 가능할까? 가능하다. 자, 한 동작 한 동작 따라해 보자.

▶▶▶ 목적별 추천 운동

어깨 결림을 해소하고 싶다!

어깨 결림을 해소하기 위해서는 어깨를 움직여 그곳의 혈액 순환을 원활하게 만들어야 한다.

| 추천 운동 |
- 어깨 올렸다 내리기 운동(46쪽)
- 팔 옆으로 올리기 운동(50쪽)

▶ '팔 옆으로 올리기 운동'으로 어깨 결림 해소도 기대할 수 있다.

배 주위를 단련하고 싶다!

앉은 자세에서도 배 주위를 단련할 수가 있다. 배 근육에 의식을 집중하며 운동해보자!

| 추천 운동 |
- 상체 기울였다 세우기 운동(56쪽)
- 허리 회전 운동(58쪽)
- 허벅지 끌어올리기 운동(60쪽)
- 골반 기울이기 운동(62쪽)

▶ '상체 기울였다 세우기 운동'은 복근을 단련할 수 있는 효과적인 운동이다.

허벅지 주위를 단련하고 싶다!

허벅지를 단련하면 다리 모양을 아름답게 가꿀 수 있다. 허벅지는 군살이 생기기 쉬운데 반해 빼기는 어려운 부위이다.

| 추천 운동 |
- 무릎 올렸다 내리기 운동(54쪽)
- 허벅지 끌어올리기 운동(60쪽)
- 의자를 이용한 스쿼트 운동(70쪽)
- 무릎 구부렸다가 펴기 운동(72쪽)
- 다리 벌렸다 오므리기 운동(76쪽)

▶ 대표적인 하반신 단련 운동인 스쿼트를 응용한 '의자를 이용한 스쿼트 운동'.

사무실에서 운동하고 싶다!

이 장에서 소개하는 '앉아서 하는 다이어트 체조'는 점심시간을 이용해 사무실에서 해도 좋다.

| 추천 운동 |
- 어깨 올렸다 내리기 운동(46쪽)
- 무릎 올렸다 내리기 운동(54쪽)
- 골반 기울이기 운동(62쪽)
- 발꿈치 올렸다 내리기 운동(74쪽)

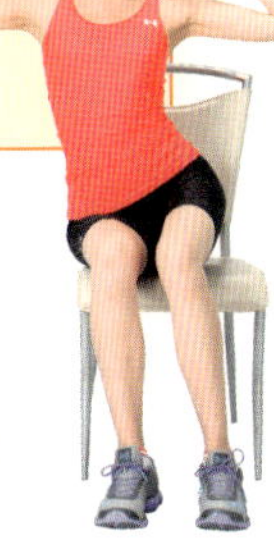

▶ '골반 기울이기 운동'은 비교적 작은 동작으로 배 주위를 효과적으로 단련할 수 있다.

아름다운 어깨라인 만들기

안정된 상태에서 양쪽 어깨를 끌어올려, 어깨 주위 근육을
단련하는 운동이다. 자세가 좋아지고 어깨 결림 해소에도
효과가 있다.

Point

운동 시 어깨의 움직임에 의식을
집중해야 한다. 가슴을 펴고
견갑골을 끌어당긴다는
느낌으로 어깨를 올린다.

횟수 20회×3세트
호흡 어깨를 올릴 때 내쉬고,
내릴 때 들이마신다.

01

등을 펴고 의자에 얕게
걸쳐 앉는다.

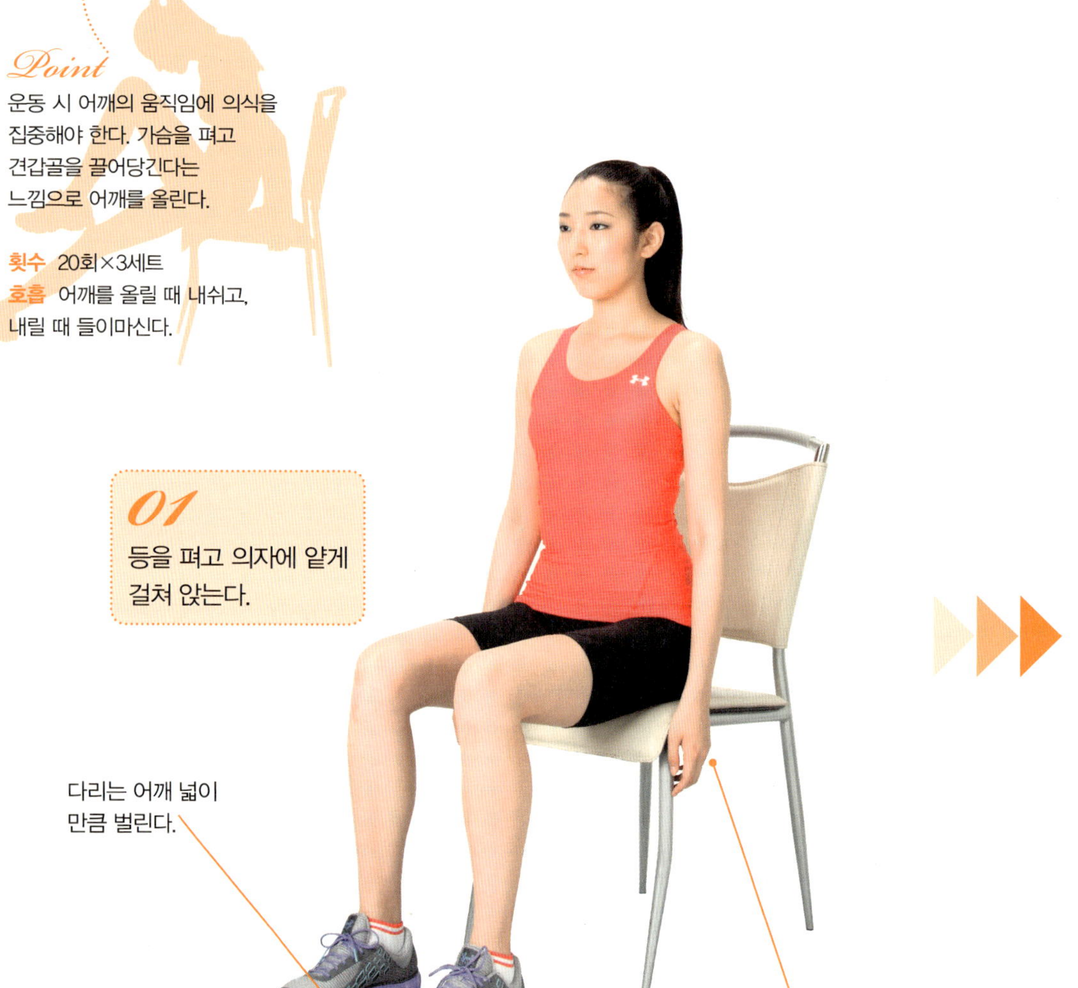

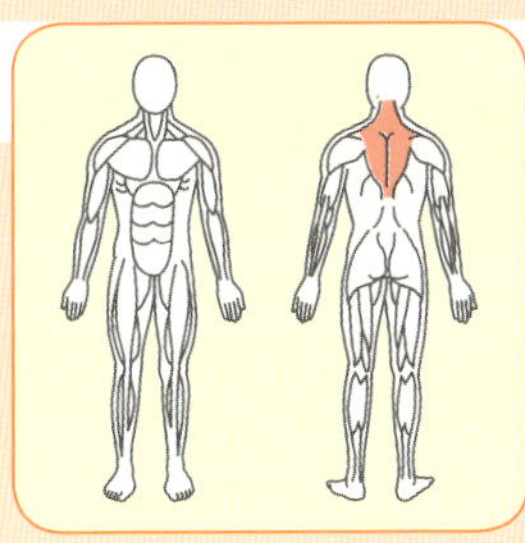

단련되는 부위 어깨

주요 운동 대상은 승모근이다. 승모근은 어깻죽지를 정점으로,
목 뒤에서부터 등 중앙에 걸쳐 역삼각형으로 펼쳐진 근육이다.
이것은 위와 중간, 아래 부분으로 나뉘고 어깨뼈의 움직임은 그에 따라
조금씩 차이가 나며 어깨뼈를 뒤로 당기거나 내리는 작용을 한다.

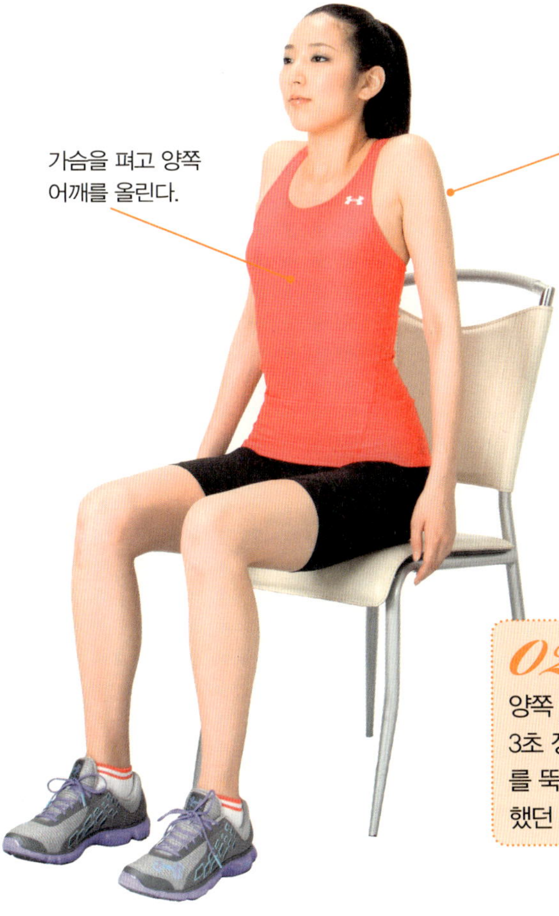

가슴을 펴고 양쪽
어깨를 올린다.

견갑골을 서로 가까이 끌어
당긴다는 느낌으로 한다.

02

양쪽 어깨를 올린 상태로
3초 정지한다. 그 뒤 어깨
를 뚝 떨어뜨리면서 시작
했던 위치로 되돌아간다.

어깨 올렸다 내리기 운동

양손에 무게가 나가는 물체를 들고 운동하면 신체에 부담이 높아진다.
가볍게 운동하고 싶다면 물이 담긴 페트병 등을 이용해도 좋다.

01
어깨를 편안하게 내린
상태로 시작한다.

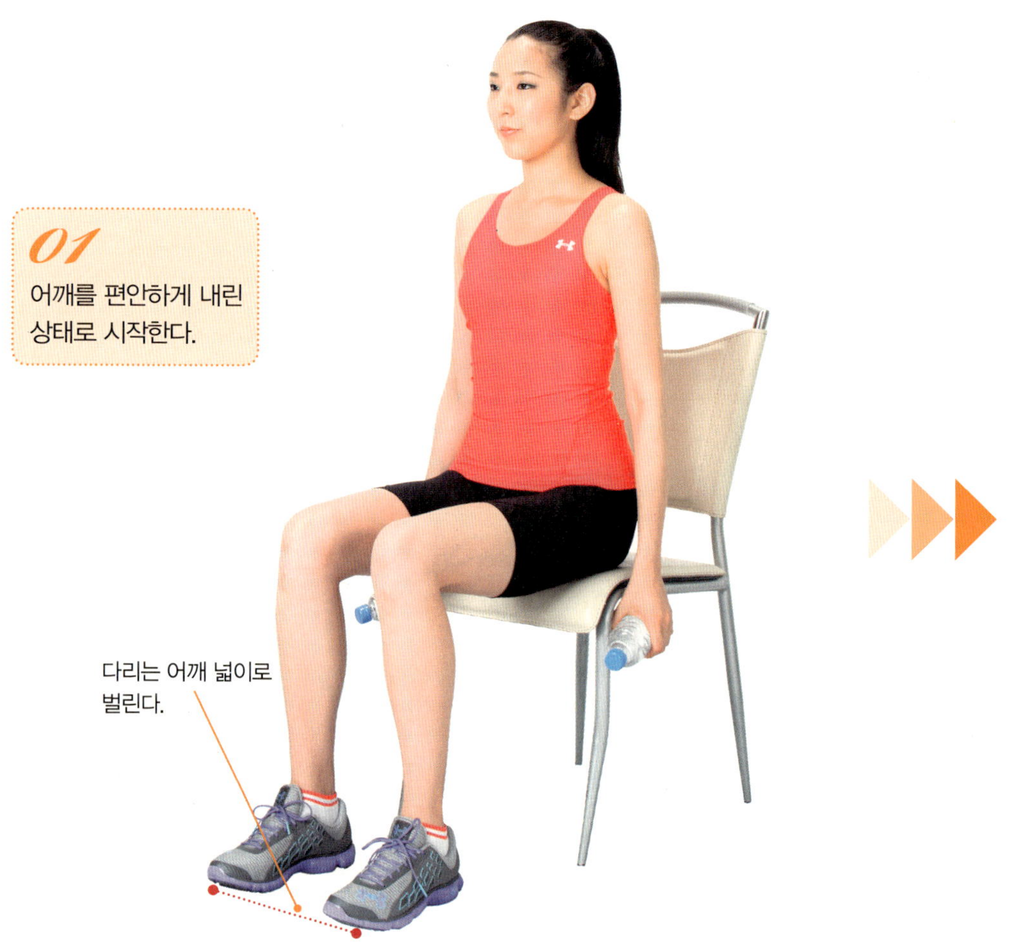

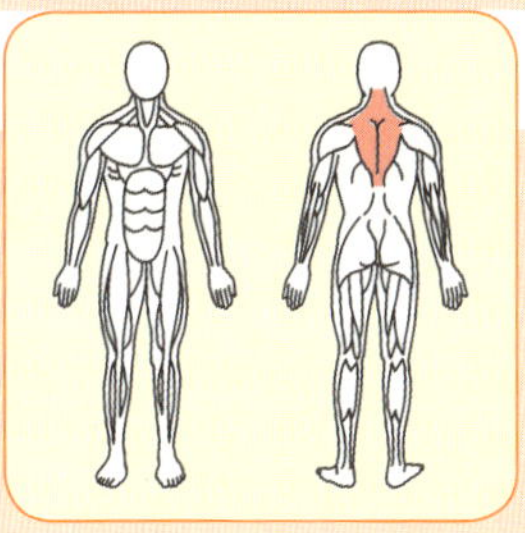

단련되는 부위 어깨, 등

어깨에 붙은 지방은 쉽게 빠지지 않으면서 상체를 뚱뚱하게 보이게 한다.
또 어깨 근육통을 유발하기도 한다. 응용 동작은 어깨 뒤쪽 지방까지 분해하는
효과가 있다.

02

양쪽 어깨를 올리고 3초 정지한다.
그 뒤 양쪽 어깨를 아래로 툭
떨어뜨린 다음 시작 상태로
되돌아간다.

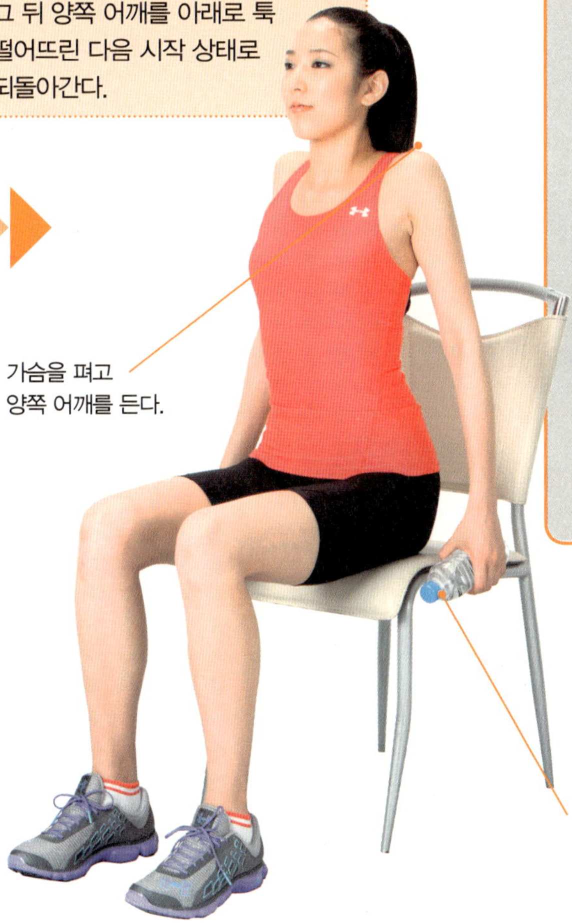

가슴을 펴고
양쪽 어깨를 든다.

의자에 기대면 NG

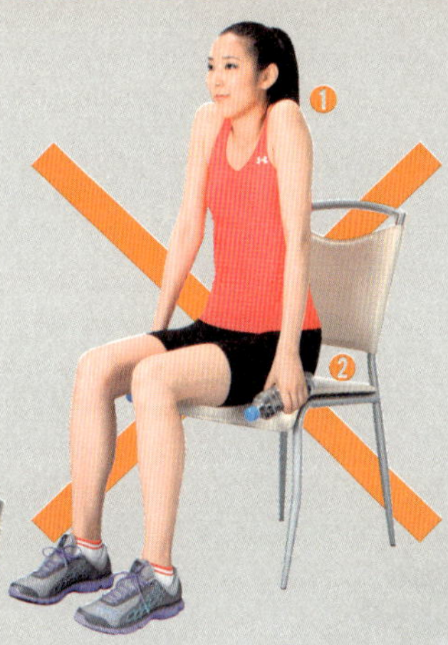

❶ 어깨를 올릴 때 몸을 둥글게 말아
웅크리면 운동 효과가 떨어진다.
❷ 의자에 얕게 걸쳐 앉고 등받이에
등을 대지 않도록 주의한다.

양손에 무게가 같은
페트병을 들면 부담감이
살짝 높아진다.

팔에 붙은 지방, 이렇게 태우세요

어깨를 중심으로 팔을 옆으로 들어 올리면 어깨 주위의 근육이 단련된다. 여기에서는 페트병을 이용했지만 자신의 체력에 맞는 덤벨 등을 사용해도 좋다.

Point

팔꿈치는 쭉 편 상태로 팔을 옆으로 들어올린다. 이때 손등은 위쪽을 향하게 한다.

횟수 10회×3세트
호흡 팔을 올릴 때 내쉬고, 내릴 때 들이마신다.

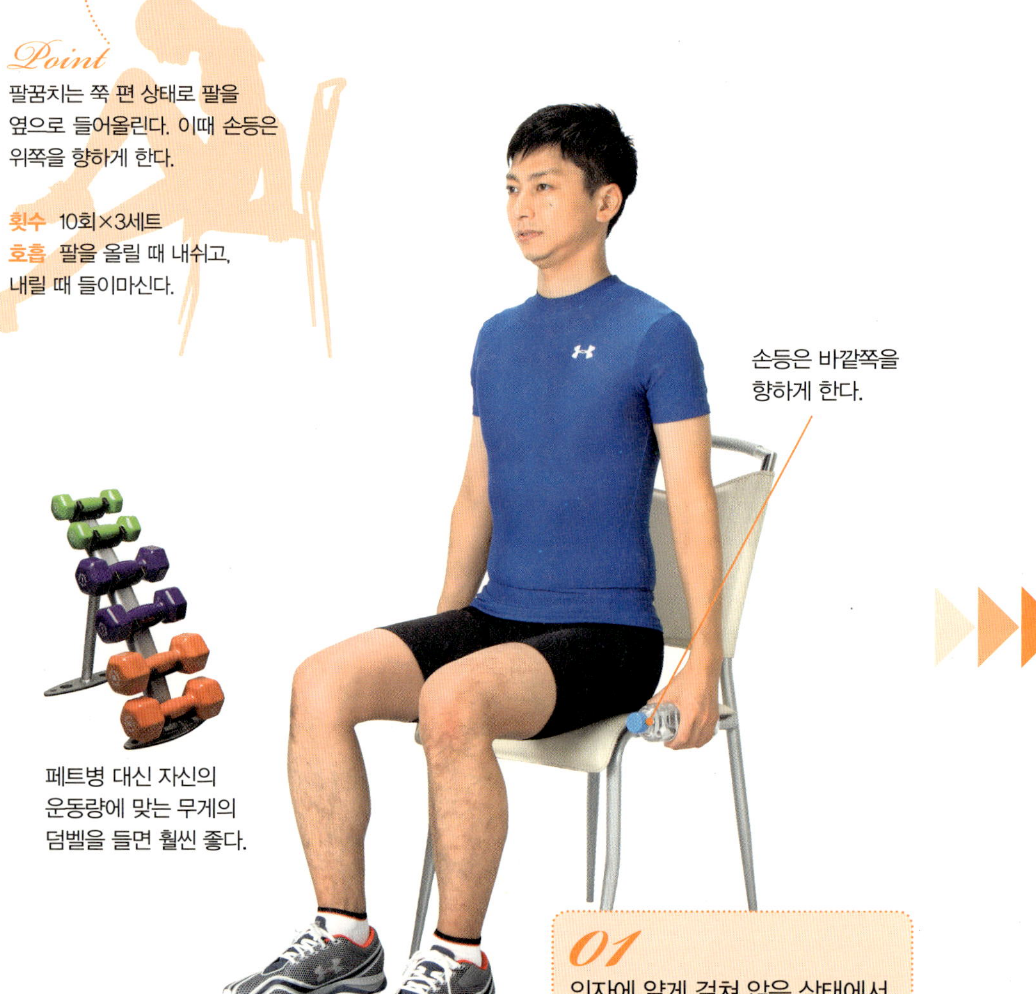

페트병 대신 자신의 운동량에 맞는 무게의 덤벨을 들면 훨씬 좋다.

01
의자에 얕게 걸쳐 앉은 상태에서, 물이 담긴 페트병을 양손에 든 채 손을 아래쪽에 둔다.

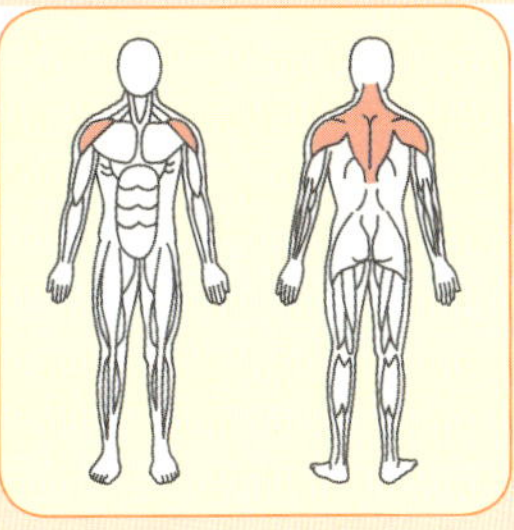

단련되는 부위 **팔, 등**
주요 운동 대상은 어깨 주변 근육인 삼각근이다. 뿐만 아니라 목과 어깨를
고정시켜 주는 역할을 하는 승모근을 비롯해 어깨부터 등에 걸친 넓은 부위를
단련할 수 있다.

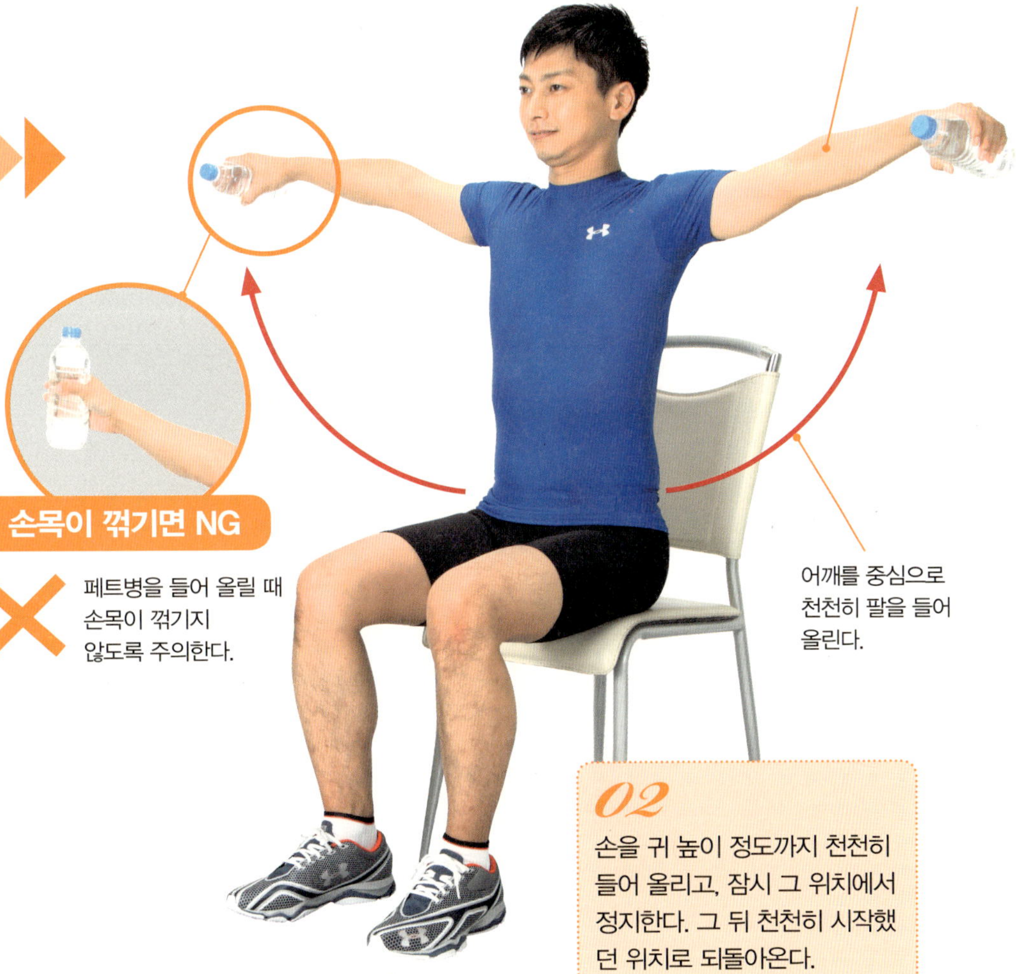

팔은 쭉 편 상태로 정지
(1초 동안 정지한다).

손목이 꺾기면 NG

✕ 페트병을 들어 올릴 때
손목이 꺾기지
않도록 주의한다.

어깨를 중심으로
천천히 팔을 들어
올린다.

02

손을 귀 높이 정도까지 천천히
들어 올리고, 잠시 그 위치에서
정지한다. 그 뒤 천천히 시작했
던 위치로 되돌아온다.

051

민소매 맵시 살리는 날씬한 팔 만들기

물이 담긴 페트병처럼 무게가 나가는 물체를 들고, 팔꿈치를
중심으로 팔을 굽혔다 펴며 운동한다. 암 컬(Arm Curl)이라
불리는 유명한 운동이다.

Point

팔을 구부릴 때와 펼 때 모두
천천히 움직인다. 팔꿈치의
위치가 움직이지 않도록
의식하며 운동한다.

횟수 10회×3세트
호흡 팔꿈치를 구부릴 때
내쉬고, 펼 때 들이마신다.

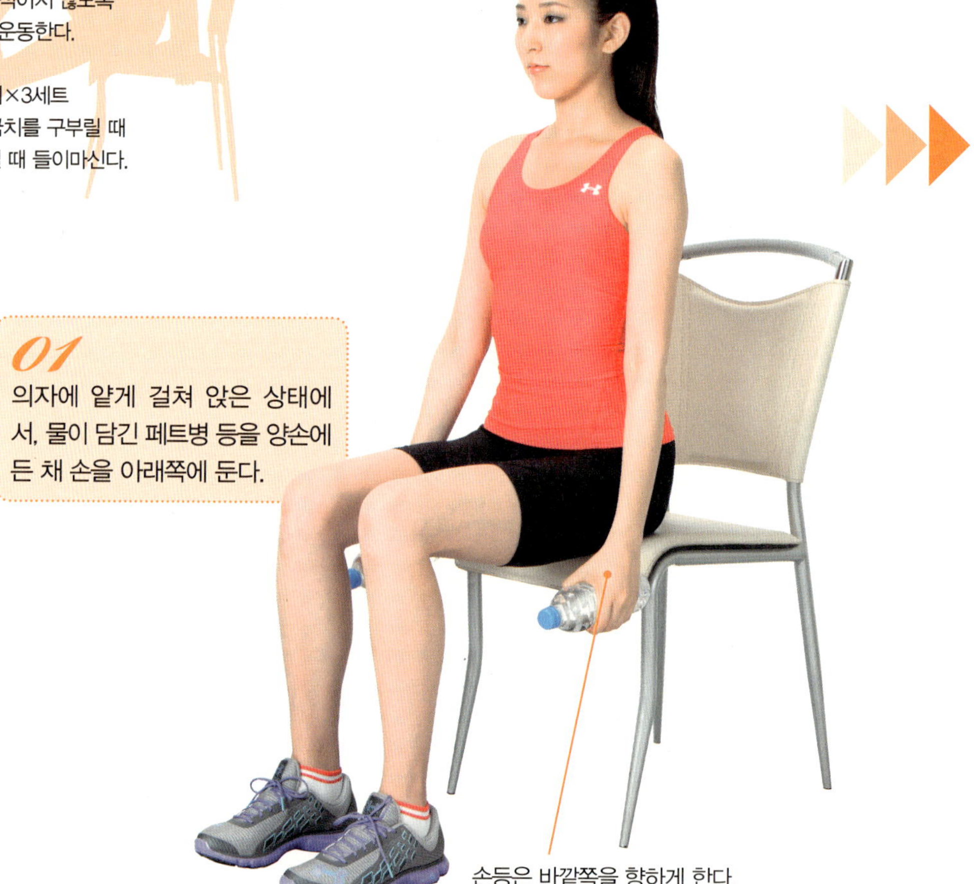

01

의자에 얕게 걸쳐 앉은 상태에
서, 물이 담긴 페트병 등을 양손에
든 채 손을 아래쪽에 둔다.

손등은 바깥쪽을 향하게 한다.

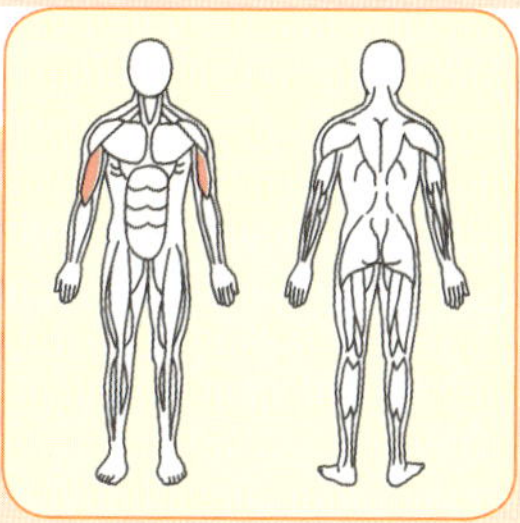

단련되는 부위 양쪽 팔(앞부분)

주요 운동 대상은 상완이두근이다. 상완이두근은 팔꿈치를 구부리는 기능을 하는 근육 가운데 가장 강하다. 흔히 '알통'이라고도 하며 강한 동작을 하는 데 사용된다.

02

손바닥이 위쪽을 향하게 하고 천천히 물체를 들어 올려 그 위치에서 정지한다. 그 뒤 천천히 시작했던 위치로 되돌아온다.

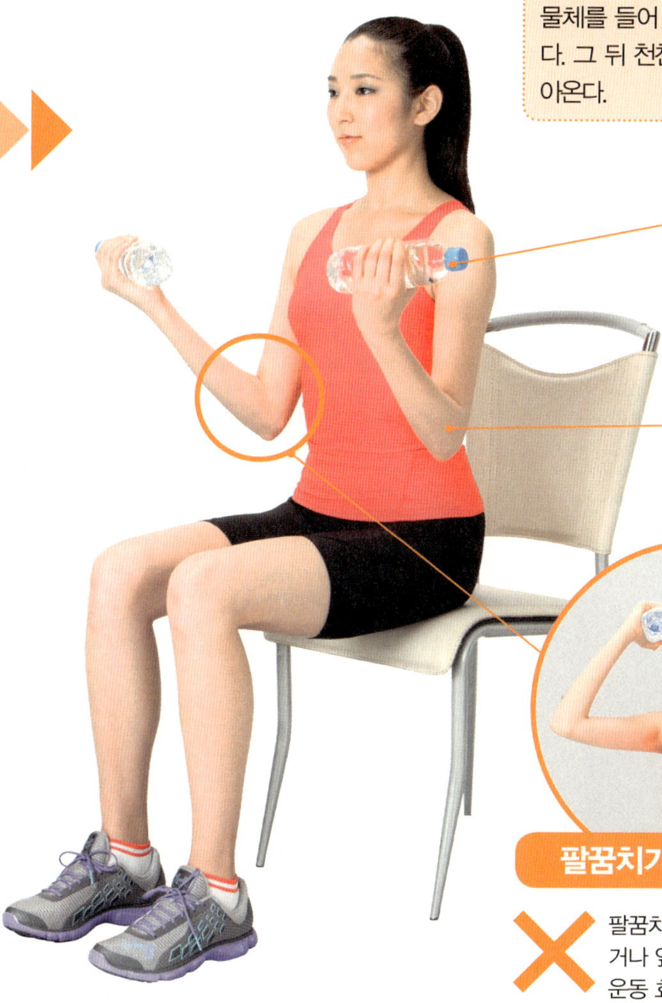

어깨 높이까지 손을 들어 올려 정지 (1초 동안 정지한다).

팔꿈치는 고정시킨 채 천천히 손을 들어올린다.

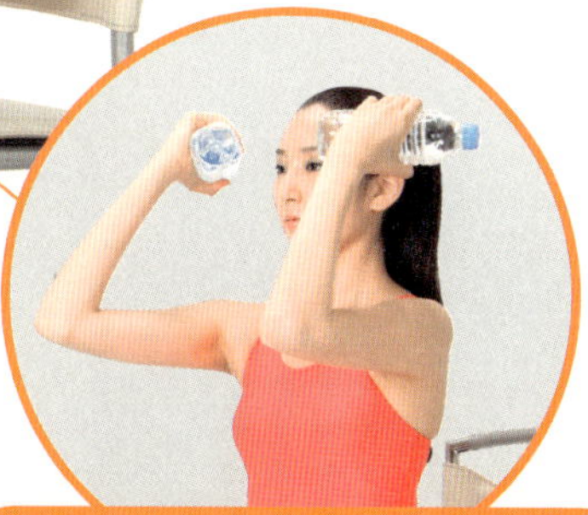

팔꿈치가 올라오면 NG

팔꿈치의 위치가 위로 올라가거나 앞쪽으로 밀려나오면 운동 효과를 얻을 수 없다.

미니스커트를 부르는 각선미 만들기

손에 힘을 주어 누르면서, 무릎을 들어 올리면 허벅지와
배 주위를 단련할 수 있다. 집에서 가볍게 할 수 있는 운동이며
여성들에게 추천한다.

Point

손으로 무릎을 꽉 누르도록 주의
하며 운동한다. 반동은 이용하지
않으면서 되도록 천천히 동작을
실행한다.

횟수 좌우 번갈아 10회×3세트
호흡 무릎을 올릴 때 내쉬고,
내릴 때 들이마신다.

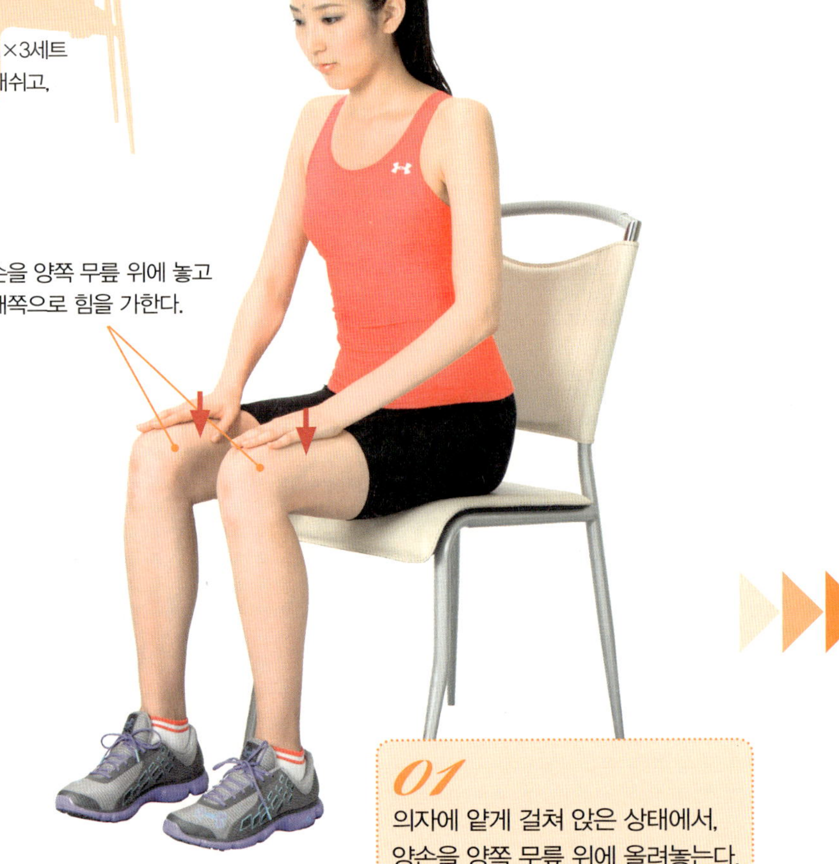

01
의자에 얕게 걸쳐 앉은 상태에서,
양손을 양쪽 무릎 위에 올려놓는다.

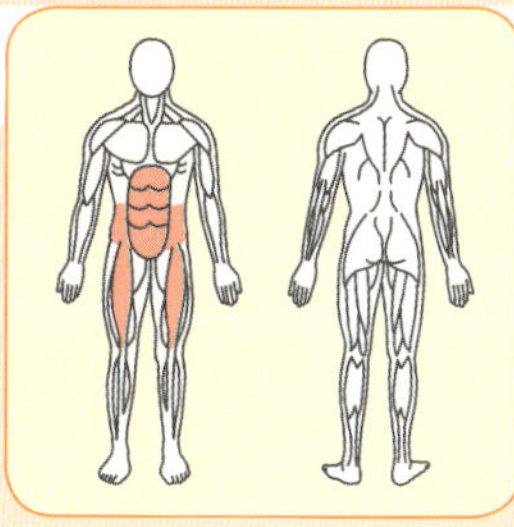

단련되는 부위　**허벅지, 복부**
다리를 올리는 동작을 통해 허벅지 주변의 근육(대퇴직근)과, 배 주위 근육
(복직근 하부와 대요근)이 단련된다.

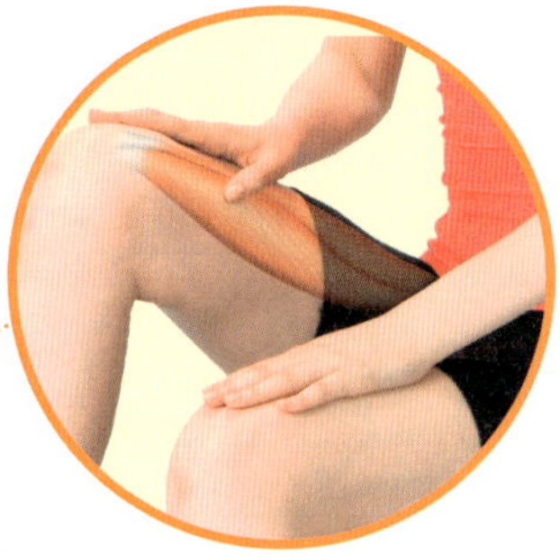

Close Up

다리를 들어 올리는 동작을
통해 대퇴직근 등을 단련한다.

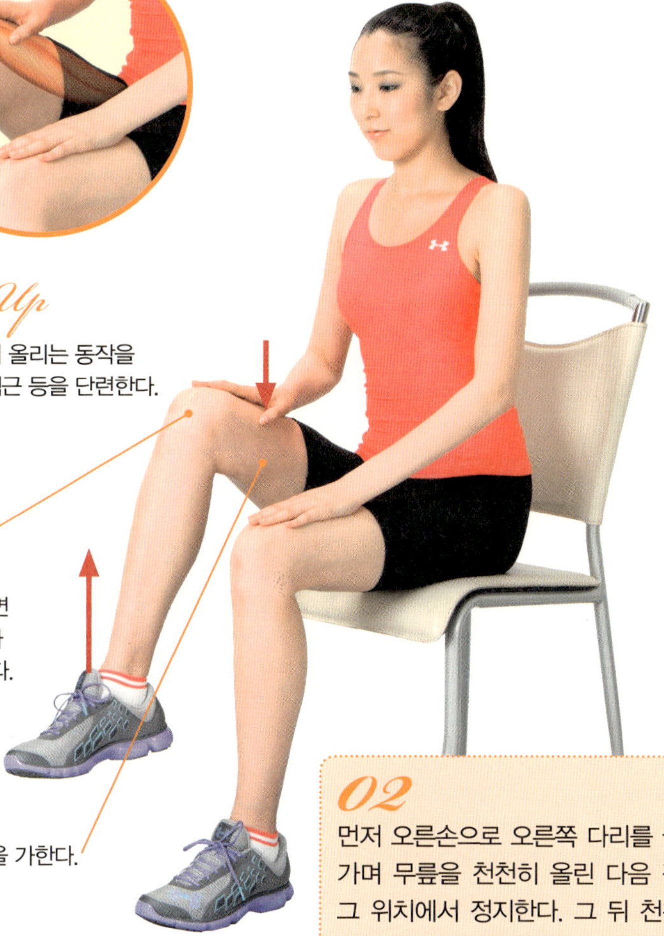

무릎을 배꼽 정도
높이까지 올렸으면
1초 동안 정지했다
천천히 끌어올린다.

아래쪽으로 힘을 가한다.

02

먼저 오른손으로 오른쪽 다리를 눌러
가며 무릎을 천천히 올린 다음 잠시
그 위치에서 정지한다. 그 뒤 천천히
시작 위치로 되돌아간다.

의자에 앉아서 윗몸일으키기 하기

의자에 얕게 걸쳐 앉아 상체를 앞뒤로 움직인다. 복근이 확실하게 단련되고 유연성을 향상시키는 데 도움이 되는 운동이다.

Point

상체를 뒤로 쓰러뜨리거나 등을 등받이에 기대지 않도록 주의한다. 복근이 팽팽해지는 감각을 느껴 가며 운동한다.

횟수 10회×3세트
호흡 상체를 기울일 때 내쉬고, 원래 위치로 되돌아올 때 들이마신다.

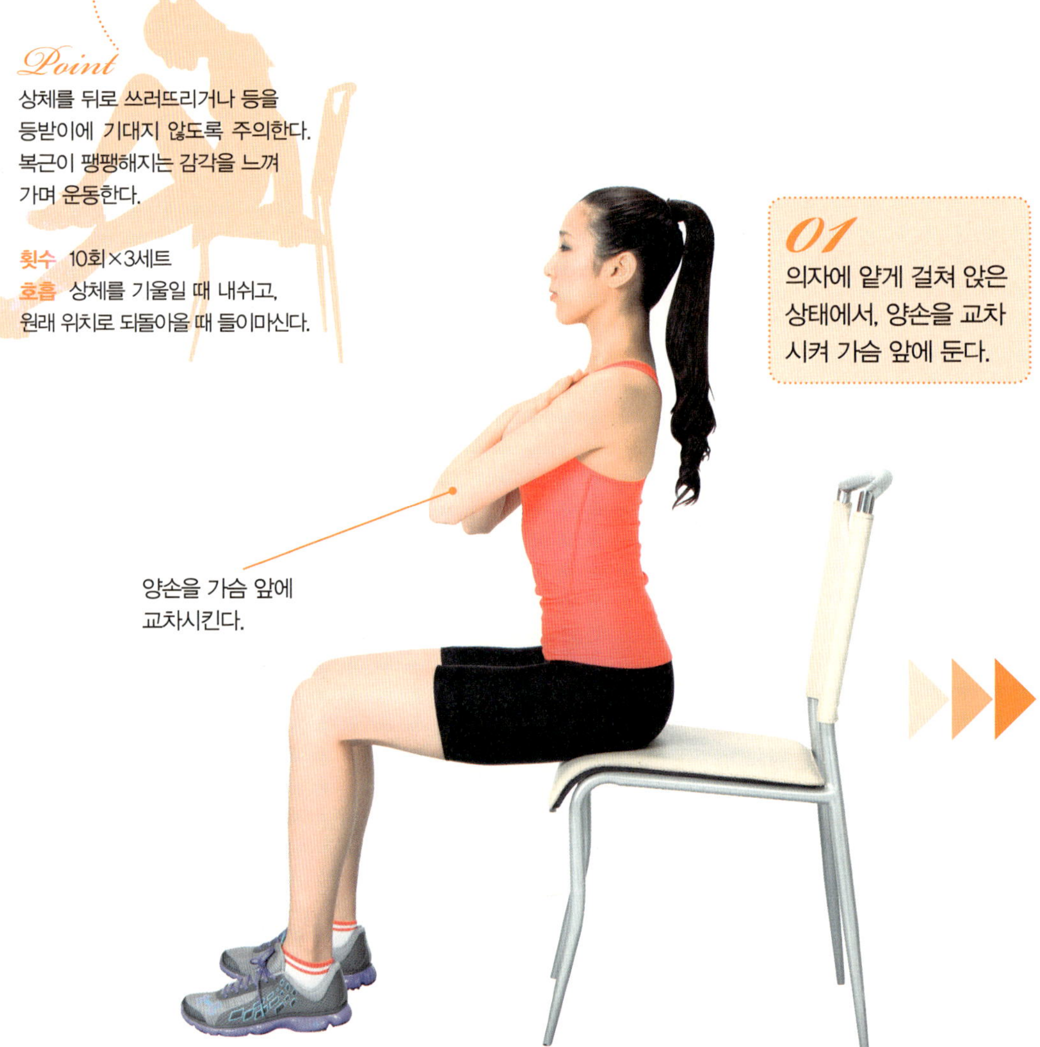

01
의자에 얕게 걸쳐 앉은 상태에서, 양손을 교차시켜 가슴 앞에 둔다.

양손을 가슴 앞에 교차시킨다.

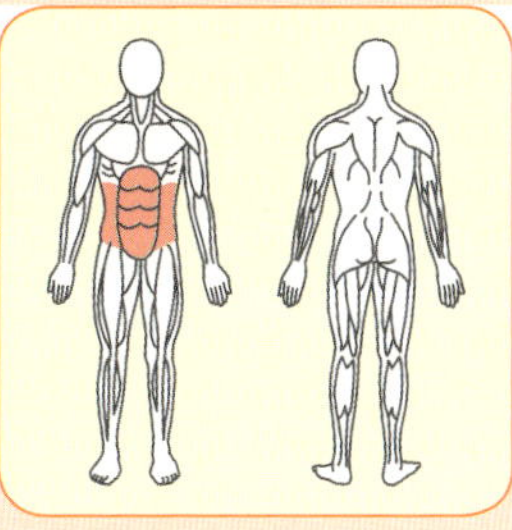

단련되는 부위 복부
주요 운동 대상은 배 주변으로 복직근, 복사근과 같은 근육들이 해당된다.
배 둘레를 날씬하게 만들고 싶은 사람들에게 추천하는 동작이다.

02

천천히 상체를 뒤로 기울이고
등받이 바로 앞에서 멈춘다.
그 뒤 천천히 원래 위치로 되돌
아간다. 등을 둥글게 웅크린다
는 느낌으로 숨을 내쉬며 천천히
상체를 뒤로 기울인다.

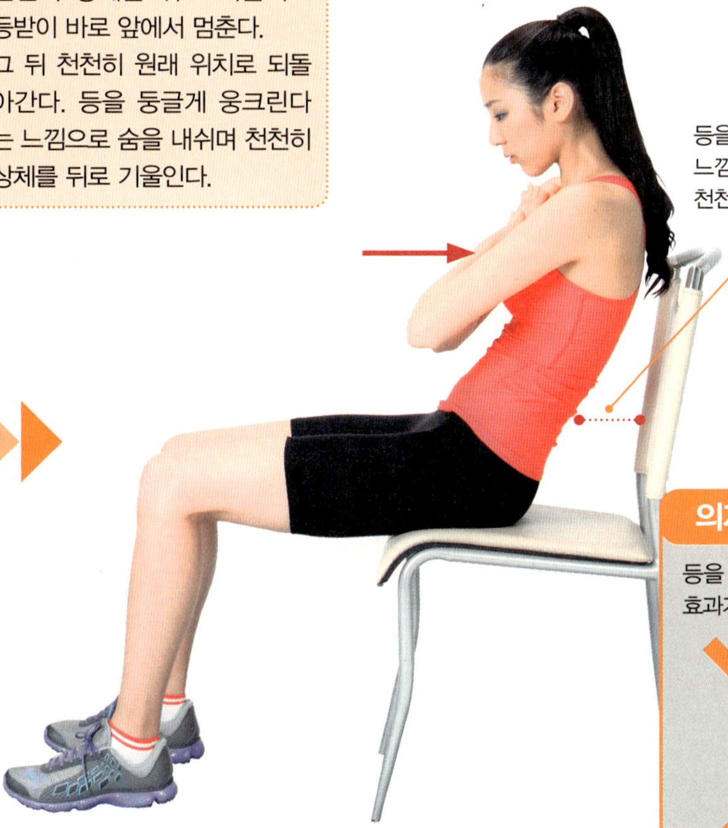

등을 둥글게 웅크린다는
느낌으로 숨을 내쉬며
천천히 상체를 뒤로 기울인다.

의자에 기대면 NG

등을 의자 등받이에 기대면
효과가 반으로 줄어든다.

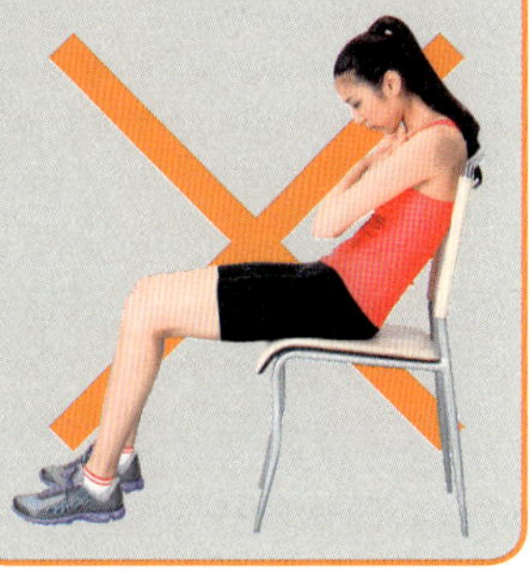

회전의자로 옆구리 군살 제거하기

회전의자를 준비해서 허리를 좌우로 비튼다.
크게 힘을 주지 않으면서 간단하게 배 주위를 자극할 수 있는
운동이다.

Point

팔꿈치는 쭉 편 상태로 팔을
옆으로 들어올린다. 이때 손등은
위를 향하게 한다.

횟수 20회×3세트
호흡 팔을 올릴 때 내쉬고,
내릴 때 들이마신다.

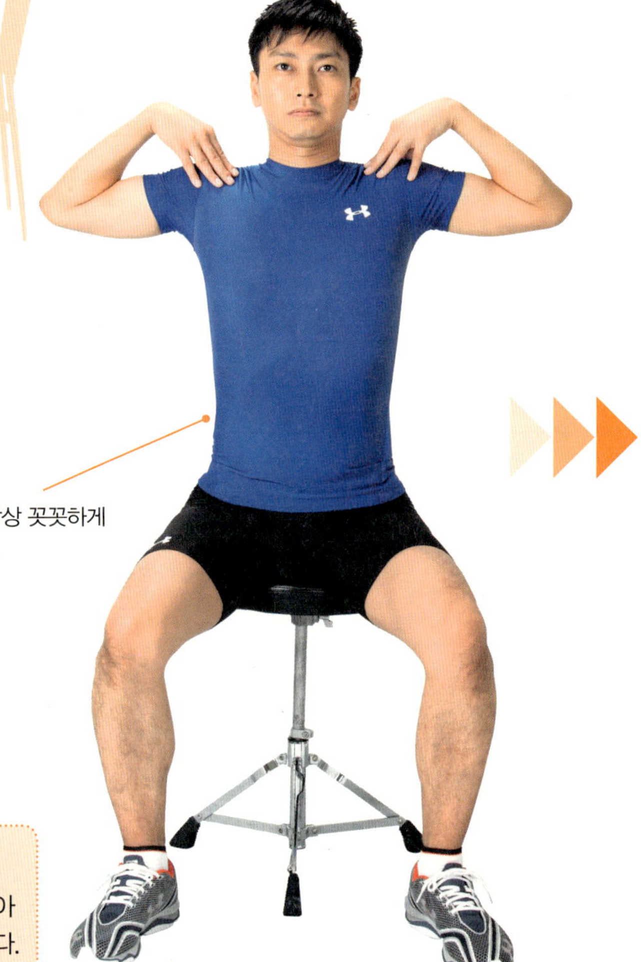

허리는 항상 꼿꼿하게
유지한다.

01
회전하는 의자에 앉아
양손을 어깨에 올린다.

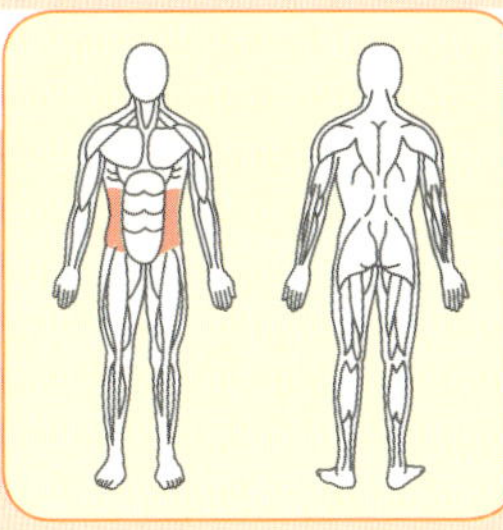

단련되는 부위 **옆구리**
배 주위 근육 가운데 특히 복사근이나 복횡근 등이 단련된다. 복부 근육이라고
하면 주로 복직근을 떠올리지만 복횡근도 간과해서는 안 되는 근육이다.

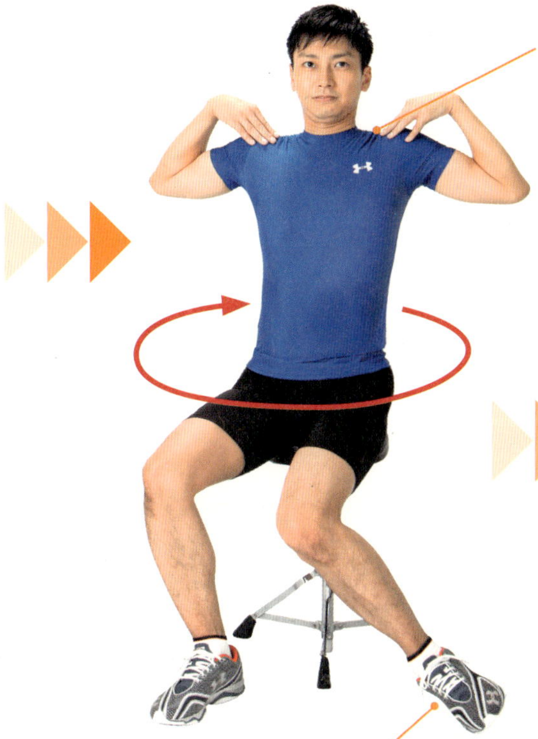

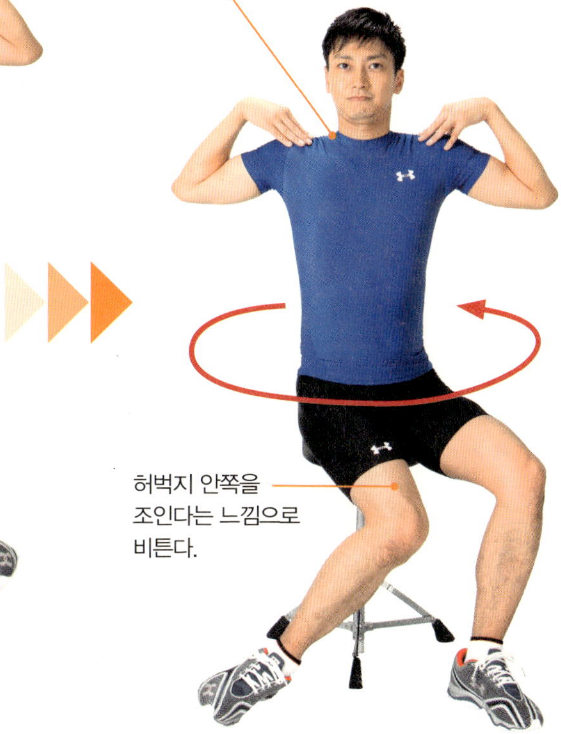

02
어깨 위쪽은 정면을 향한 채 허리
를 오른쪽으로 비튼다. 그 뒤 원래
위치로 되돌아간다.

03
어깨 위쪽은 정면을 향한 채 허리를
왼쪽으로 비튼다. 그 뒤 원래 위치로
되돌아간다(여기까지가 1회다).

십일자복근과 꿀벅지 동시에 만들기

상체를 기울이며 무릎을 들어 올리는 동작을 통해 배와 허벅지를 동시에 단련시킨다. 의자에 앉은 상태에서 가볍게 할 수 있는 운동이다.

Point

양손으로 의자를 짚어 몸을 단단히 지탱한다. 무릎을 높이 들어 올릴수록 운동 효과가 높아진다.

횟수 좌우 각각 20회×3세트
호흡 다리를 올릴 때 내쉬고, 내릴 때 들이마신다.

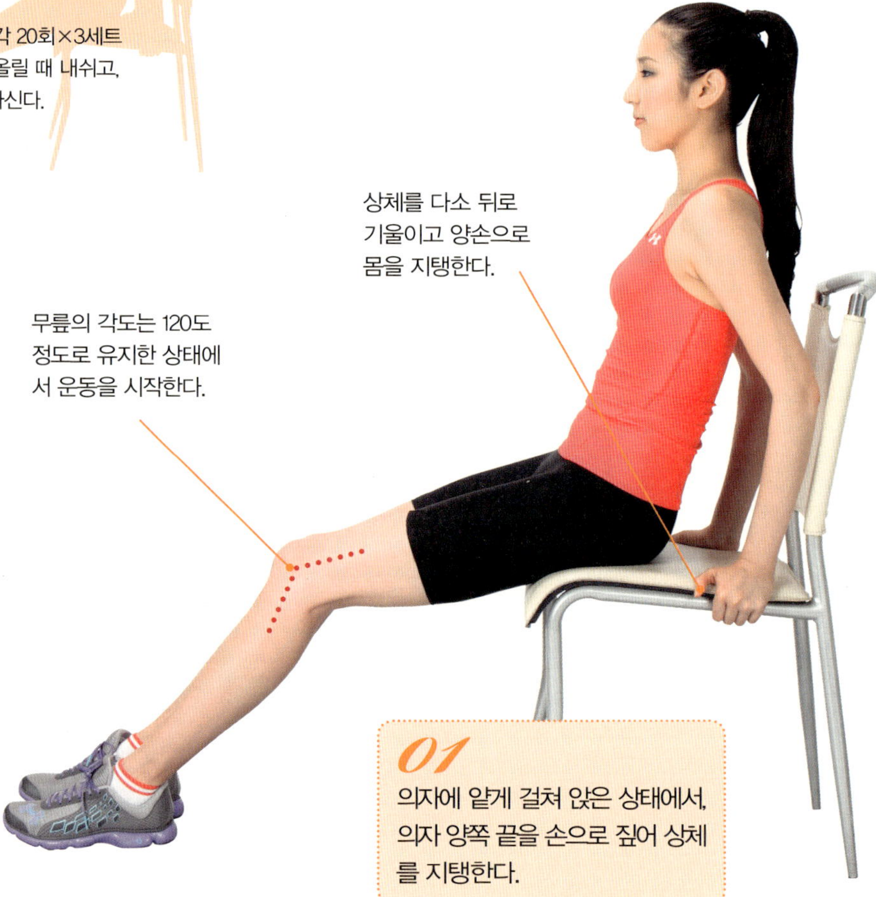

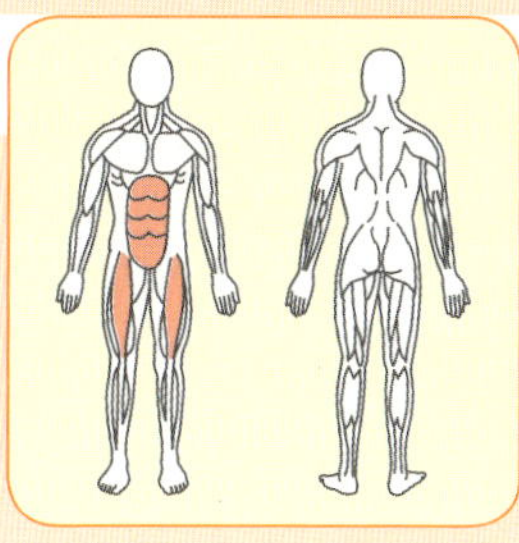

단련되는 부위 **복부, 허벅지, 골반**
다리를 들어 올리는 동작은 대퇴근 등 허벅지 부위만 단련되는 듯한 인상을
준다. 하지만 골반 주위까지 단련하는 데 큰 도움이 된다.

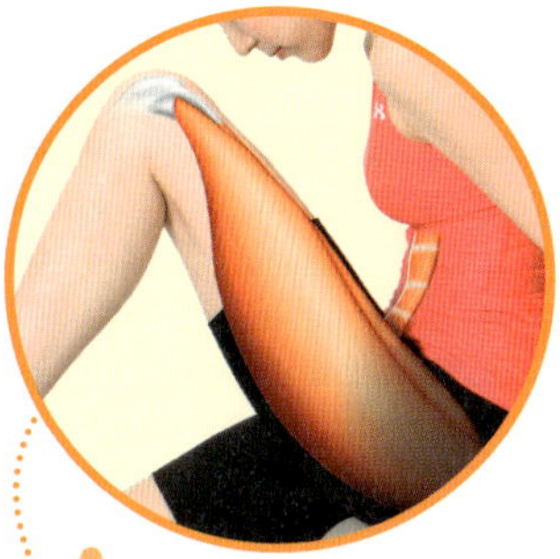

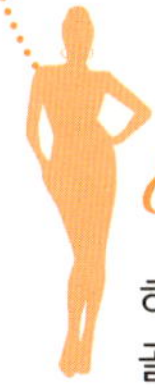

이마와 무릎을 서로
가까이 한다.

한쪽 다리와 상체를
동시에 움직인다는
느낌으로 움직인다.

Close Up

허벅지와 복부는 물론
골반까지 함께 단련된다.

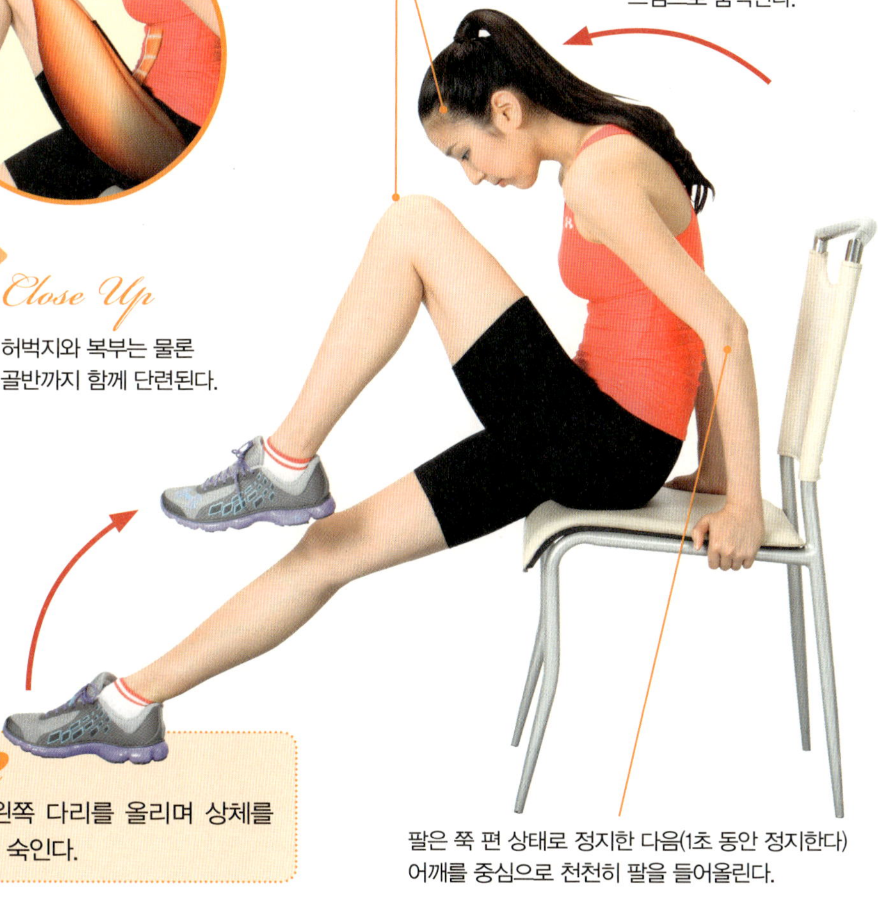

02

먼저 왼쪽 다리를 올리며 상체를
앞으로 숙인다.

팔은 쭉 편 상태로 정지한 다음(1초 동안 정지한다)
어깨를 중심으로 천천히 팔을 들어올린다.

틀어진 골반 앉아서 교정하기

일상에서는 그다지 신경 쓰지 못했던 골반을 움직이는 운동이다.
가볍게 실행할 수 있고 복부 부위를 가꿀 수 있다.

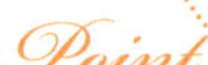

Point

엉덩이를 가볍게 떼면서 골반을
확실하게 끌어올린다. 어깨라인은
항상 바닥과 평행이 되도록 주의한다.

횟수 좌우 번갈아 20회×3세트
호흡 골반을 올릴 때 내쉬고,
내릴 때 들이마신다.

양팔은 바닥과 평행해
지도록 올린다.

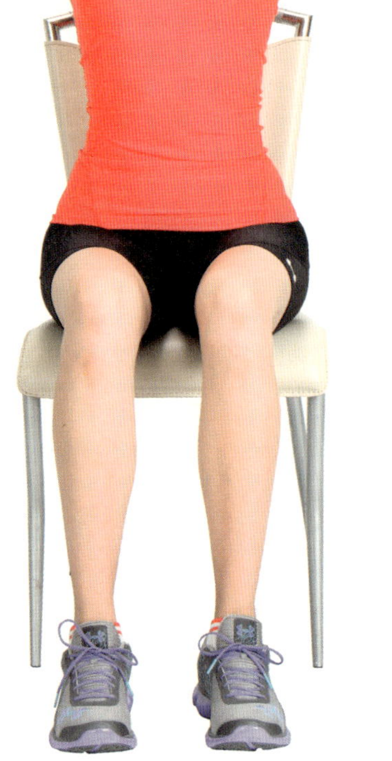

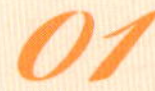

01

의자에 얕게 걸쳐 앉은 상태에서,
손을 어깨 위치에 둔다.

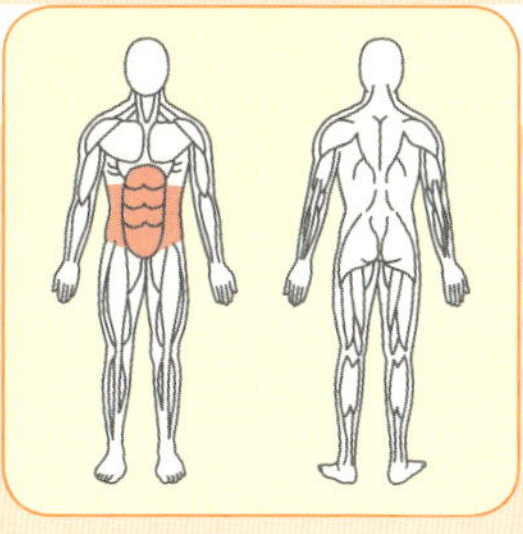

단련되는 부위 골반

단련되는 주요 부위는 복사근이나 복횡근, 대요근 등이다.
복부를 날씬하게 만드는 효과 이외에도 자세 교정에 도움이 된다.

02

한쪽 골반을 천천히 끌어올린다.
그 뒤 원래 위치로 되돌아간다.

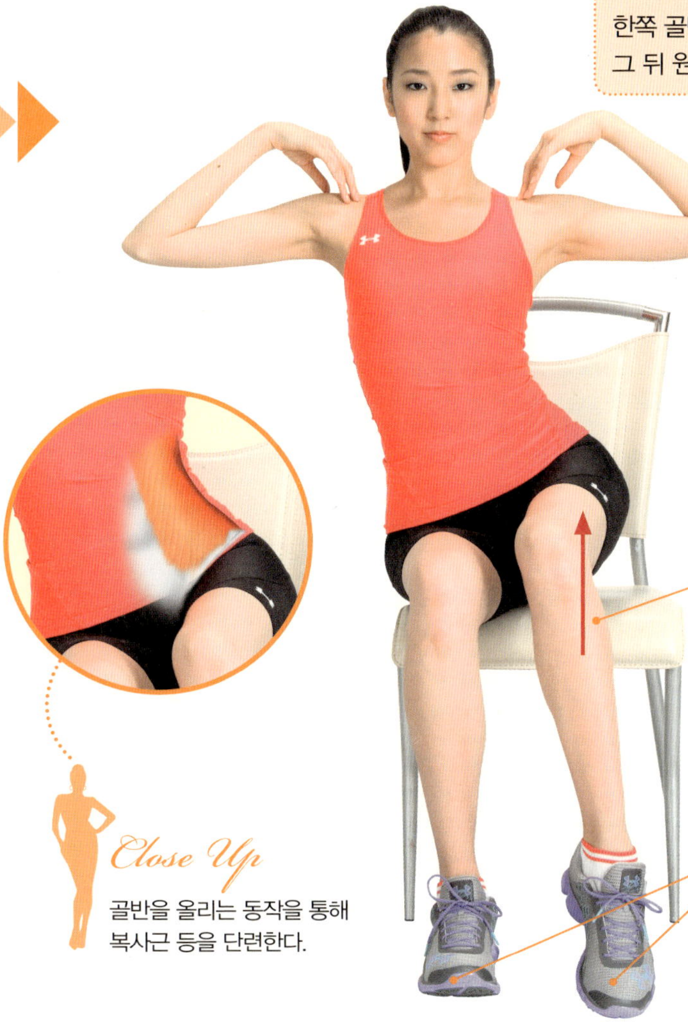

상체를 비틀며 엉덩이를
가볍게 올린다.

발끝은 땅에 댄 상태로
뒤꿈치만 올린다.

Close Up

골반을 올리는 동작을 통해
복사근 등을 단련한다.

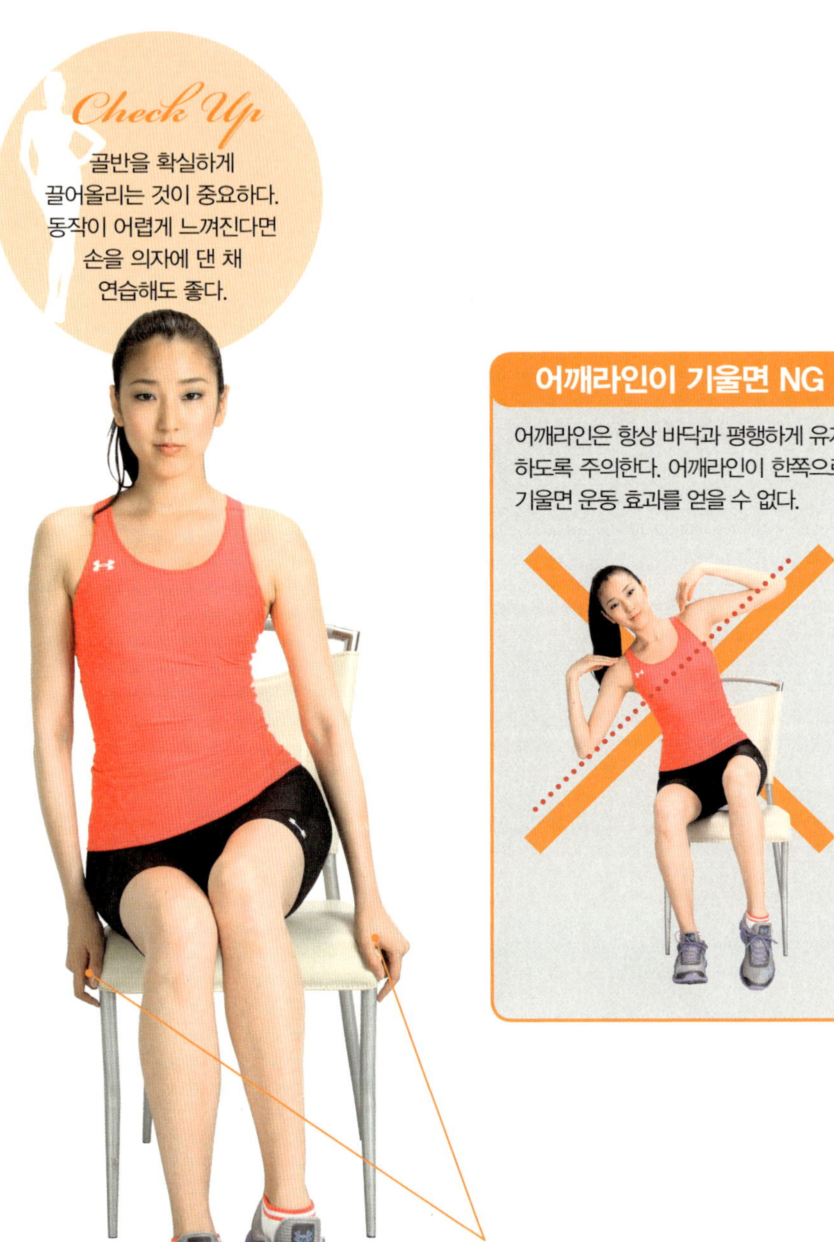

양팔은 바닥과
평행해지도록
올린다.

이것만은 꼭!

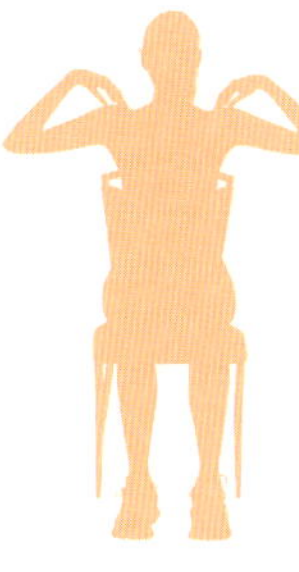

상하좌우 균형 있는 운동이 왜 중요할까 ?

1. 기본적으로 오른쪽 팔을 단련했다면 그 다음에는 왼쪽을, 몸의 앞쪽(복근)을 운동했다면 그 다음에는 뒤쪽(등 근육)을 운동해야 한다.
2. 한쪽으로 치우쳐 일부만 단련한다면 오히려 몸의 균형이 깨져 부상으로 이어질 위험이 있다.
3. 운동을 할 때는 되도록 균형을 유지하도록 주의하자.

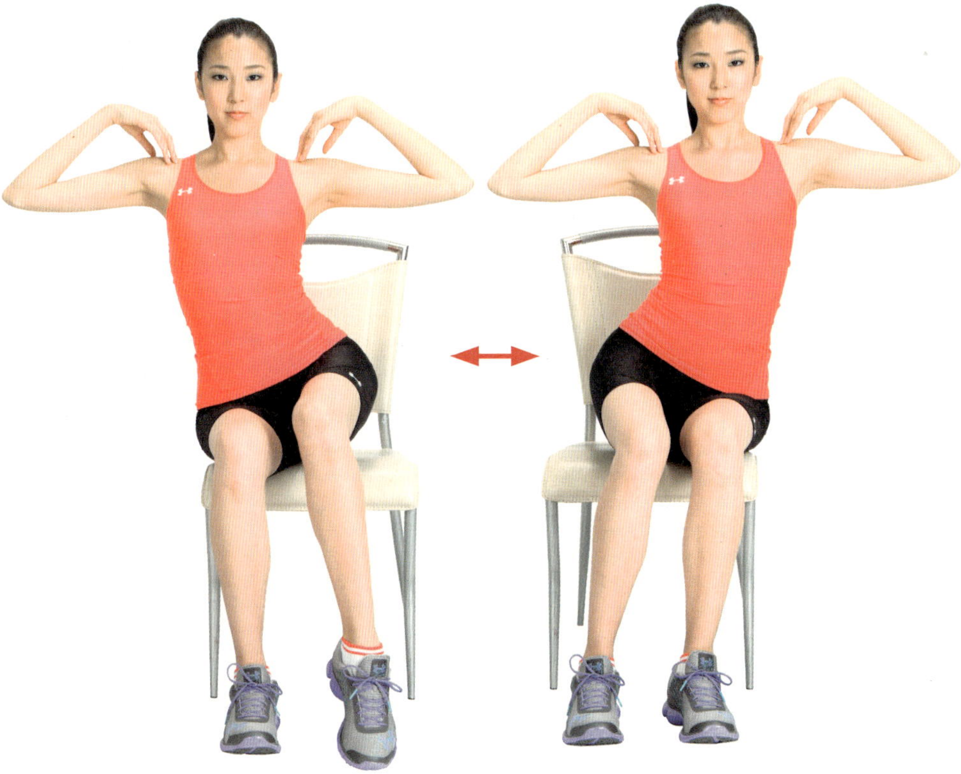

▶▶▶ 골반 올리기는 좌우를 번갈아 실시한다. 올리기 어려운 쪽도 되도록 확실하게 동작할 수 있도록 노력해야 한다.

등판이 꾸부정하면 가슴도 쳐진다

의자에 앉은 상태로 등을 뒤로 젖혀 등 근육을 단련하는 운동.
등 근육은 자세를 아름답게 유지하기 위해 중요한 신체 부위이므로
몸이 구부정한 사람에게 반드시 추천하고 싶은 운동이다.

Point

동작이 그다지 크지 않으므로 등의
근육이 팽팽해지는 느낌에 의식을
집중하며 운동하는 것이 중요하다.
등이 구부정한 상태로 운동하고 있
다면 잘못된 방법이다.

횟수 10회×3세트
호흡 상체를 뒤로 젖힐 때 내쉬고,
원래 위치로 되돌아갈 때 들이마
신다.

01

다리를 벌리고 의자에 얕게 걸쳐 앉은
상태로 상체를 앞으로 기울인다.

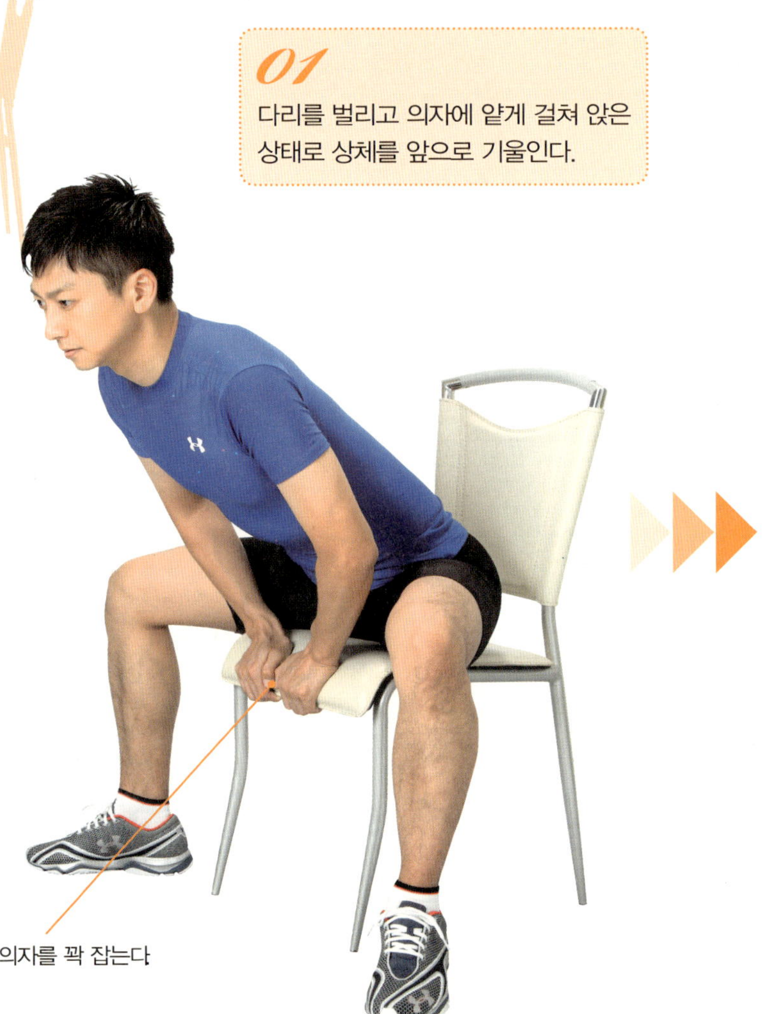

양손으로 의자를 꽉 잡는다

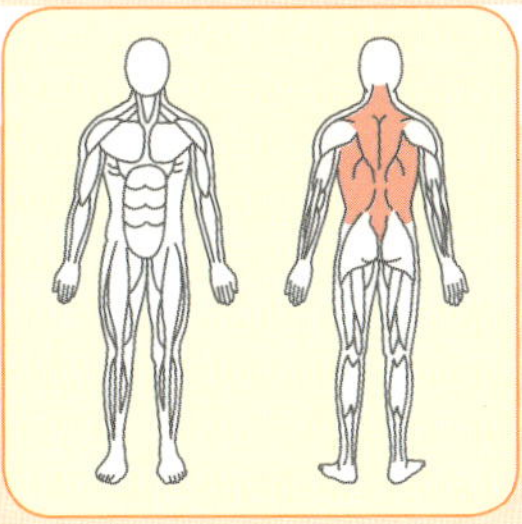

단련되는 부위　등

단련되는 부위는 광배근이나 척추기립근, 승모근과 같이 어깨부터 등에 걸친 부분의 근육이다. 이 부위를 단련하면 어깨 결림을 해소하는 데 도움이 된다.

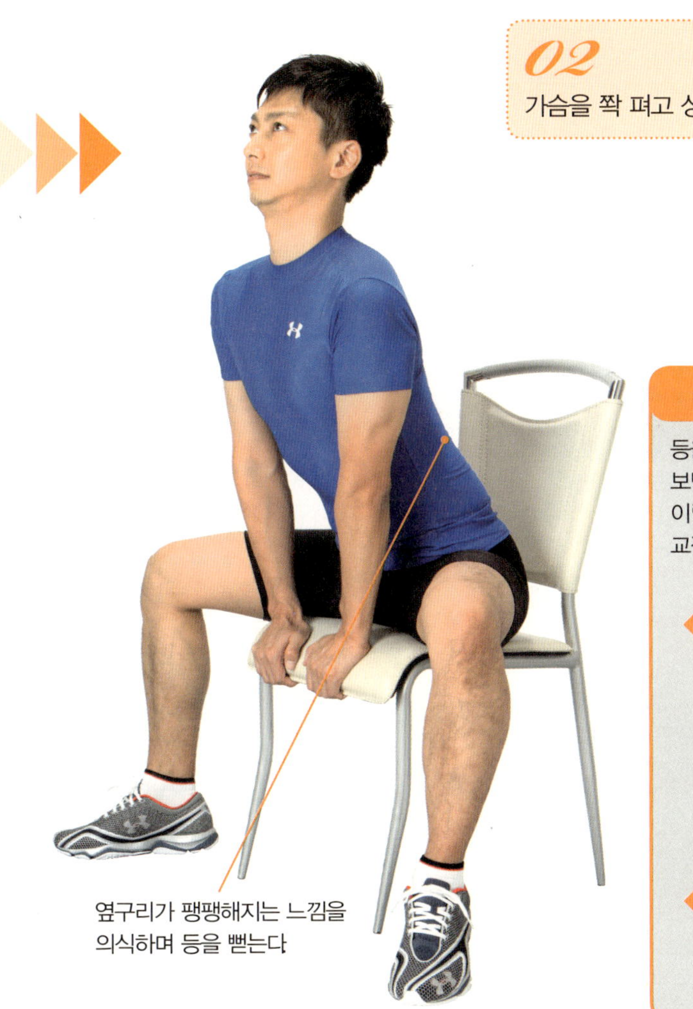

02

가슴을 쫙 펴고 상체를 뒤로 젖힌다.

옆구리가 팽팽해지는 느낌을
의식하며 등을 뻗는다

등라인을 웅크리면 NG

등을 웅크리지 않도록 주의한다. 하다 보면 고개가 뒤로 들려지기도 하는데, 이렇게 되면 굽은 척추를 펴는 자세 교정에 도움이 되지 않는다.

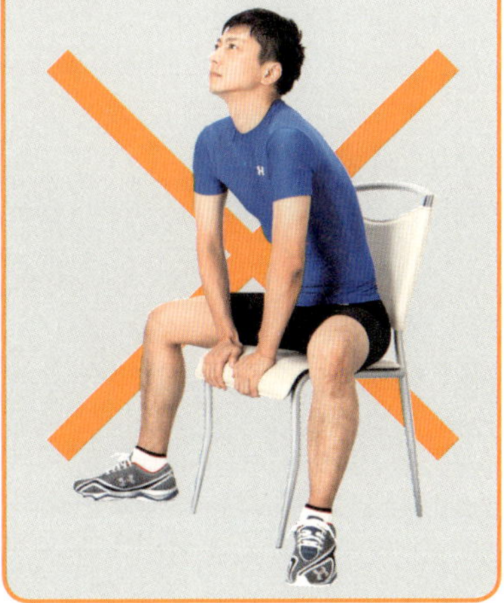

청바지 핏이 살아나는 엉덩이 만들기

'허벅지 끌어올리기'와 짝을 이루는 운동이다. 무릎 뒤쪽을
양손으로 감싸 안은 상태에서 내리는 방식이다. 힙 업 효과도
기대할 수 있다.

Point

등과 엉덩이 근육을 서로 당기는
듯한 느낌으로 운동한다. 자기
힘의 70퍼센트 정도만 사용하며
동작을 실행한다

횟수 좌우 각각 10회×3세트
호흡 허벅지를 끌어내릴 때
내쉬고, 올릴 때 들이마신다.

한쪽 무릎을 가슴까지 올린다.

다른 한쪽 무릎은 정면을 향한다.

들어올리지 않은 다리는
발바닥이 땅에 닿게 한다.

01

의자 등받이에 등을 대고 앉은 상태에서
양손으로 왼쪽 허벅지를 감싸 안고 올린다.

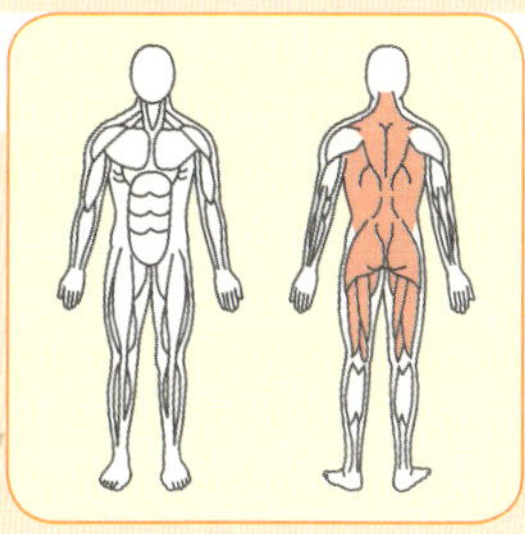

단련되는 부위 **엉덩이, 허벅지**

특히 대둔근을 주목한 운동이다. 이 근육을 단련하면 운동 면에서는 달리는 기능을 강화하고, 외관 면에서는 힙 업 효과를 얻을 수 있다.

등과 엉덩이 근육으로 서로 당기는 듯한 느낌으로 운동한다.

02

양손으로 저항을 가하며 허벅지를 아래로 내린다.

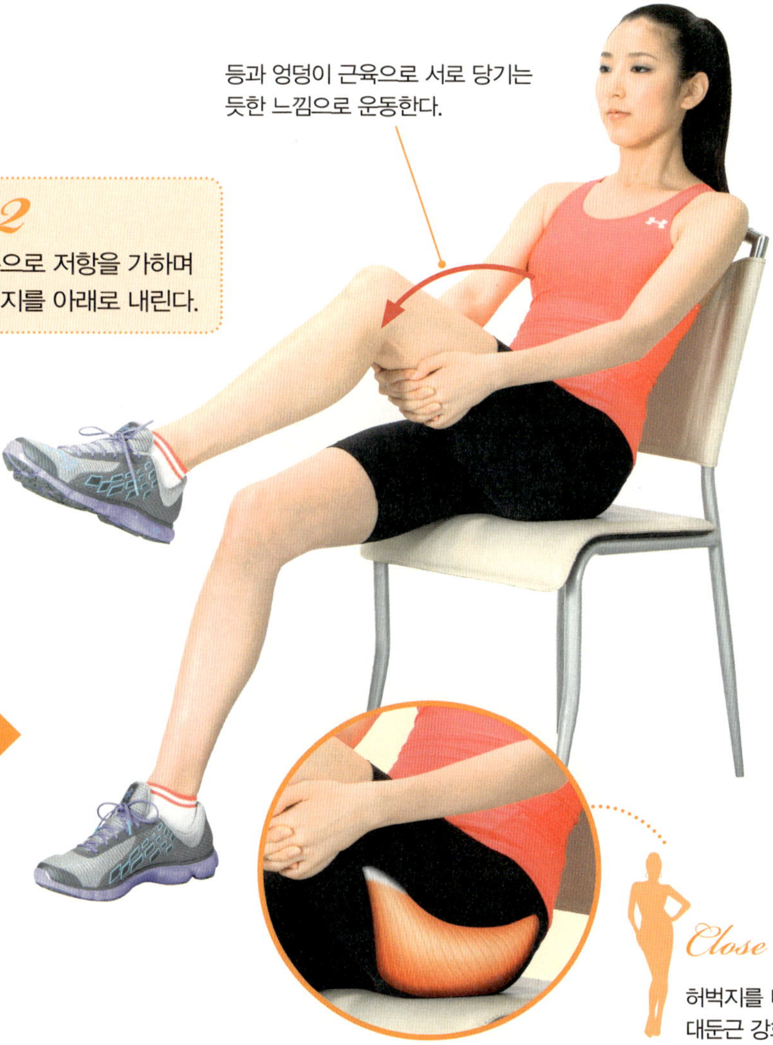

Close Up

허벅지를 내리는 동작은 대둔근 강화로 이어진다.

의자를 이용한 스쿼트 운동

하체비만 탈출을 위한 가장 기본동작 1

3대 웨이트 트레이닝 동작 가운데 하나인 스쿼트는 대표적인 하반신 단련 운동이다. 의자를 이용해 보다 쉽게 실행해보자.

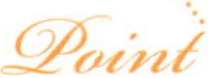

Point

반동을 이용하지 않고 천천히 다리 힘으로 일어난다.

횟수 20회×3세트

호흡 일어설 때 내쉬고, 앉을 때 들이마신다.

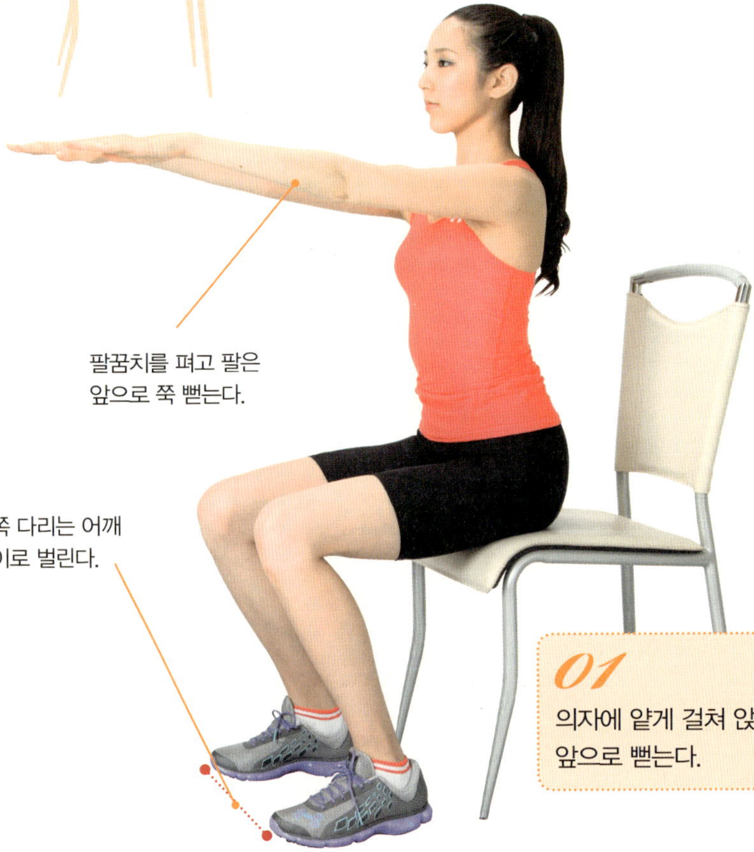

팔꿈치를 펴고 팔은 앞으로 쭉 뻗는다.
양쪽 다리는 어깨 넓이로 벌린다.

01

의자에 얕게 걸쳐 앉아 양손을 앞으로 뻗는다.

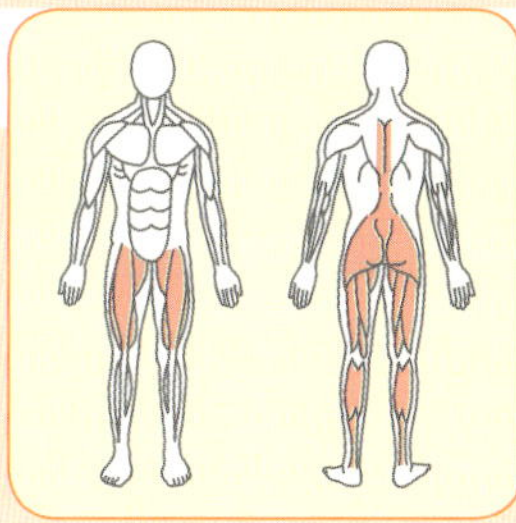

단련되는 부위 엉덩이, 다리
대퇴사두근이나 대둔근과 같은 하반신의 주요 근육은 물론, 아름다운 자세
유지를 위한 척추기립근 등도 강화하는 데 도움이 된다.

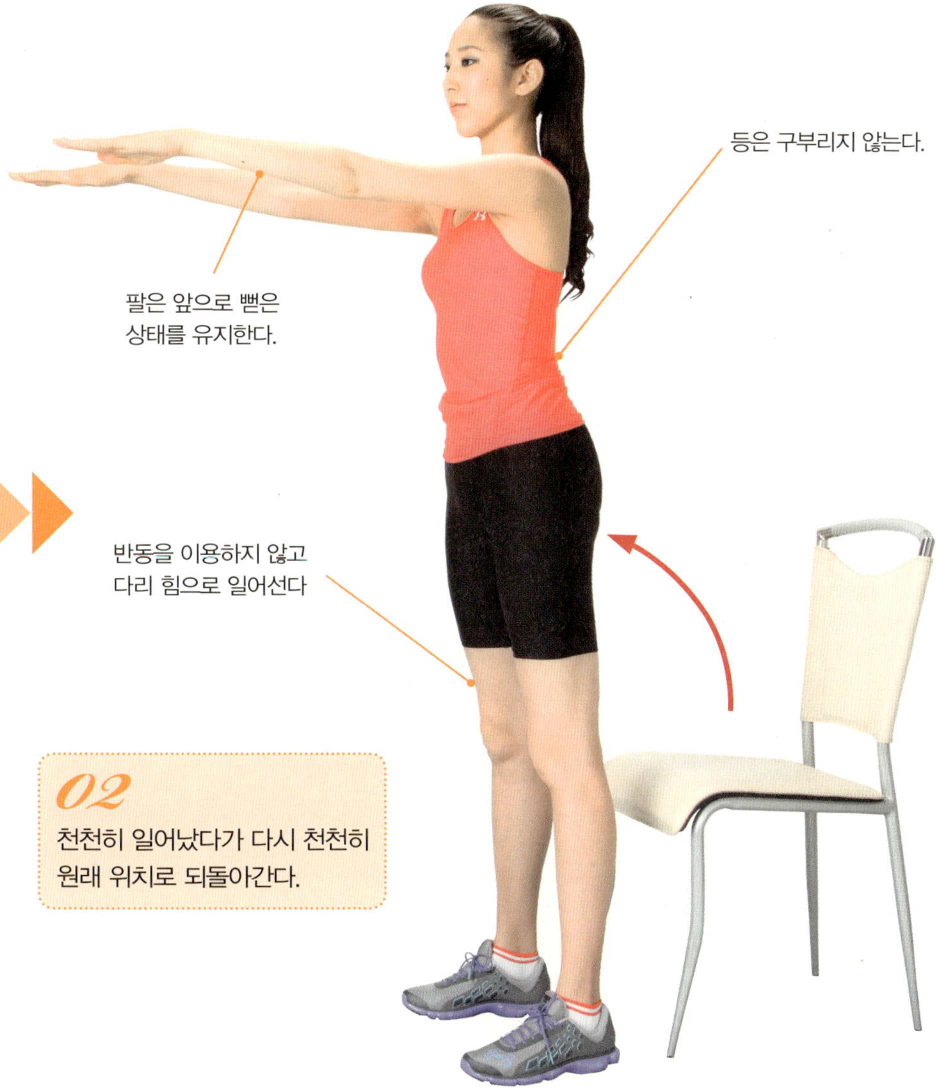

등은 구부리지 않는다.

팔은 앞으로 뻗은
상태를 유지한다.

반동을 이용하지 않고
다리 힘으로 일어선다

02
천천히 일어났다가 다시 천천히
원래 위치로 되돌아간다.

단단한 허벅지 근육 만들기

한쪽 다리로 반대쪽 다리를 누른 상태에서 무릎을 펴는 운동이다.
자신의 힘을 이용해 효과적으로 몸을 단련할 수 있다.
의외로 강도 높은 운동이다.

Point

자신의 힘으로 신체 일부에 부담을
가하며 하는 운동이다.
반대쪽 다리를 누르는 다리에
확실하게 힘을 주도록 주의한다.

횟수 좌우 각각 10회×3세트
호흡 다리를 펼 때 내쉬고,
구부릴 때 들이마신다.

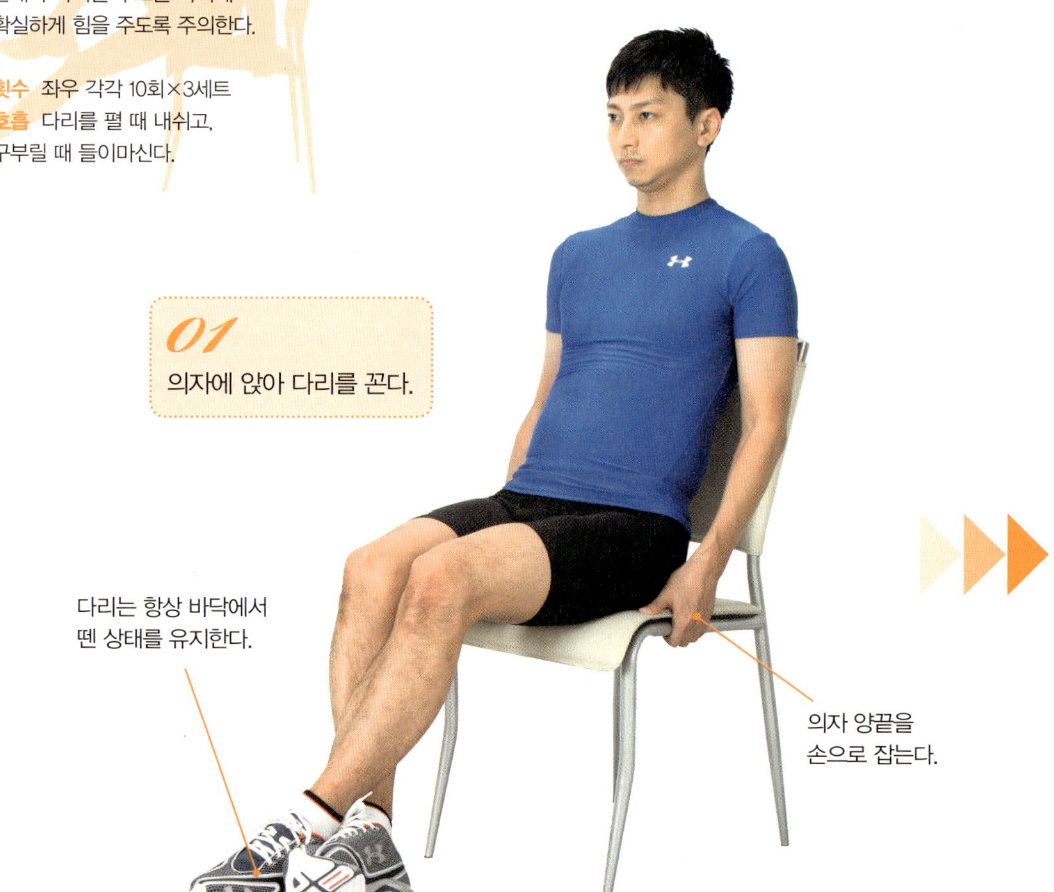

01

의자에 앉아 다리를 꼰다.

다리는 항상 바닥에서
뗀 상태를 유지한다.

의자 양끝을
손으로 잡는다.

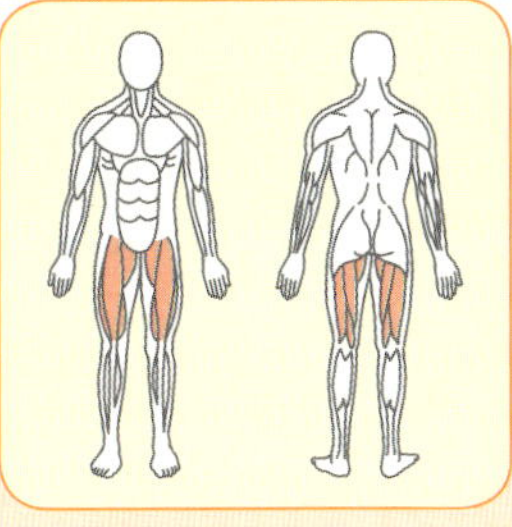

단련되는 부위 허벅지

대퇴사두근과 슬와근이 주요 대상이 되는 운동이다. 이 두 가지는 하반신을
대표하는 근육으로 걷는 동작을 할 때 쓰인다.

02

위쪽 다리로 아래쪽 다리를 누르는 상태에서,
아래쪽 무릎을 편다. 그 뒤 위쪽 다리는 계속
힘을 준 상태로 천천히 반대쪽 다리를 내린다.

Close Up

계속 누르며 반대쪽
다리를 올리는 동작을
통해 허벅지 앞쪽과
뒤쪽을 단련할 수 있다.

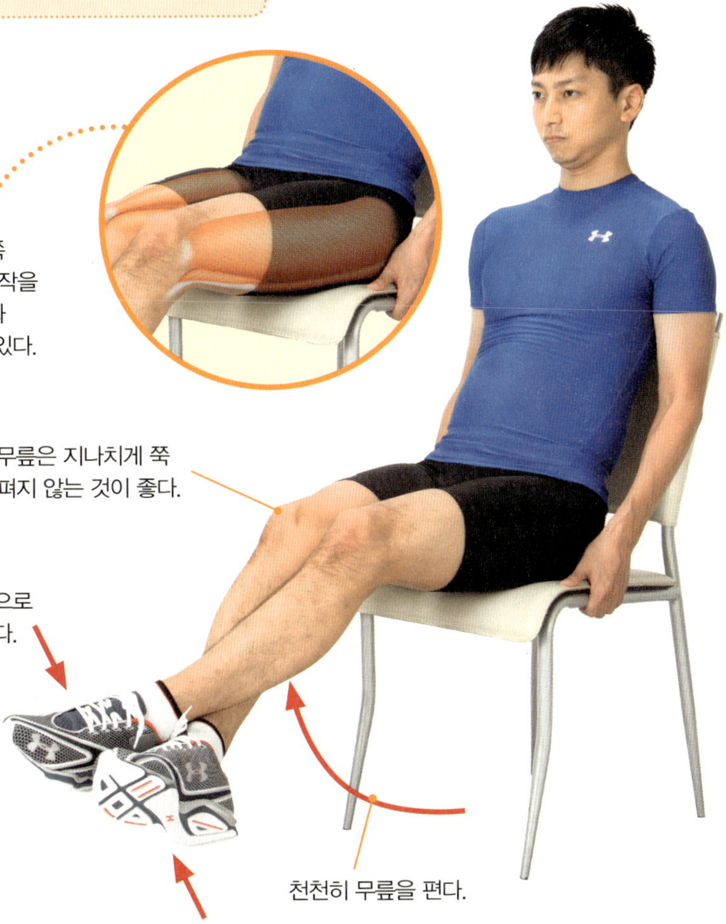

무릎은 지나치게 쭉
펴지 않는 것이 좋다.

위쪽 다리는 의식적으로
아래쪽 다리를 누른다.

천천히 무릎을 편다.

각선미를 완성하는 종아리라인 만들기

의자에 앉은 상태에서 손으로 의자를 누르며 발꿈치를 올렸다
내리는 운동이다. 종아리 근육 강화와 넘어짐 예방 등에
도움이 된다.

Point

손과 다리로 확실하게 서로 누르는
것이 중요하다. 종아리 근육에
의식을 집중한다.

횟수 10회×3세트
호흡 발꿈치를 올릴 때 내쉬고,
내릴 때 들이마신다.

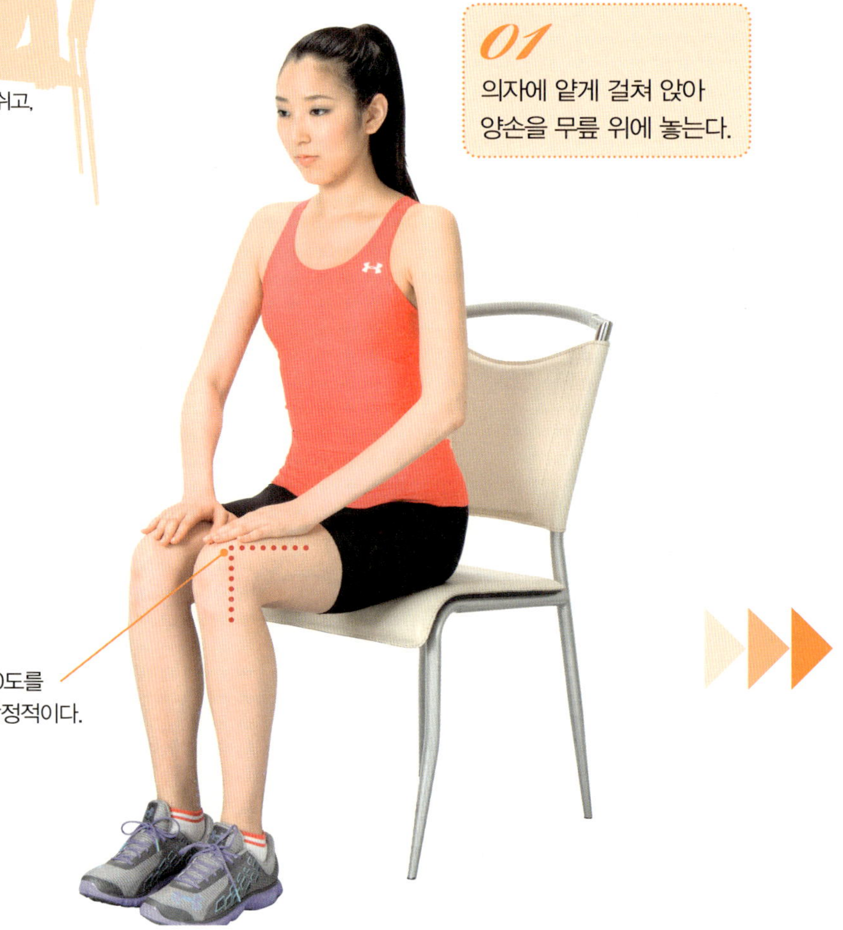

01
의자에 얕게 걸쳐 앉아
양손을 무릎 위에 놓는다.

무릎의 각도는 90도를
유지하는 것이 안정적이다.

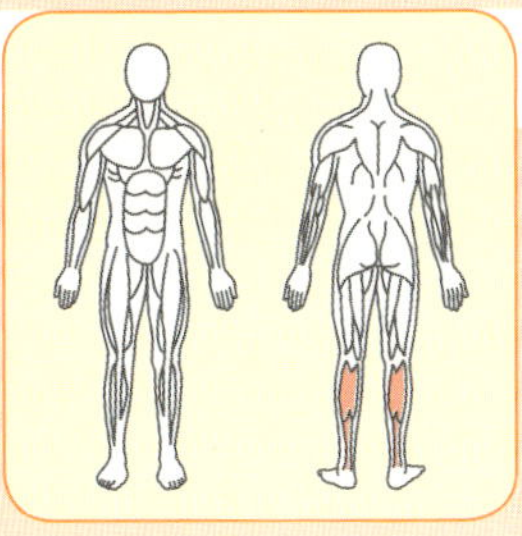

단련되는 부위 종아리

주로 종아리 주변에 위치한 넙치근을 단련한다. 이 부위를 단련하면
아름다운 각선미를 만드는 데 도움이 된다.

02

손으로 누르며 발꿈치를 천천히
끌어올린다. 그 뒤 천천히 원래
위치로 되돌아간다.

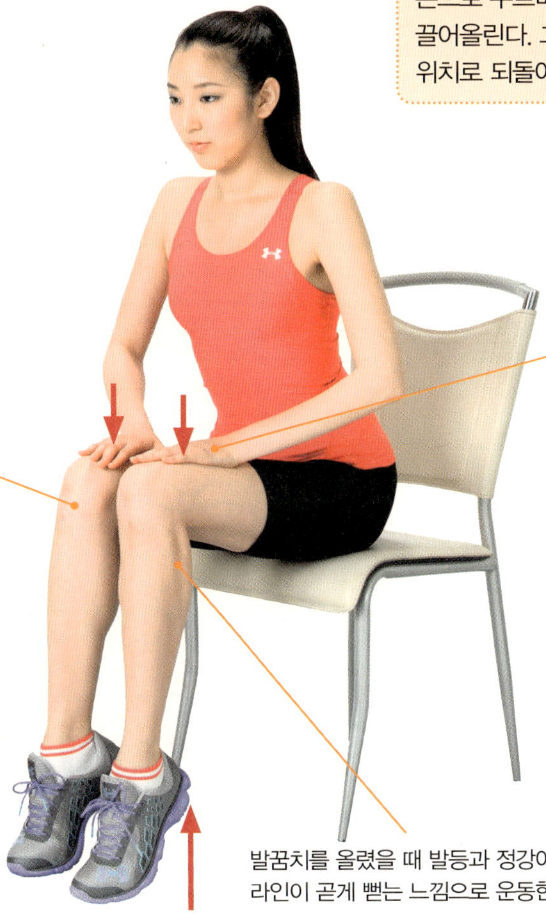

손으로 다리를
누른다.

종아리 근육에
의식을 집중한다.

발꿈치를 올렸을 때 발등과 정강이
라인이 곧게 뻗는 느낌으로 운동한다.

숨겨진 사타구니 지방 태우기

의자에 앉은 상태에서 다리를 벌렸다 오므리기를 반복한다.
동작 자체는 간단하지만 의외로 운동 효과가 높고, 복근 강화 등에
도움이 된다.

Point

벌렸다 오므리기를 할 때마다 다리를 바닥에서 띄운다. 다리를 내내 바닥에서 띄운 상태를 유지하면 운동 난이도가 더욱 높아진다.

횟수 좌우 각각 10회×3세트
호흡 다리를 벌렸다 오므리기를 할 때 내쉬고, 내려놓았을 때 들이마신다.

01

의자에 얕게 걸쳐 앉아
의자 양쪽 가장자리를
손으로 잡는다.

허리는 쭉 편다.

다리를 오므린 상태에서
운동을 시작한다.

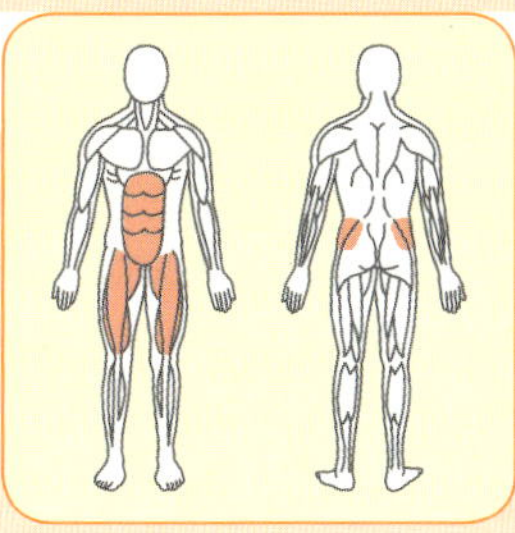

단련되는 부위 허벅지, 복부, 엉덩이
간단한 동작이지만 배 주위의 복직근과 엉덩이 상부의 중둔근, 허벅지 안쪽의
내전근군 등 강화에 도움이 된다.

02

양쪽 다리를 들어 바깥으로 벌린 다음 바닥에
붙인다. 그리고 다시 천천히 다리를 들어 원래
위치로 되돌아온다(여기까지를 1회로 간주한다).

Check Up

다리를 올린
상태에서 벌렸다
오므리는 동작을 하면
효과가 더 크다.

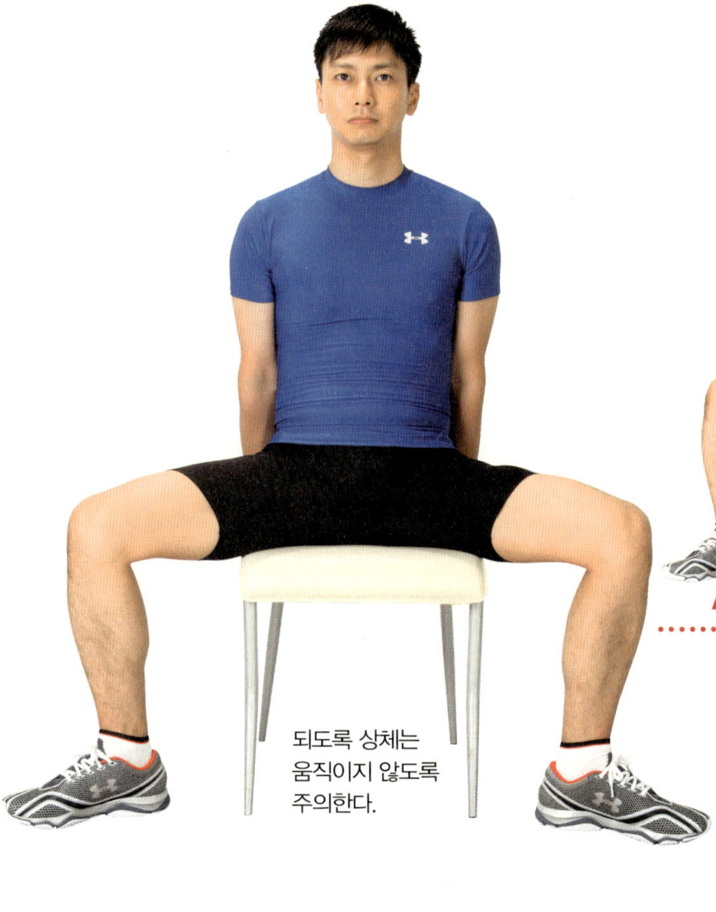

되도록 상체는
움직이지 않도록
주의한다.

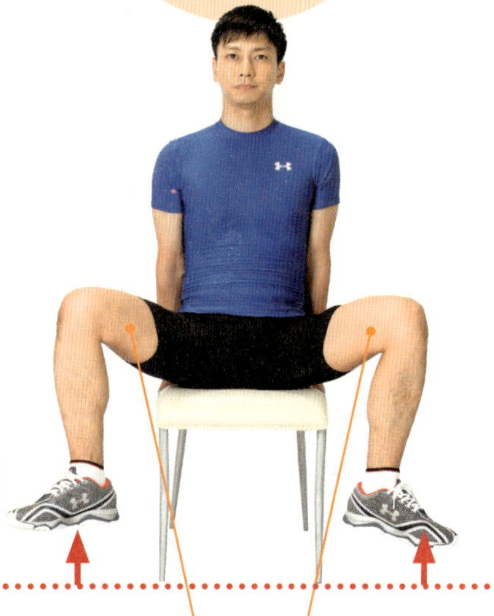

다리를 바닥에서 띄운다.

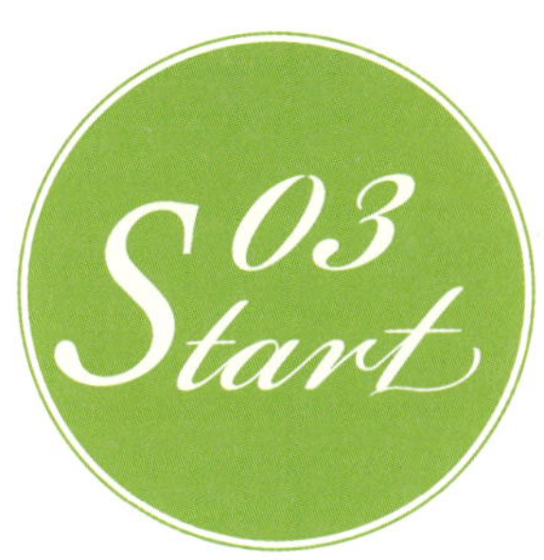

서서 하는 다이어트 체조
The Method Performed by Standing

지구상의 수많은 생명체 가운데 '생각할 수 있는 뇌'와 '곧게 서서 걸을 수 있는 두 다리'를 가진 존재는 인간이 유일하다. 뇌와 두 다리는 인간의 정체성에 해당하는 매우 중요한 신체 부위이다. 그런데 현대인들은 뇌와 다리의 활용에 참 인색하다. 날로 편리해져가는 스마트기기와 운송수단은 인간의 뇌와 다리에 불필요한 지방만을 덕지덕지 축적한다.

눕거나 앉아 있을 때보다 서서 움직일 때 칼로리 소모가 높고 더 많은 근육이 사용되는 것은 당연한 이치다. 부지런한 칼로리 소비와 근육 운동은 뇌의 활동까지 자극한다. 서 있는 것만으로도 훌륭한 다이어트 효과를 얻을 수 있고, 머리까지 맑아지게 하는 것이다. 여기에 이 책에서 알려주는 '서서 맨손으로 가볍게 할 수 있는 운동'까지 더한다면 그야말로 금상첨화가 아닐까.

자, 이제 운동머신 홈쇼핑 방송은 리모컨으로 날려버리고, 모두 자리에서 일어나 보자. 살을 빼고 근육을 만드는 데 어떤 운동머신도 필요치 않다. 두 다리와 뇌만 있으면 만사 오케이다.

앉아서 하는 운동의 포인트

특징 • 넓은 장소나 특별한 도구가 필요 없다.
· 기본적인 균형 감각을 단련할 수 있다.
· 상체를 비트는 동작 등을 하면 옆구리를 날씬하게 하는 데 도움이 된다.
기본 • 등을 곧게 펴고 똑바로 서는 것이 기본자세다.
주의 사항 • 무릎이나 발목이 연약한 사람은 난이도가 쉬운 동작부터 시작한다.

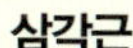

삼각근
三角筋, Deltoid muscle

어깨 관절을 덮은 근육으로, 어깨 관절 면과 앞뒷면을 모두 덮고 있다. 팔을 바깥쪽이나 앞쪽 혹은 뒤쪽으로 끌어 올리는 동작 등에 사용된다.

광배근
廣背筋, Latissimus doris muscle

신체의 측면부터 뒷면을 덮은 근육으로 앞으로 뻗은 팔을 옆쪽으로 당기는 동작 등에 사용된다. 자세를 아름답게 유지하기 위해 필요한 근육이다.

승모근
僧帽筋, Trapezius muscle

목 뒤쪽부터 어깨와 등에 걸쳐 분포하는 근육이다. 견갑골의 움직임에 관여하며 이곳을 단련하면 어깨 결림을 해소할 수 도 있다.

대둔근
大臀筋, Gluteus maximus muscle

엉덩이 주변 근육. 뒤로 차거나 걷거나 달리는 동작 등을 할 때 사용된다. 힙 업을 목표로 하고 있다면 우선적으로 단련해야 하는 부위다.

이 장에서 소개하는 '서서 하는 다이어트 체조' 역시 '앉아서 하는 다이어트 체조'처럼 특별한 운동기구를 필요로 하지 않는다. 맨손으로 모든 동작이 가능하다. 장소도 어디든 상관없다. 사람들은 다이어트를 위해 마음먹고 운동을 시작할 때는 가장 먼저 헬스클럽을 찾거나 홈쇼핑 운동머신 광고에 귀 기울인다. 그런데 값 비싼 헬스클럽과 운동머신으로 효과를 본 사람들은 참 드물다. 그럼에도 불구하고

기본자세

등을 곧게 펴고 서는 자세가 기본이다. 생각날 때마다 등을 곧게 펴주는 습관만 가져도 자세가 교정됨은 물론, 그것만으로 체지방이 분해된다.

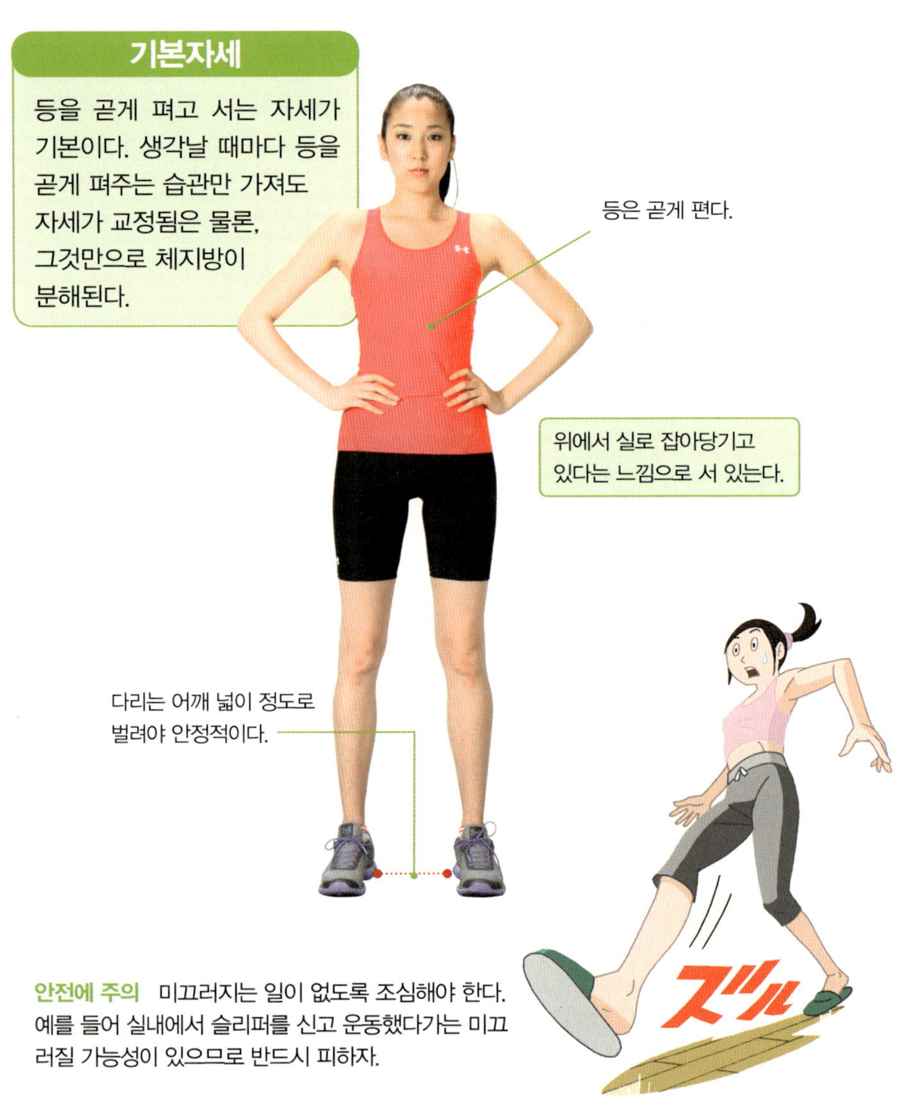

안전에 주의 미끄러지는 일이 없도록 조심해야 한다. 예를 들어 실내에서 슬리퍼를 신고 운동했다가는 미끄러질 가능성이 있으므로 반드시 피하자.

사람들은 다이어트와 운동에 어느 정도 금전적인 투자가 필요하다는 생각을 바꾸지 않는다. 그러나 정작 다이어트와 균형 잡힌 몸매를 위해 필요한 것은 돈이 아니라 의지이다. 지금 이 순간, 누워 있거나 앉아 있다면 일단 그 자리에서 벌떡 일어나 허리를 곧추 세워 가장 바른 자세로 서 있어보자. 서 있는 자세만으로도 우리 몸속 지방이 연소하기 시작한다.

▶▶▶ 목적별 추천 운동

배 주위를 단련하고 싶다!

배 주위를 단련하면 간접적으로 허리까지 날씬해지는 효과를 기대할 수 있다. 구부리거나 비트는 동작이 포인트다.

| 추천 운동 |
- 몸통 비틀기 운동(102쪽)
- 상체 옆으로 비틀기 운동(104쪽)

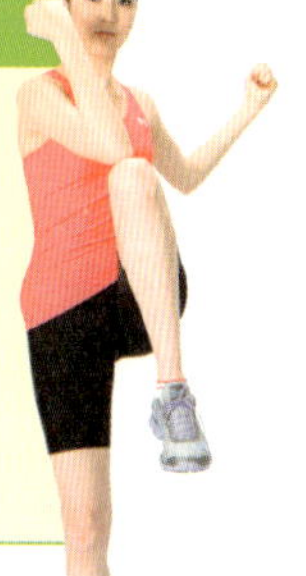

▶ '상체 옆으로 비틀기 운동'은 신체를 비트는 동작을 통해 배 주위를 강화한다.

체력에 자신이 없다!

동작이 간단하고 체력 소모가 적어 '체력에 자신이 없는 사람'에게 적합한 운동이다.

| 추천 운동 |
- 손바닥 서로 잡아당기기 운동(82쪽)
- 손바닥 서로 밀기 운동(90쪽)
- 뒤꿈치 들어올리기 운동(120쪽)

▶ '몸통 비틀기 운동'은 몸을 비틀기만 하면 되므로 누구나 쉽게 할 수 있다.

다리와 허리를 강화하고 싶다!

다리와 허리를 강화하면 몸이 가뿐해지기 때문에 일상적인 움직임을 통한 운동량도 늘어난다. 평소 운동량이 부족한 사람들에게 꼭 권하고 싶은 동작들이다.

| 추천 운동 |
- 상체 일으키기 운동(108쪽)
- 스쿼트 운동(112쪽)
- 발 내밀어 굽히기 운동(124쪽)
- 옆으로 다리 뻗기 운동(128쪽)

▶ '스쿼트'는 가장 기본적인 하반신 강화 운동이다.

균형감각을 키우고 싶다!

자세를 유지하기 어려운 운동도 꾸준히 하다보면 균형 감각을 익힐 수가 있다. 균형 감각이 있으면 운동 효과가 커진다.

| 추천 운동 |
- 한손 끌어올리기 운동 (106쪽)
- 상체 일으키기 운동(108쪽)
- 팔과 다리 펴기 운동(110쪽)
- 다리 내밀어 구부리기 운동(130쪽)

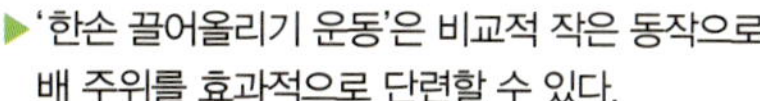

▶ '한손 끌어올리기 운동'은 비교적 작은 동작으로 배 주위를 효과적으로 단련할 수 있다.

맨손으로 역삼각형 상체 만들기

양손 끝을 서로 잡아당기며 좌우로 움직여보자. 도구를 사용하지 않고도 간단하게 어깨와 등 근육을 단련할 수 있는 운동이다.

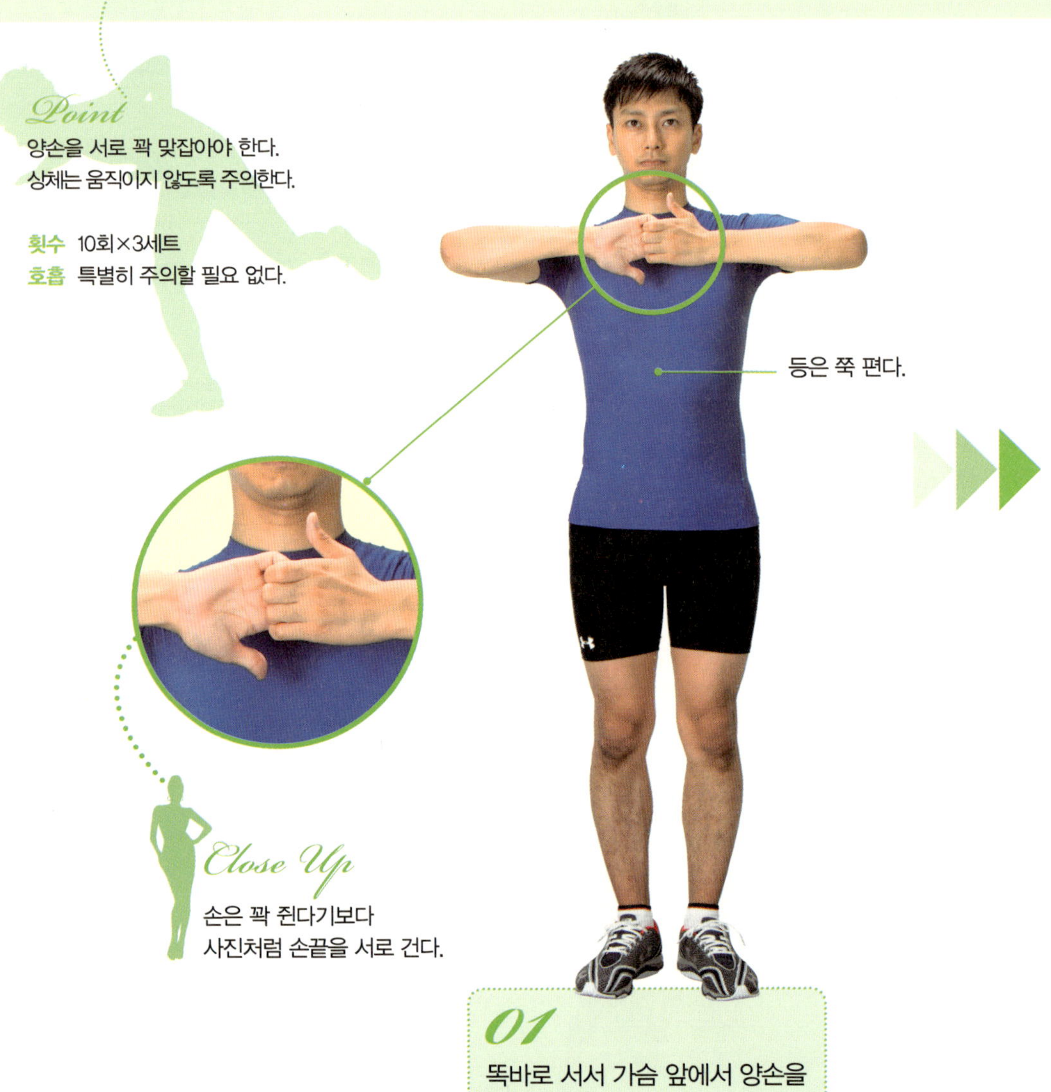

Point
양손을 서로 꽉 맞잡아야 한다.
상체는 움직이지 않도록 주의한다.

횟수 10회×3세트
호흡 특별히 주의할 필요 없다.

등은 쭉 편다.

Close Up
손은 꽉 쥔다기보다
사진처럼 손끝을 서로 건다.

01
똑바로 서서 가슴 앞에서 양손을
잡고 좌우로 서로 잡아당긴다.

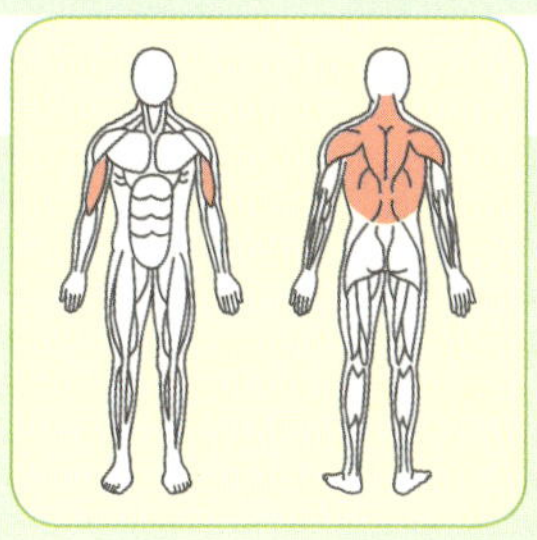

단련되는 부위 어깨, 등

팔과 어깨 연결 부위에 있는 삼각근, 등 부위에 있는 승모근이나 광배근이 운동
대상이다. 이런 부위들을 단련하면 어깨 결림 해소에 도움이 된다.

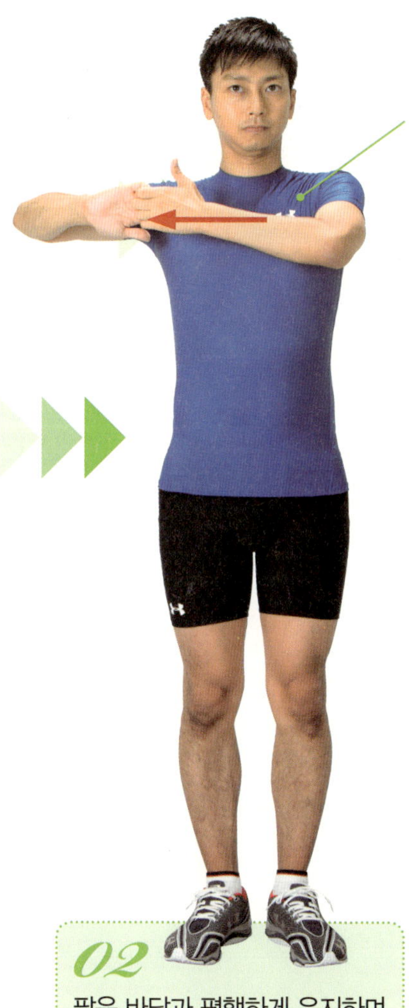

02

팔은 바닥과 평행하게 유지하며
손을 서로 잡아당겨 팔꿈치도
함께 오른쪽으로 움직인다.

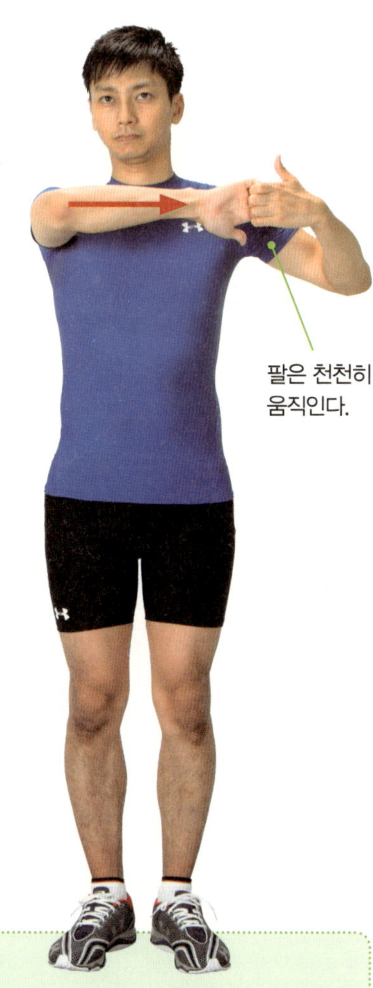

03

천천히 정면으로 되돌아와 같은 방법으로
왼쪽으로 움직인다. 그 뒤 다시 원래 위치로
되돌아온다(여기까지가 1회다).

손바닥으로 서서 잡아당기기 운동

어깨와 등의 상부를 단련하는 운동이지만, 팔의 위치를 위아래로 바꾸면 특별히 단련되는 부위가 달라진다.

양손을 눈앞에서 맞잡기　　어깨 뒤쪽 근육인 삼각근을 단련하는 비율이 높아진다.

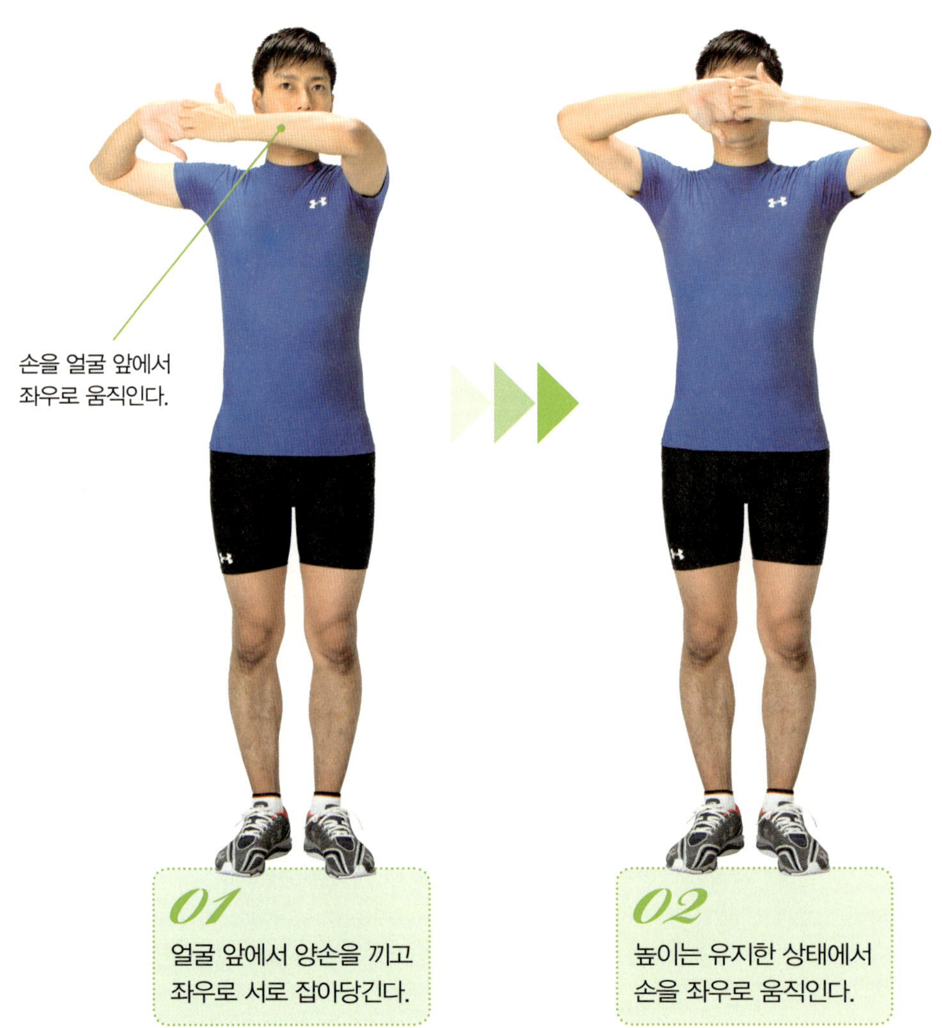

손을 얼굴 앞에서
좌우로 움직인다.

01

얼굴 앞에서 양손을 끼고
좌우로 서로 잡아당긴다.

02

높이는 유지한 상태에서
손을 좌우로 움직인다.

▶▶▶ 응용하기 2

난이도 ★★☆

어깨와 등판이 펴지면 자연스럽게 상체가 역삼각형 모양에 가까워진다.
아래 응용 동작처럼 두 손을 걸고 잡아당기는 동작만으로도 어깨와 등판이 곧게 펴지는 효과를 맛볼 수 있다.

양손을 배꼽 앞에서 맞잡기

등 근육인 광배근을 단련하는 비율이 높아진다.

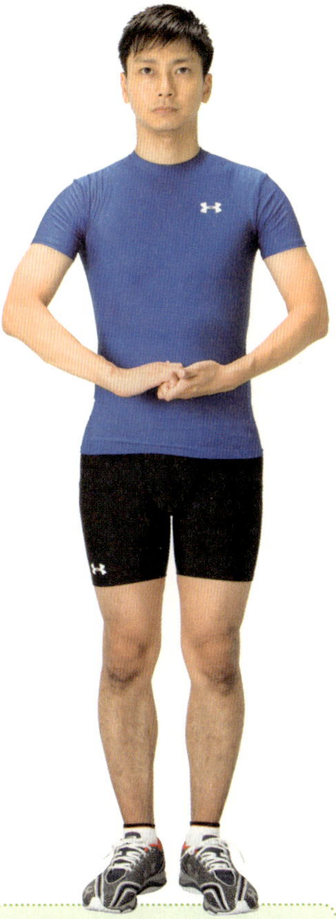

01

손의 높이를 유지한 상태에서
좌우로 움직인다.

손을 배꼽 앞에서
좌우로 움직인다.

02

배꼽 앞에서 양손을 끼우고
좌우로 서로 잡아당긴다.

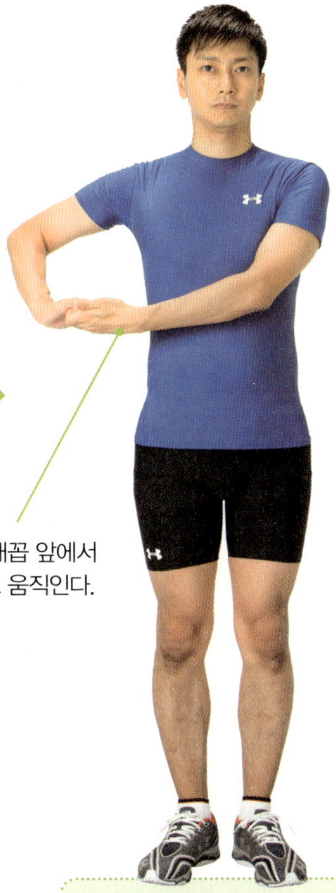

매끈한 팔라인 만들기

물이 담긴 페트병을 양손에 쥐고 한손씩 번갈아 정면을 향해 올려보자. 평소 그다지 행하지 않는 동작을 통해 어깨 주위 근육을 단련할 수 있다.

Point

바닥과 평행이 되는 정도의 높이까지 팔을 올리는 것을 기준으로 삼는다. 동작은 되도록 천천히 실시한다.

횟수 좌우 번갈아 10회×3세트
호흡 팔을 올일 때 내쉬고, 내릴 때 들이마신다.

등은 쫙 편다.

01

양손에 물이 담긴 페트병을 들고 똑바로 선다.

다리는 어깨 넓이 정도로 벌린다.

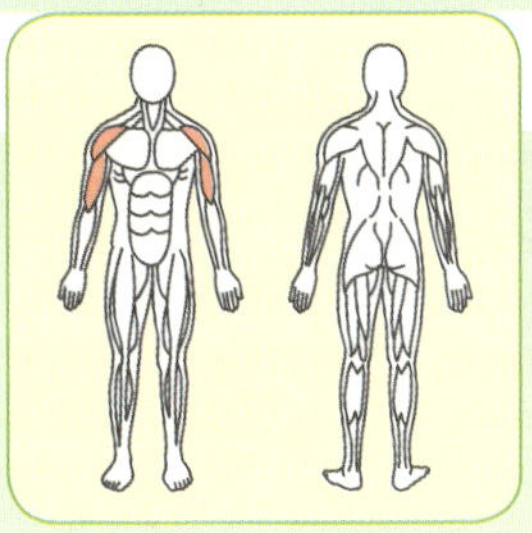

단련되는 부위 양팔(앞쪽), 어깨
단련되는 주요 부위는 양팔과 어깨 근육인 삼각근이다. 또한 상완이두근과
같은 어깨 주위 근육도 단련된다.

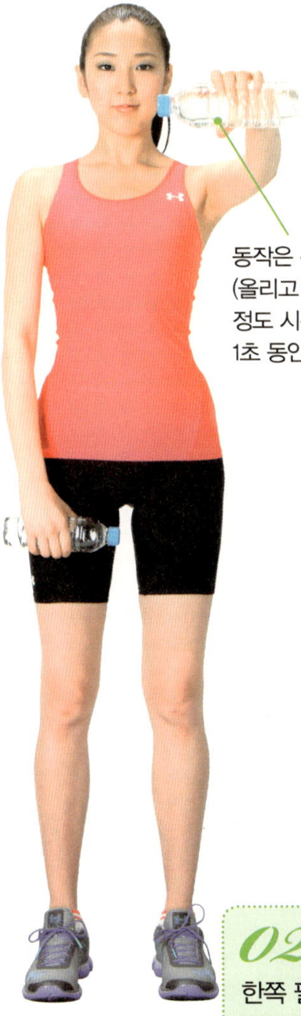

동작은 천천히 실시한다
(올리고 내릴 때 각각 3초
정도 시간을 들이고 중간에
1초 동안 정지한다).

Check Up
손등은 천정을
향하게 하고 팔꿈치는
쭉 뻗어 바닥과 평행이 될
정도까지 올린다.

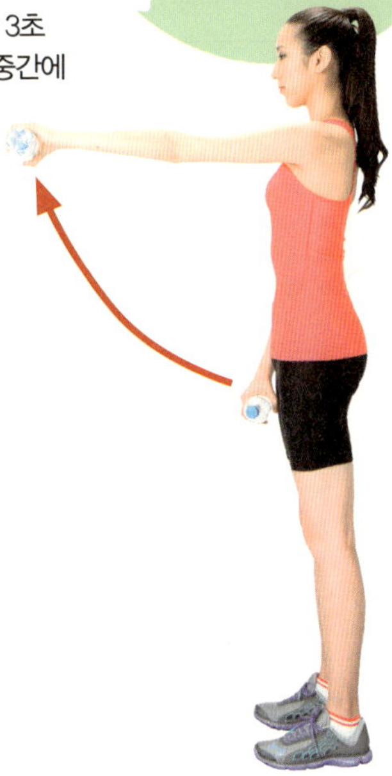

02

한쪽 팔을 천천히 정면을 향해 올리고 어깨 위치에서
정지한다. 그 뒤 천천히 팔을 원래 위치로 되돌린다.

쉽게 빼기 어려운 등의 군살 태우기

몸을 앞으로 기울인 상태에서 물이 담긴 페트병 등을 양손에 쥐고 팔을 옆으로 올렸다 내려 보자. 이 동작을 통해 몸의 뒤쪽 근육을 폭넓게 자극할 수 있다.

Point

손바닥은 항상 안쪽을 향하게 한다. 특히 팔을 올릴 때 손목이 꺾이지 않도록 주의하자.

횟수 10회×3세트
호흡 팔을 올일 때 내쉬고, 내릴 때 들이마신다.

01

양손에 물이 담긴 페트병 등을 쥐고 무릎을 약간 구부려 몸을 앞으로 숙인다.

등은 곧게 편다.

손바닥은 안쪽을 향하게 한다.

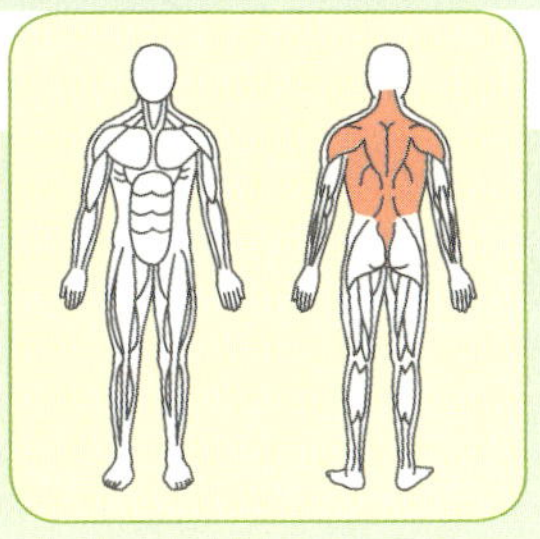

단련되는 부위 등, 어깨
승모근이나 광배근, 삼각근 등 어깨 혹은 등 주위의 근육을 단련할 수 있다.
손에 드는 물체의 무게는 자신의 몸이 감당할 수 있을 정도의 것으로 선택한다.

어깨와 일직선이 될 정도까지
팔을 올린다.

02

팔을 옆으로 들어올린다. 그 뒤
다시 원래 위치로 되돌아온다.

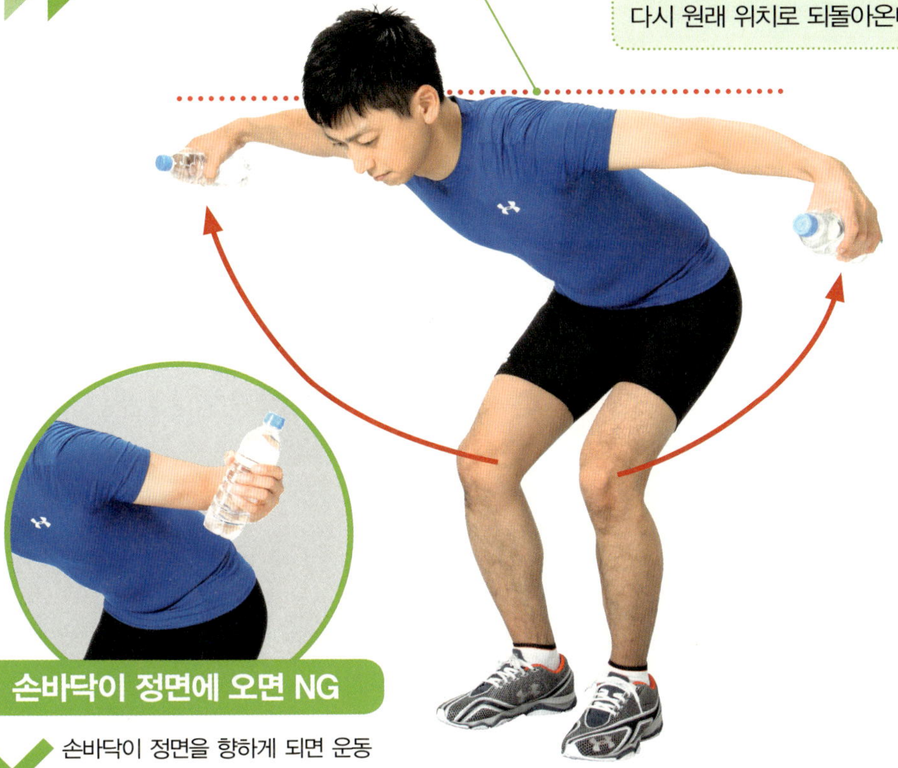

손바닥이 정면에 오면 NG

손바닥이 정면을 향하게 되면 운동
효과가 반감한다. 손바닥은 바닥을
향하도록 주의를 기울인다.

두 손 모아 매력적인 가슴 만들기

손바닥을 맞대고 서로 밀면서 천천히 돌려보자. 주로 가슴 주위의 근육을 단련하는 운동이다. 손쉽게 할 수 있는 운동으로 여성에게 특히 추천한다.

Point

양손을 서로 밀면서 되도록 천천히 돌린다. 운동 중 가슴 근육에 의식을 집중한다.

횟수 5회×3세트
호흡 특별히 주의할 필요 없다.

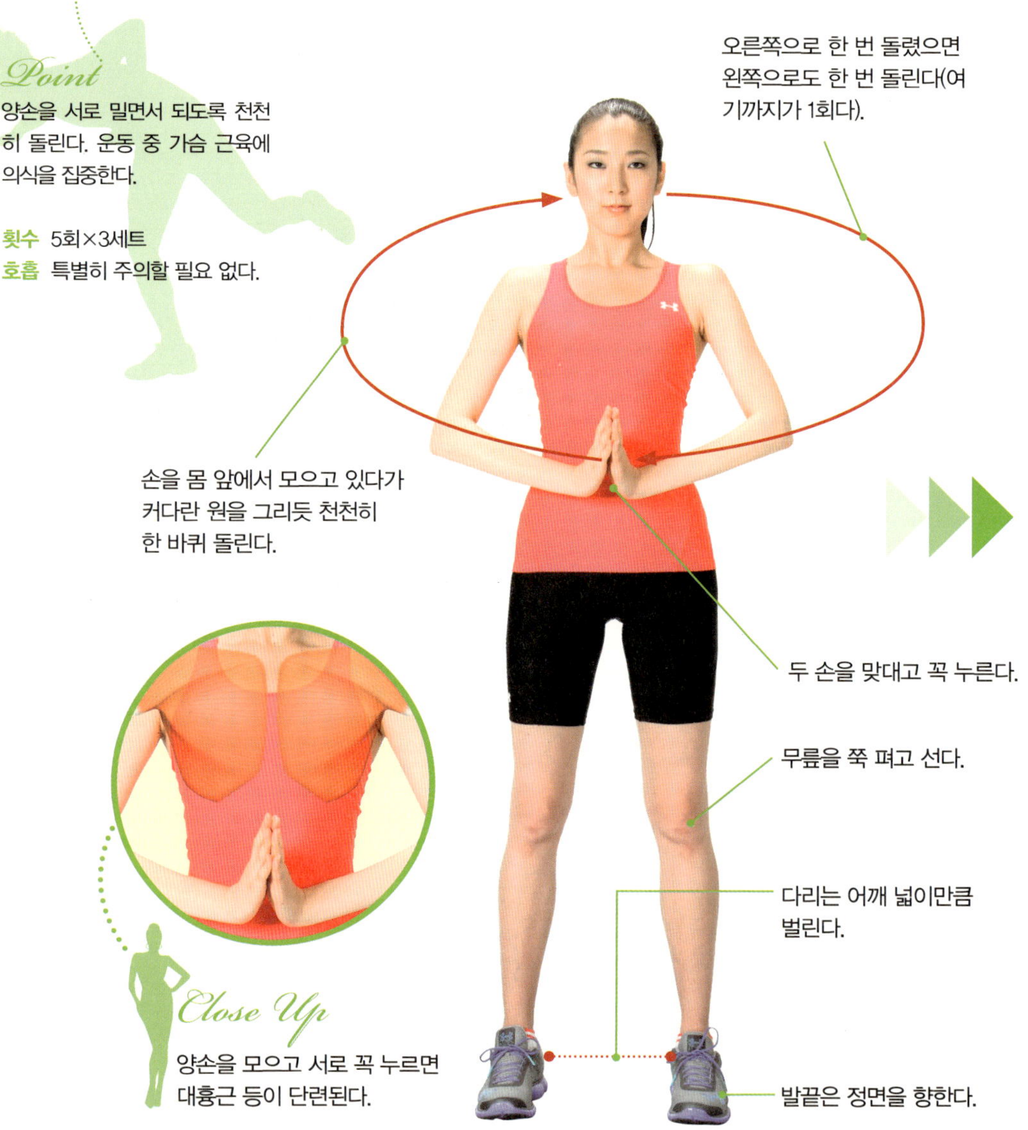

Close Up

양손을 모으고 서로 꼭 누르면 대흉근 등이 단련된다.

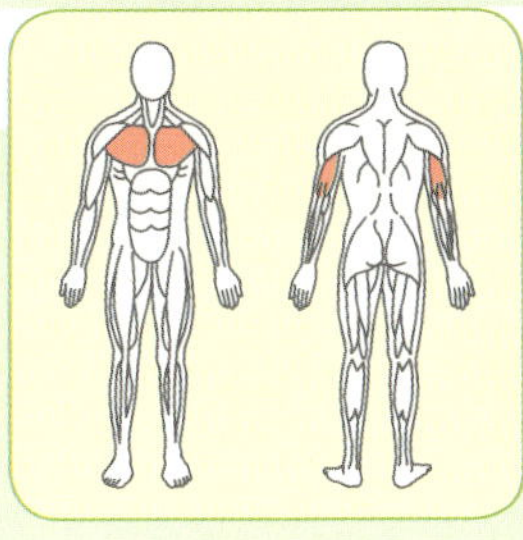

단련되는 부위 가슴, 양팔(뒤쪽)

주로 단련되는 부위는 대흉근이다. 남성들이 동경하는 건장한 가슴을 만들며 여성의 바스트 업에 도움이 되는 근육이다. 이 운동을 하면 상완삼두근도 강화된다.

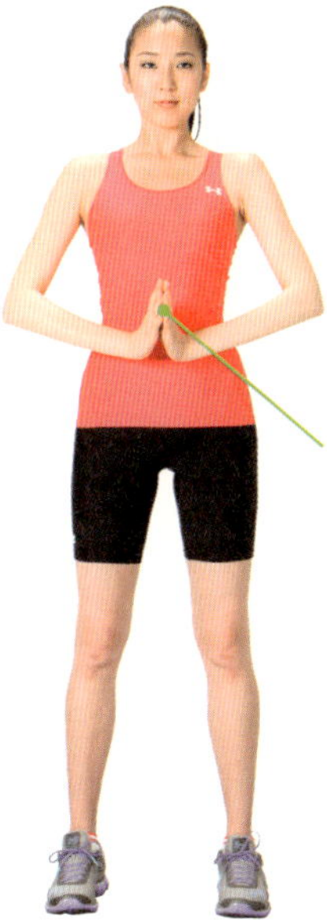

Check Up

양손을 모으고 서로 꼭 누르며 천천히 부드럽게 돌리는 것이 포인트이다.

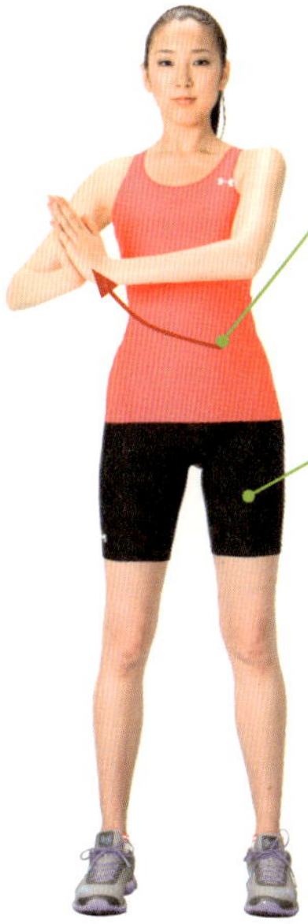

배꼽 앞에서 양손을 모은다. 이 위치에서 동작을 시작한다.

먼저 오른쪽부터 돌리기 시작한다. 양손을 옆구리 쪽으로 이동한다.

하반신은 움직이지 않는다.

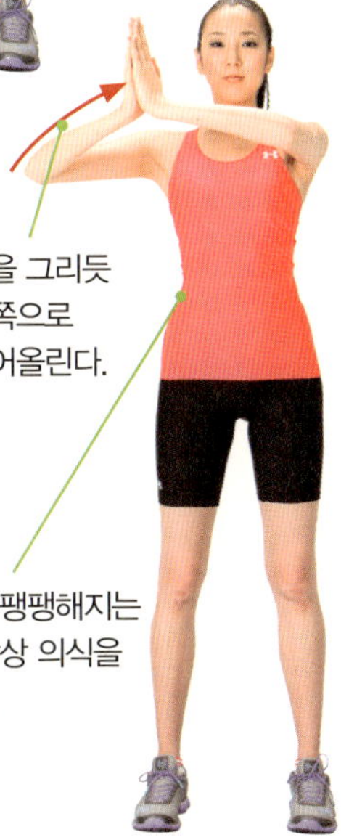

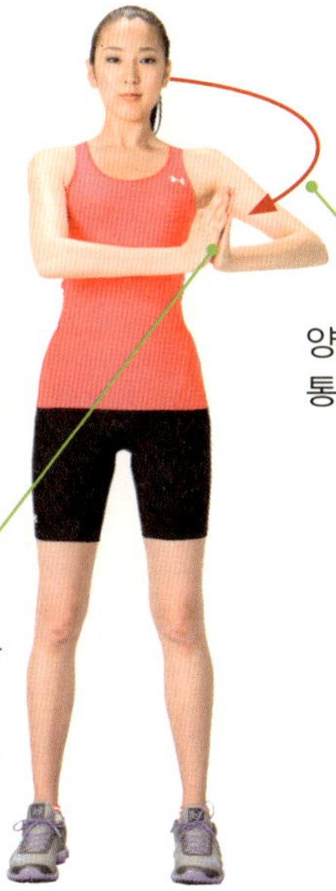

양손이 얼굴 앞을 통과한다.

항상 서로 밀듯 힘을 유지하며 양손을 돌린다.

원을 그리듯 위쪽으로 들어올린다.

옆구리가 팽팽해지는 느낌에 항상 의식을 집중한다.

섹시한 쇄골라인 만들기

앞으로 구부린 자세로 물이 담긴 페트병 등을 들어 올리는 운동
이다. 어깨와 등을 단련하기 위한 대표적인 동작이다.

Point

팔꿈치는 천천히 올렸다 내린다.
손에 드는 물체의 무게는 바른 자세
를 유지하며 10회 정도 운동 가능한
만큼이 적당하다.

횟수 10회×3세트
호흡 팔꿈치를 올릴 때 내쉬고,
내릴 때 들이마신다.

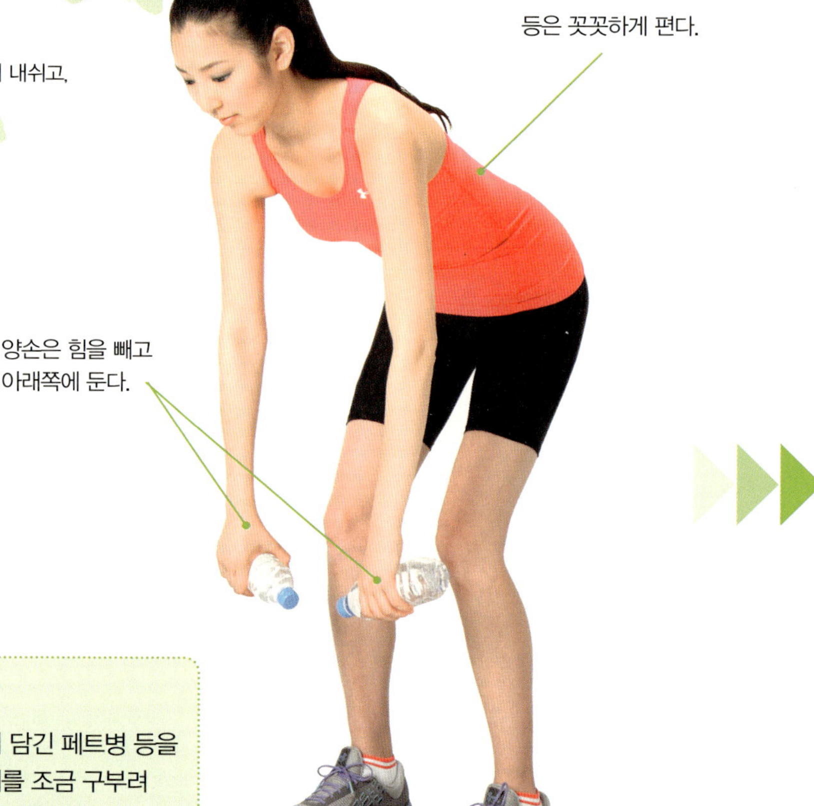

01

양손에 물이 담긴 페트병 등을
쥐고 팔꿈치를 조금 구부려
앞으로 몸을 기울인다.

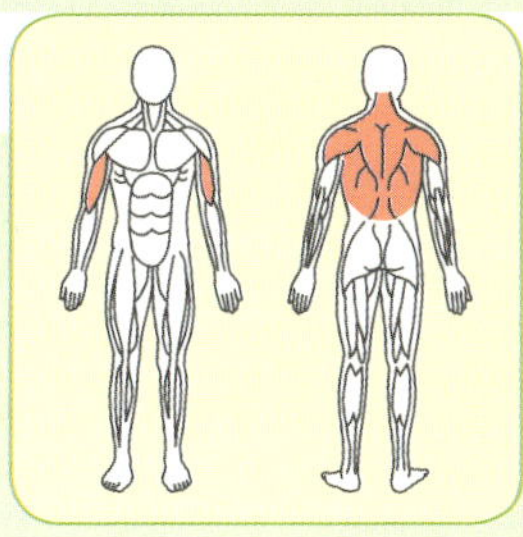

단련되는 부위　어깨, 팔, 등

물체를 들어 올렸다 내리는 방식의 운동으로 당연히 팔이 단련된다. 그러나 주로 단련되는 대상은 오히려 승모근이나 광배근 등 견갑골 주위의 근육이다.

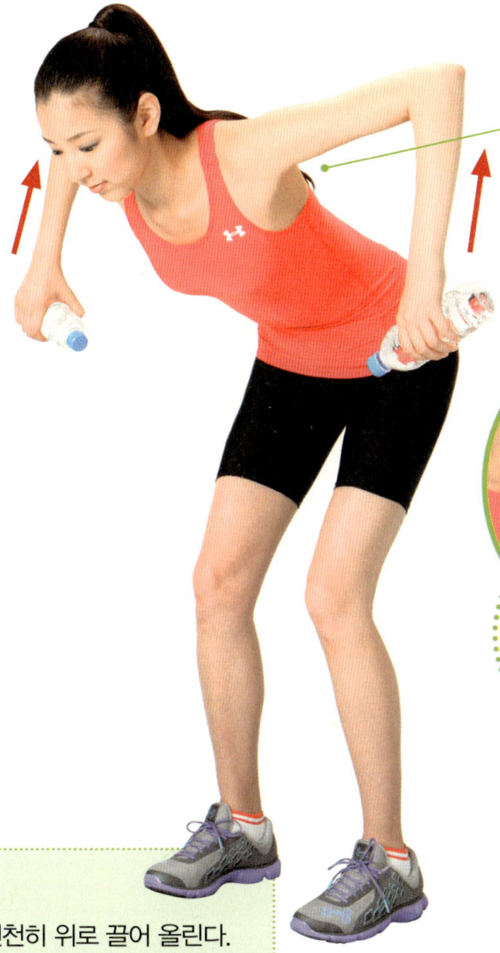

겨드랑이를 벌리고
팔꿈치를 직접 끌어올린다.

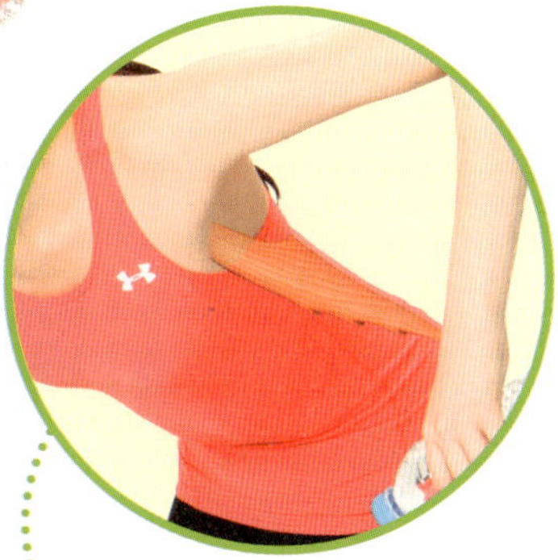

Close Up

등 근육의 사용을 의식하며
운동하면 광배근 등을 강화
하는 데 도움이 된다.

02

팔꿈치를 천천히 위로 끌어 올린다.
그 뒤 천천히 원래 위치로 되돌아온다.

팔
올
내
운
꿈
렸
리
치
다
기
동

겨드랑이를 몸에 붙인 상태에서 팔꿈치를 올렸다 내리면 등 아래쪽 부위를
단련하는 효과가 높아진다. 전체적인 시작 위치는 92쪽과 동일하다.

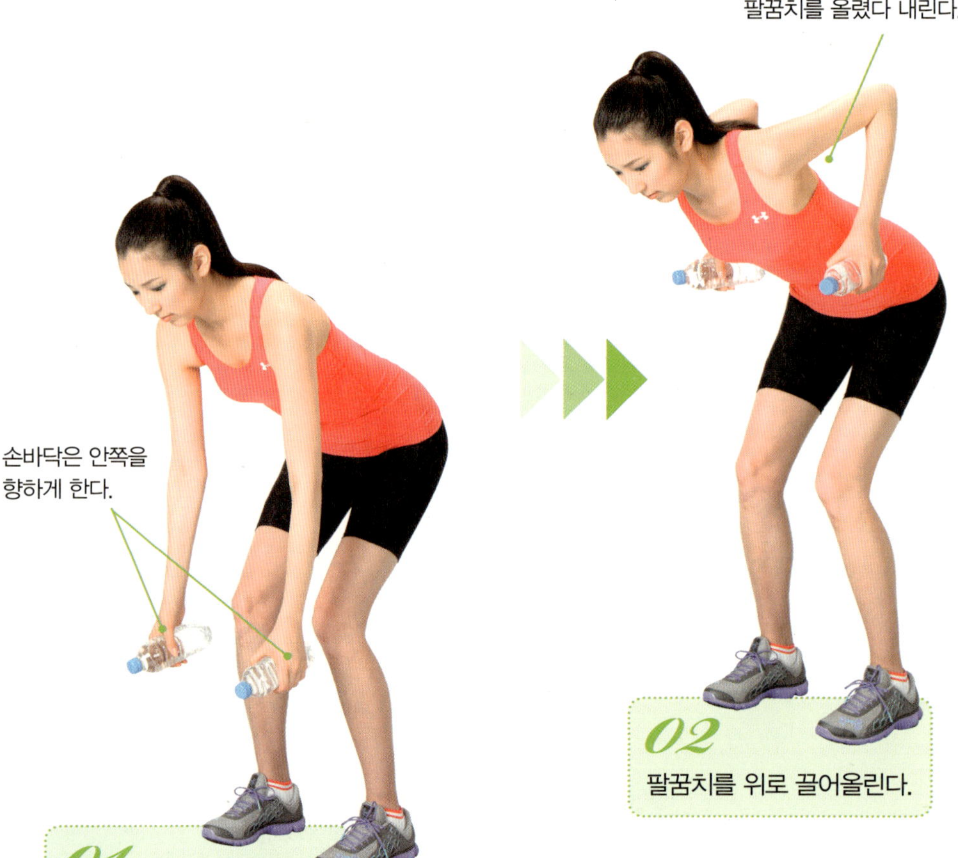

한손에만 페트병을 들고 상체를 비틀어 팔꿈치를 들어 올리면 훨씬 강도 높은
운동이 된다.

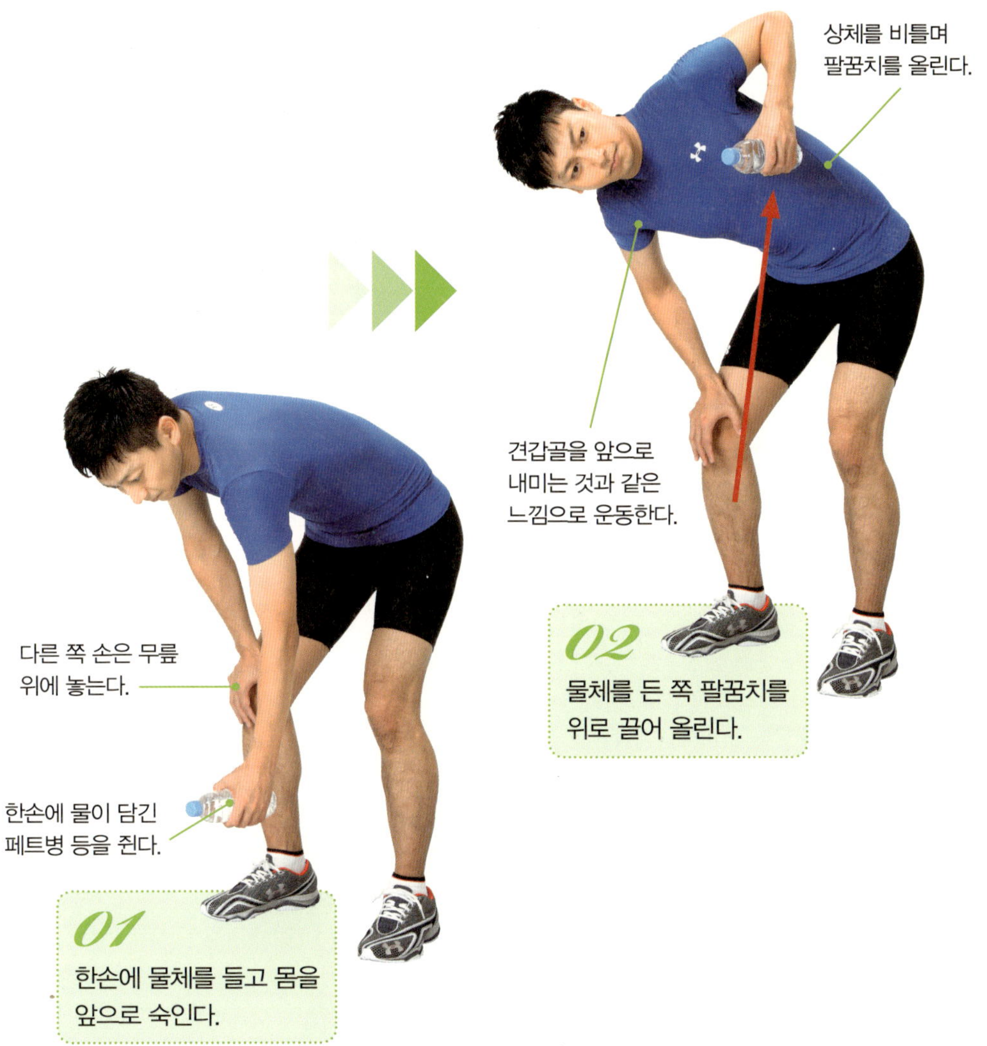

02
물체를 든 쪽 팔꿈치를
위로 끌어 올린다.

01
한손에 물체를 들고 몸을
앞으로 숙인다.

울퉁불퉁 알통 만들기

물이 담긴 페트병을 머리 뒤쪽으로 쥐고 있다가 손을 쭉 올려보자.
주로 두 팔을 단련하는 데 도움이 된다.

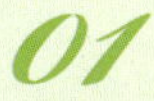

Point

팔꿈치는 머리 옆에 고정한 상태
로 움직이지 않는 것이 중요하다.
물체는 되도록 머리 위로 높게
올린다.

횟수 10회×3세트
호흡 팔꿈치를 펼 때 내쉬고,
구부릴 때 들이마신다.

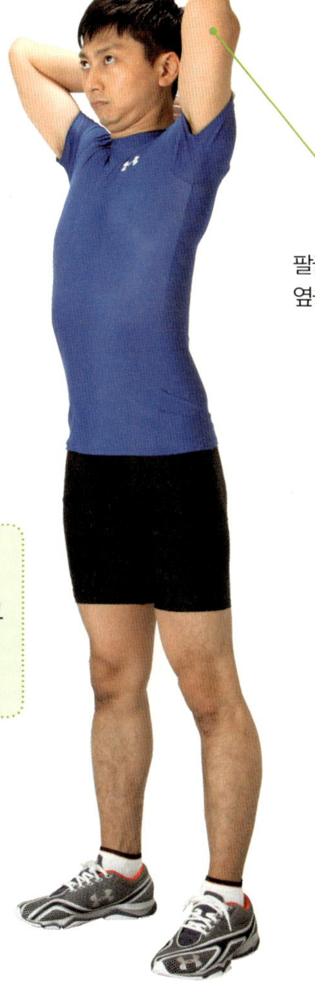

01

다리는 어깨 넓이 정도로 벌리고
서서, 물이 담긴 페트병 등을 든
손은 머리 뒤쪽에 둔다.

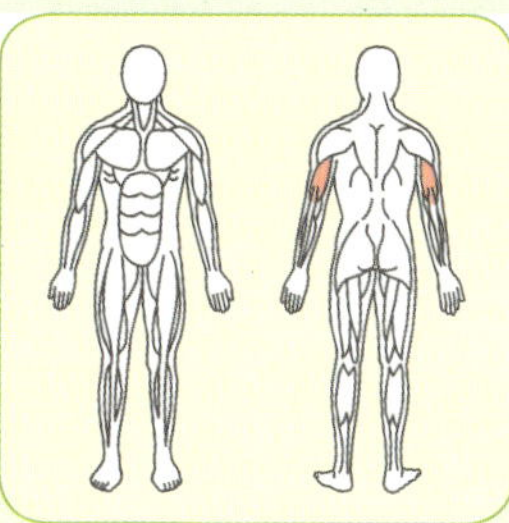

단련되는 부위 두 팔(뒤쪽)
주요 운동 부위는 상완삼두근이다. 이 근육은 팔꿈치를 펴는 기능을 한다. 한편 팔을 내리는 동작을 할 때 힘을 빼면 부상을 입을 수도 있으므로 주의를 기울여야 한다.

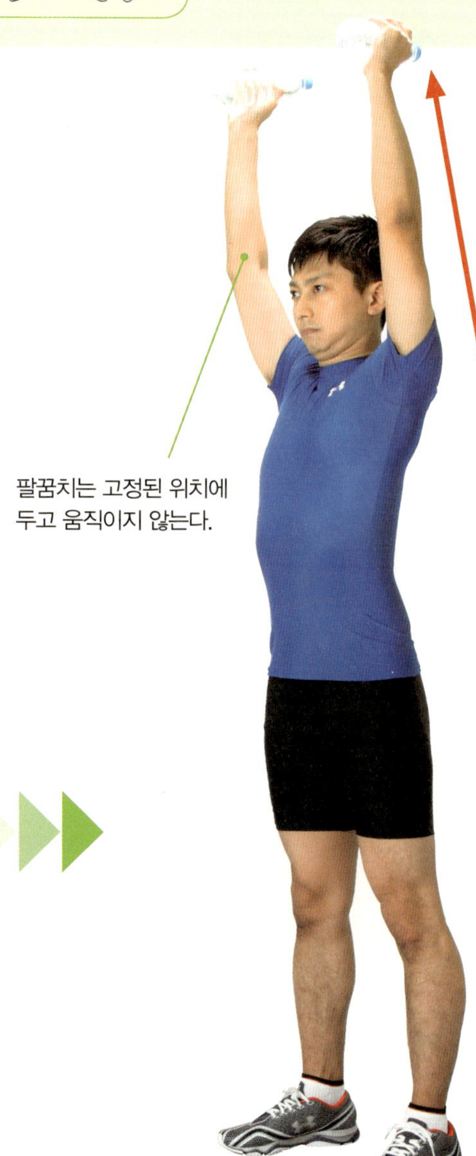

팔꿈치는 고정된 위치에 두고 움직이지 않는다.

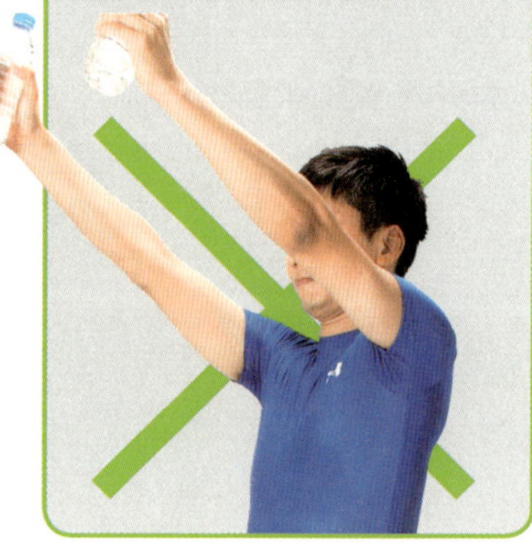

팔꿈치가 벌어지면 NG

팔꿈치가 벌어진 상태에서 동작을 시작하면 물건을 들어 올릴 때 팔꿈치 위치가 움직일 수밖에 없기 때문에 근육을 단련하기 어렵다.

02
팔꿈치를 펴서 물체를 머리 위로 올린다. 그 뒤 천천히 원래 위치로 되돌아온다.

축 처진 팔에 탄력 불어넣기

양손에 물체를 들고 팔을 아래로 내린 상태에서 몸을 앞으로
기울인 뒤, 팔을 뒤로 끌어 올려보자.

Point

팔꿈치가 앞뒤로 움직이지 않도
록 주의한다. 팔꿈치는 몸 옆에
붙이고 되도록 움직이지 않는 것
이 좋다.

횟수 10회×3세트
호흡 팔꿈치를 펼 때 내쉬고,
구부릴 때 들이마신다.

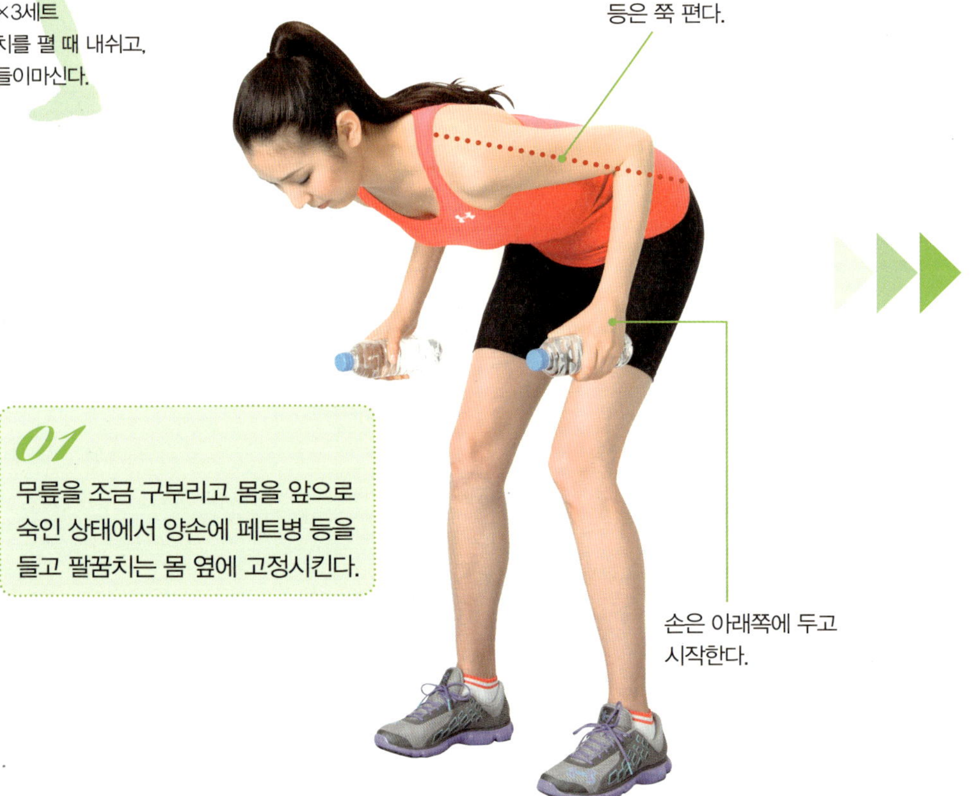

01

무릎을 조금 구부리고 몸을 앞으로
숙인 상태에서 양손에 페트병 등을
들고 팔꿈치는 몸 옆에 고정시킨다.

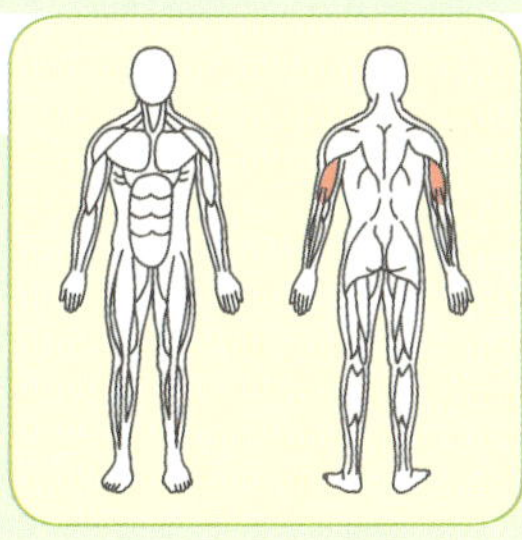

단련되는 부위　두 팔(뒤쪽)
이렇게 팔꿈치를 뒤로 뻗는 동작으로 단련할 수 있는 근육은 상완삼두근이다.
팔 부위가 늘어졌다고 생각되는 사람들에게 적극 추천하고 싶은 운동이다.

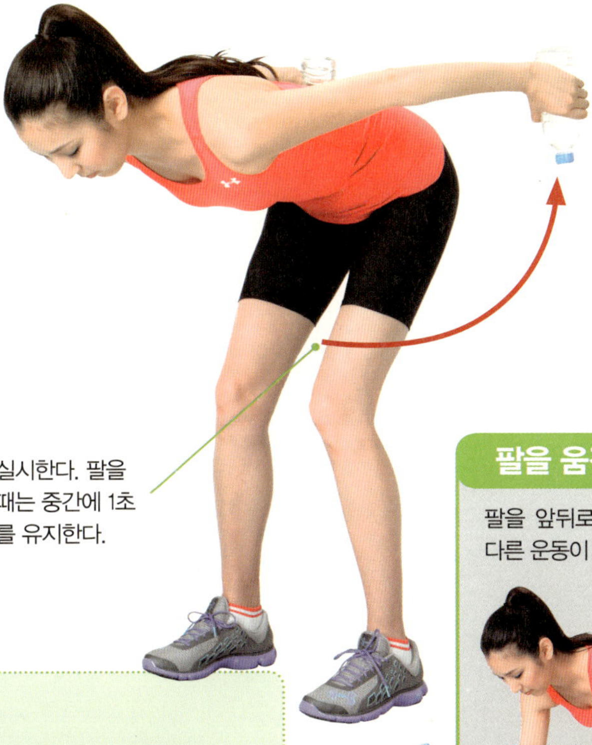

동작은 천천히 실시한다. 팔을
올렸다가 내릴 때는 중간에 1초
동안 정지 상태를 유지한다.

02

물체를 천천히 뒤로 끌어 올리고
팔꿈치를 편 상태에서 정지한다.
그 뒤 천천히 시작 위치로 되돌아간다.

팔을 움직이면 NG

팔을 앞뒤로 움직이면 전혀
다른 운동이 되어버린다.

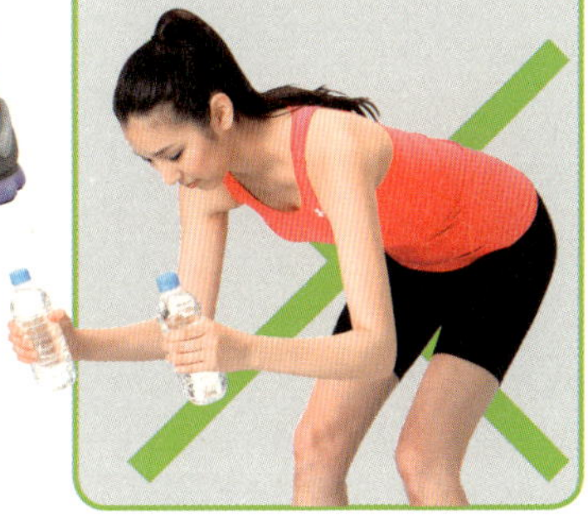

S라인의 완성 포인트는 '옆구리'

물이 담긴 페트 병 등을 들고 상체를 옆으로 구부리는 운동이다.
옆구리라인을 가꾸고 싶은 사람에게 추천하는 운동이다.

Point

상체를 앞이나 뒤로 젖혀지지
않도록 주의하며 옆으로만
구부려야 한다. 골반의 위치도
움직이지 않도록 주의하자.

횟수 좌우 각각 10회×3세트
호흡 상체를 구부릴 때 내쉬고,
원래 위치로 되돌아올 때
들이마신다.

01

왼손에 물이 담긴 페트병을
들고 오른손을 머리 뒤쪽에
붙인다. 상체를 왼쪽으로
기울이며 시작한다.

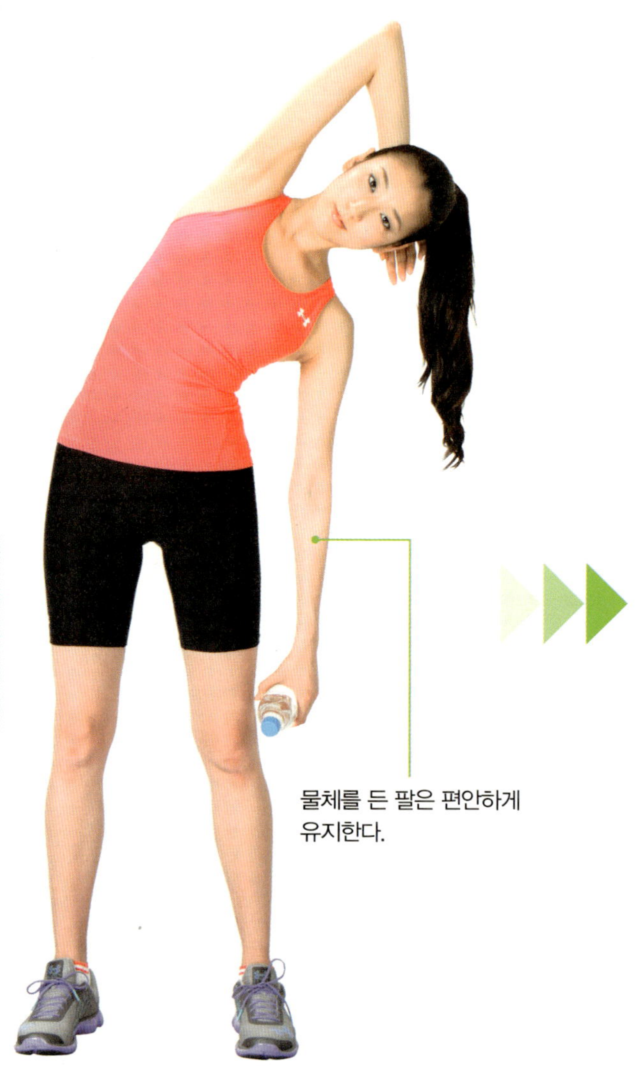

물체를 든 팔은 편안하게
유지한다.

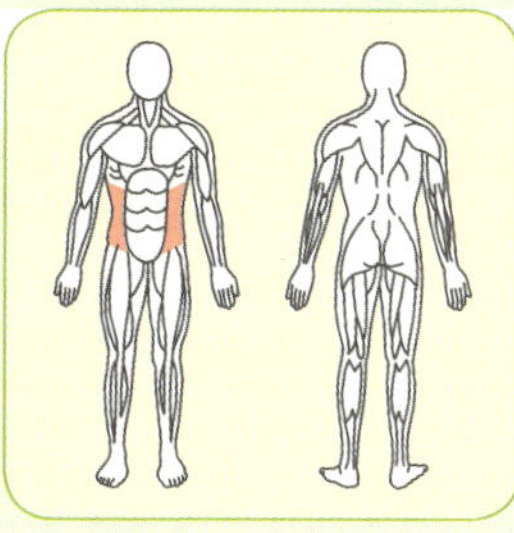

단련되는 부위 옆구리

단련할 수 있는 주요 근육은 외복사근, 내복사근과 같은 옆구리 주변의 근육이다. 체지방이 붙기 쉬운 부위이므로 확실한 운동이 필요하다.

02

상체를 천천히 기울인다. 그 뒤 천천히 원래 위치로 되돌아온다.

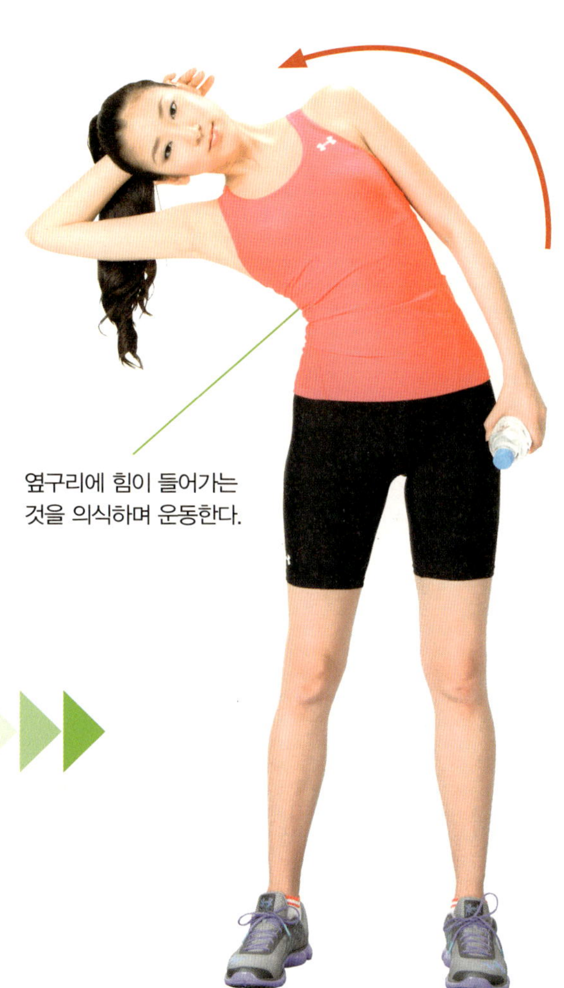

옆구리에 힘이 들어가는 것을 의식하며 운동한다.

골반이 움직이면 NG

상체를 기울일 때 골반의 위치가 좌우로 움직이면 운동 효과가 반감한다.

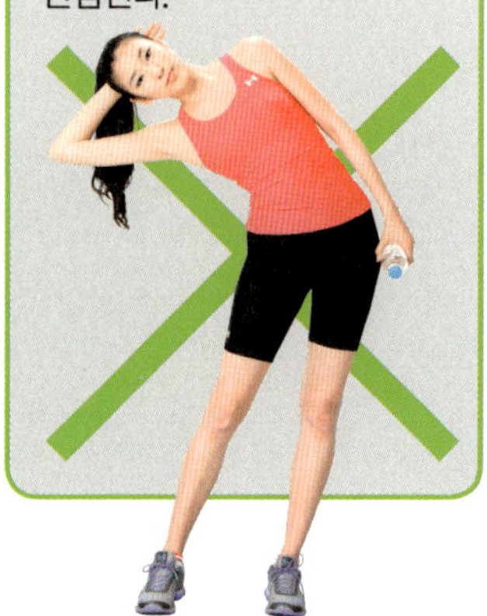

갈빗살 주위에 낀 내장지방 태우기

팔꿈치를 무릎에 대며 몸통을 비틀어 옆구리 등을 자극하는 운동이다. 좁은 공간에서도 전신을 활용할 수 있는 운동이다.

Point

팔꿈치와 무릎이 닿도록 무리하기 보다는 몸통을 확실하게 비트는 쪽에 의식을 집중한다.

횟수 좌우 각각 20회×3세트
호흡 몸을 비틀 때 내쉬고, 원래 위치로 되돌아올 때 들이마신다.

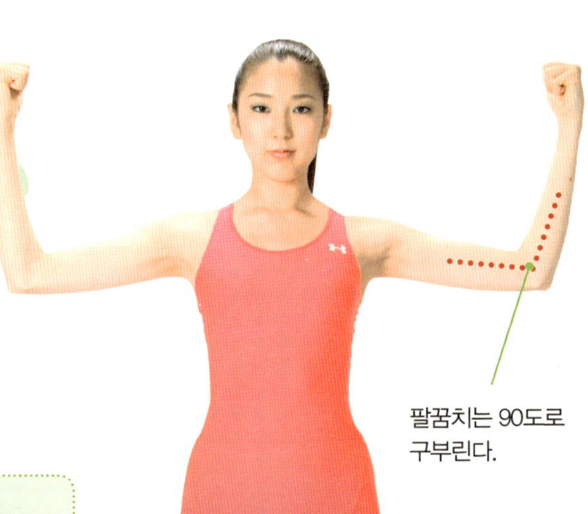

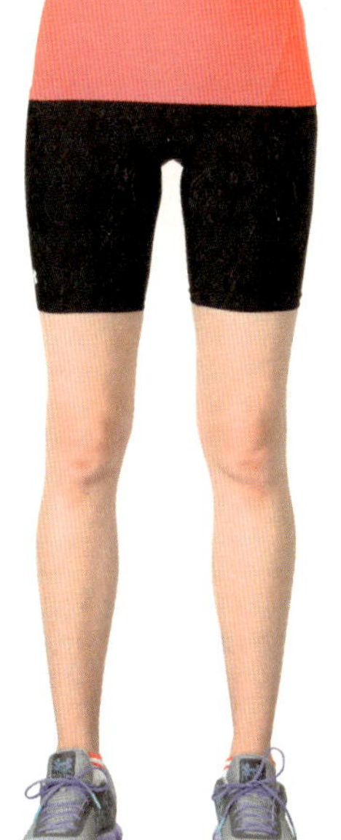

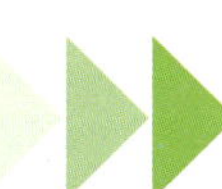

01
다리는 어깨 넓이 정도로 벌리고, 양손은 옆으로 하고 어깨 위로 올린다.

팔꿈치는 90도로 구부린다.

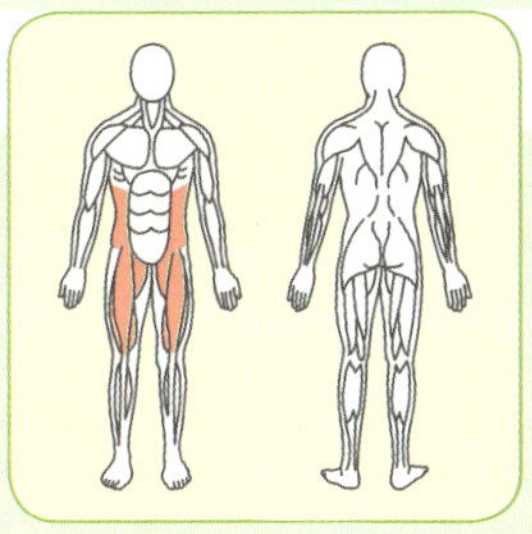

단련되는 부위 **복부, 허벅지**
대상이 되는 주요 부위는 외복사근과 내복사근이지만, 온몸을 움직이는
동작이므로 팔과 다리 근육까지도 단련할 수가 있다.

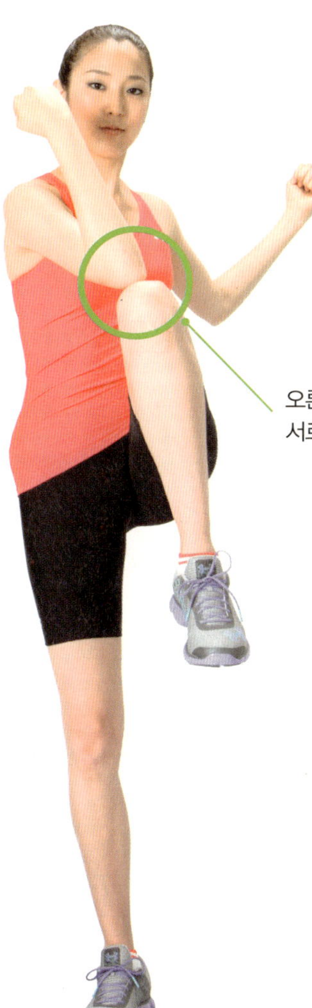

02

오른쪽 팔꿈치와 왼쪽 무릎을 서로
가까이 하며 몸통을 비튼다. 그 뒤
천천히 원래 위치로 되돌아온다.

오른쪽 팔꿈치와 왼쪽 무릎이
서로 가까워지도록 몸을 비튼다.

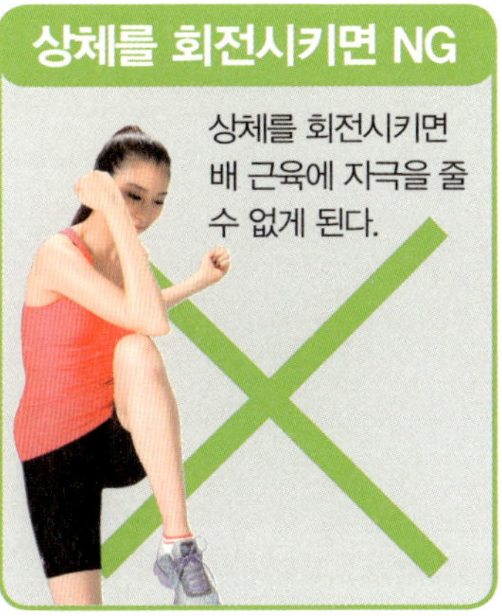

배 둘레 지방 완전히 연소하기

물이 담긴 페트병 등을 이용하여 몸을 옆으로 비트는 운동이다.
몸의 축이 되는 체간 강화에 도움이 된다.

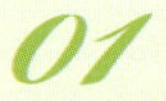

Point

허리 위쪽을 비트는 운동이다. 배꼽이
팔과 같은 방향을 향하게 되면 잘못
된 것이다. 항상 정면을 향하도록
주의를 기울이자.

횟수 10회×3세트
호흡 상체를 비틀 때 내쉬고, 원래
위치로 되돌아올 때 들이마신다.

01

양손에 물이 담긴 페트병
등을 들고 정면을 향해 팔
꿈치를 펴고 똑바로 선다.

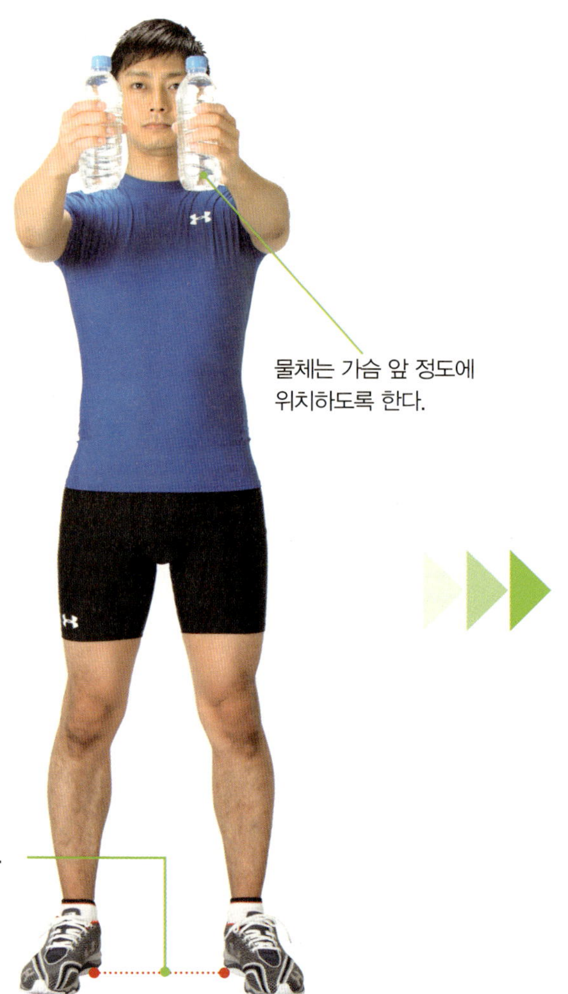

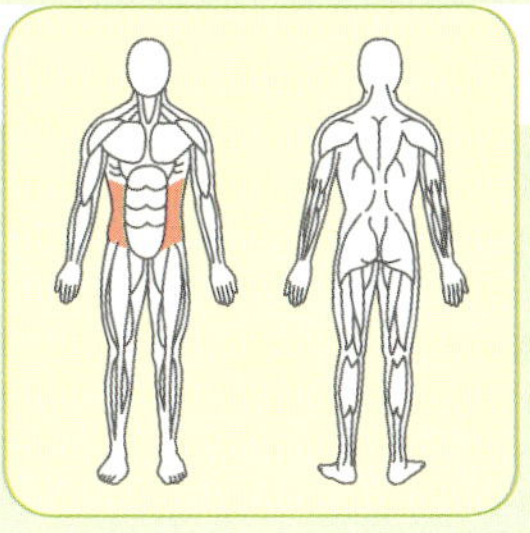

단련되는 부위 **복부**

상체를 비트는 운동으로 복사근이나 복횡근 등이 단련된다. 허리를 날씬하게 만들고 싶은 사람에게 추천한다.

02

상체를 비틀어 물체가 왼쪽으로 이동하도록 한다. 그 뒤 원래 위치로 되돌아온다. 반대쪽도 같은 방법으로 운동한다(여기까지가 1회다).

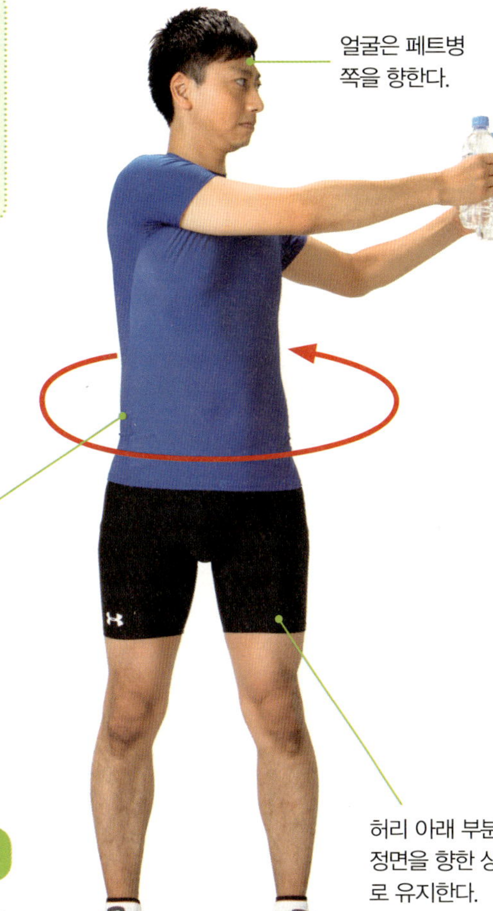

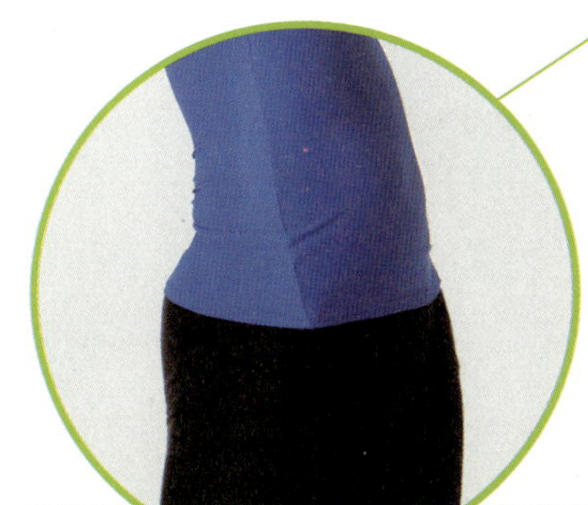

상체와 하체를 회전시키면 NG

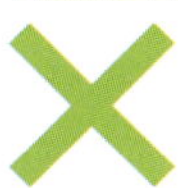

허리 아래쪽을 상체와 함께 움직이면 운동 효과를 얻을 수 없다.

균형감각 UP, 혈액순환 UP

한발로 서서 물체를 아래에서 위로 들어올린다. 균형감각이나
몸 전체의 운동성을 높여주는 효과를 기대할 수 있는 운동이다.

Point

주로 등을 단련하기 위한 운동으로
균형 감각이 무너지지 않도록 주의
해야 한다. 축이 되는 다리의 무릎을
유연하게 사용하는 것이 중요하다.

횟수 좌우 각각 10회×3세트
호흡 팔꿈치를 끌어올릴 때
내쉬고, 원래 위치로 되돌아올 때
들이마신다.

01

왼손에 물이 담긴 페트병 등을 들고
몸을 앞으로 기울인 상태에서
오른쪽 다리로만 선다.

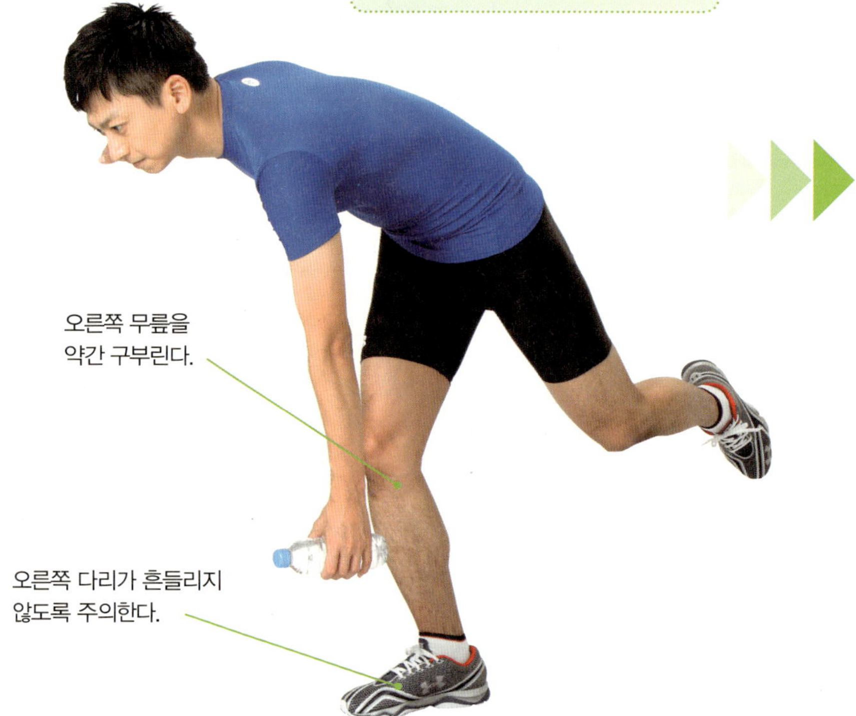

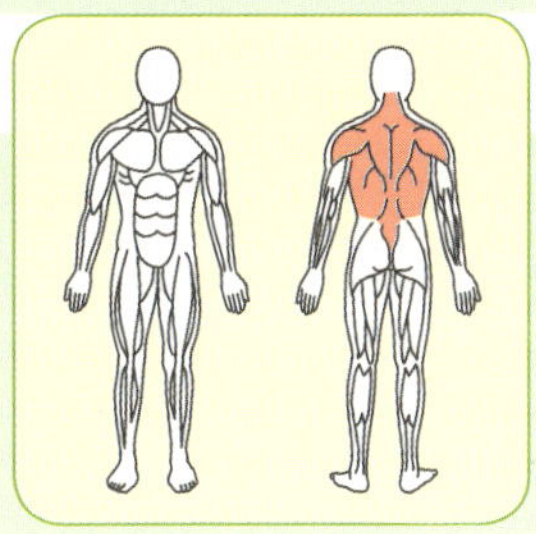

단련되는 부위 등

등 부분의 근육인 광배근이나 척추기립근을 주로 단련하는 운동이다.
또한 균형 감각을 유지하려다보면 온몸의 근육을 단련하는 효과도
기대할 수 있다.

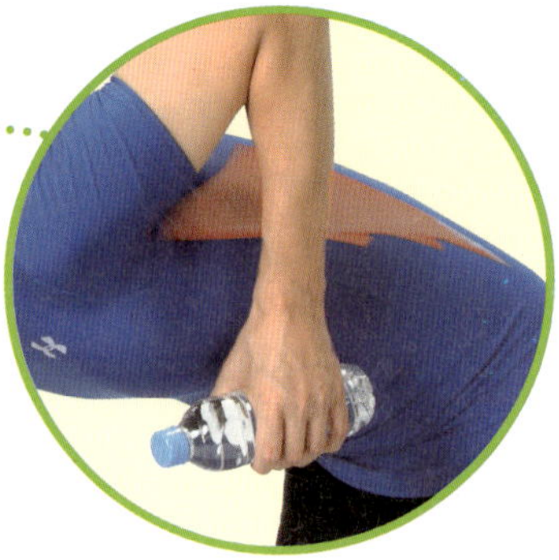

Close Up

팔의 힘이 아닌 등 근육을
의식하며 광배근을 단련한다.

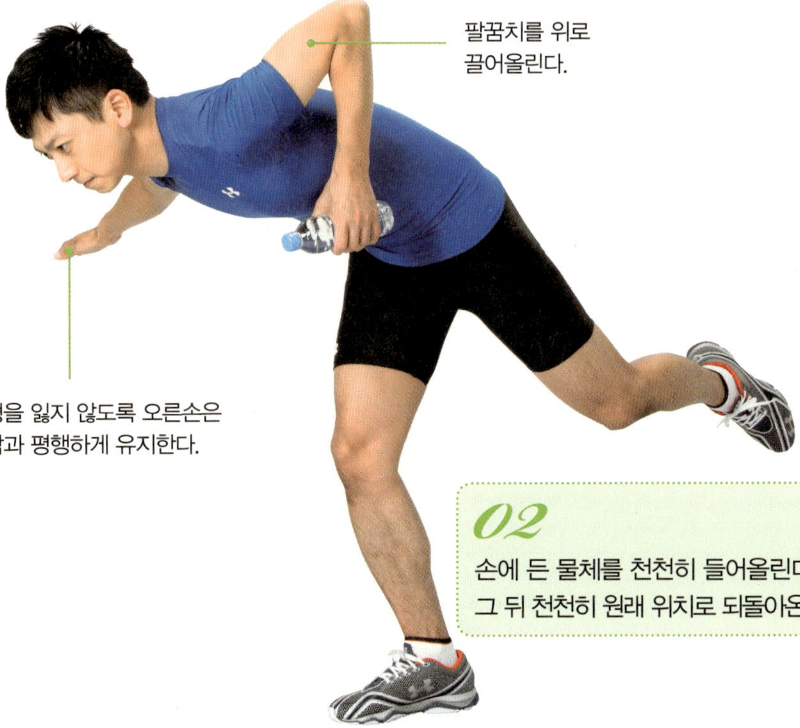

팔꿈치를 위로
끌어올린다.

균형을 잃지 않도록 오른손은
바닥과 평행하게 유지한다.

02

손에 든 물체를 천천히 들어올린다.
그 뒤 천천히 원래 위치로 되돌아온다.

상체를 떠받치는 허벅지 근력 기르기

물체를 한 손에 들고 몸을 앞으로 기울이고 한쪽 다리로 선 상태
에서 상체를 일으키는 운동이다. 난이도가 높은 만큼 효과도 크다.

Point

균형을 유지하기 위해서는 축이
되는 다리의 무릎을 유연하게
사용하는 것이 중요하다.

횟수 좌우 각각 10회×3세트
호흡 똑바로 일어설 때 내쉬고,
몸을 낮출 때 들이마신다.

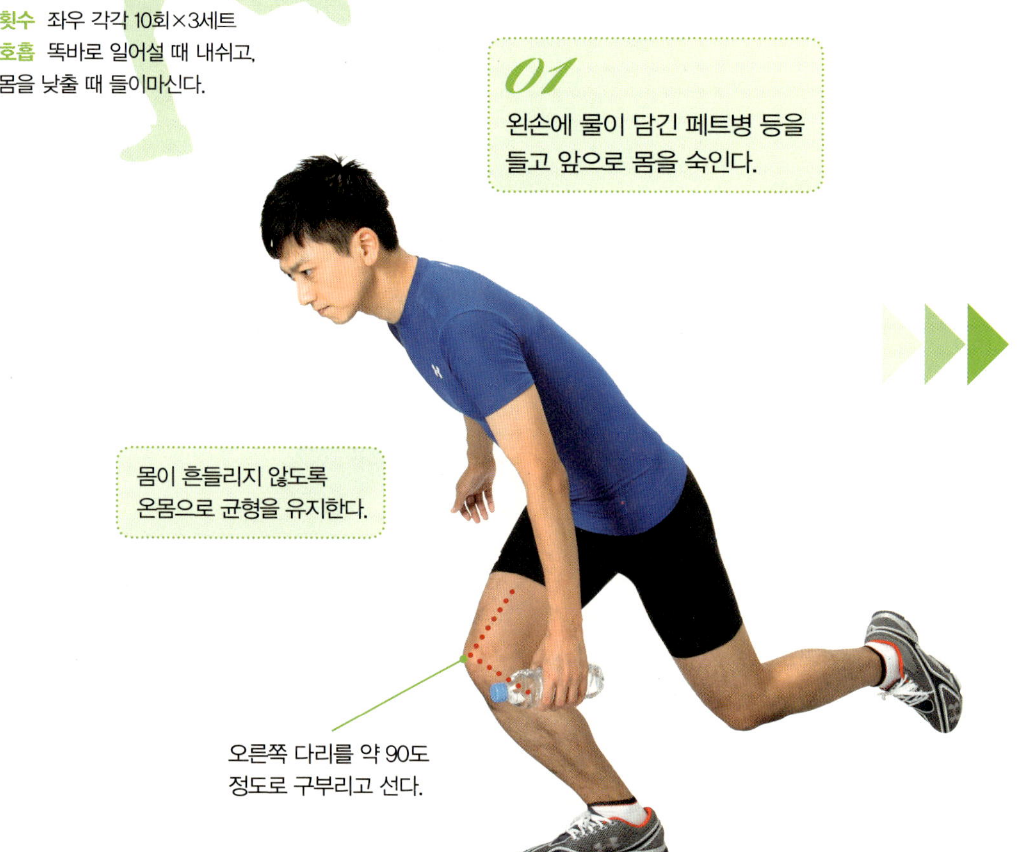

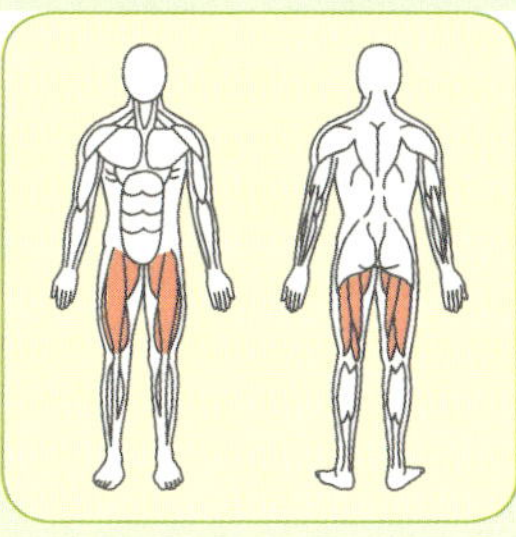

단련되는 부위 허벅지

대퇴사두근이나 슬와근(오금) 등 허벅지 주위 근육을 중심으로 온몸의
근육을 단련할 수 있는 운동이다. 몸의 축이 되는 체간을 강화하는 데에도
도움이 된다.

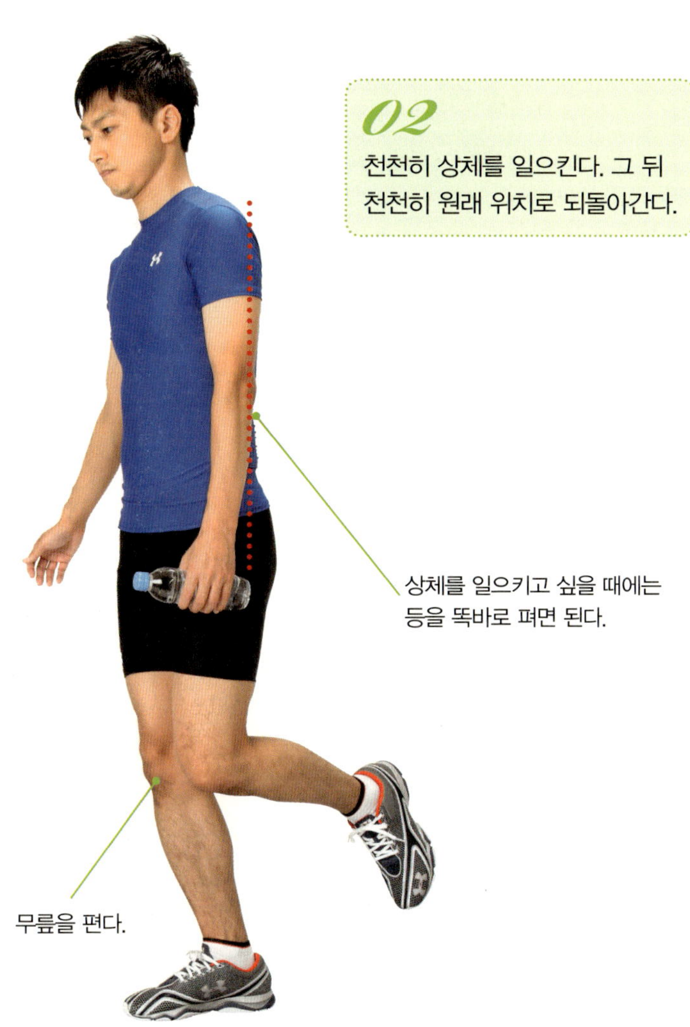

02

천천히 상체를 일으킨다. 그 뒤
천천히 원래 위치로 되돌아간다.

길고 곧은 팔, 다리 만들기

똑바로 선 상태에서 같은 쪽 팔과 다리를 천천히 들어 바닥과 평행이 되도록 자세를 잡는다. 균형을 유지하기 위해 의자를 이용해도 좋다.

Point

올린 팔과 다리의 관절은 확실하게 쭉 펴고 바닥과 평행이 되도록 하는 것이 이상적이다. 손을 너무 높이 들지 않도록 주의해야 한다.

횟수 좌우 각각 10회×3세트
호흡 팔과 다리를 들 때 내쉬고, 원래 위치로 되돌아올 때 들이마신다.

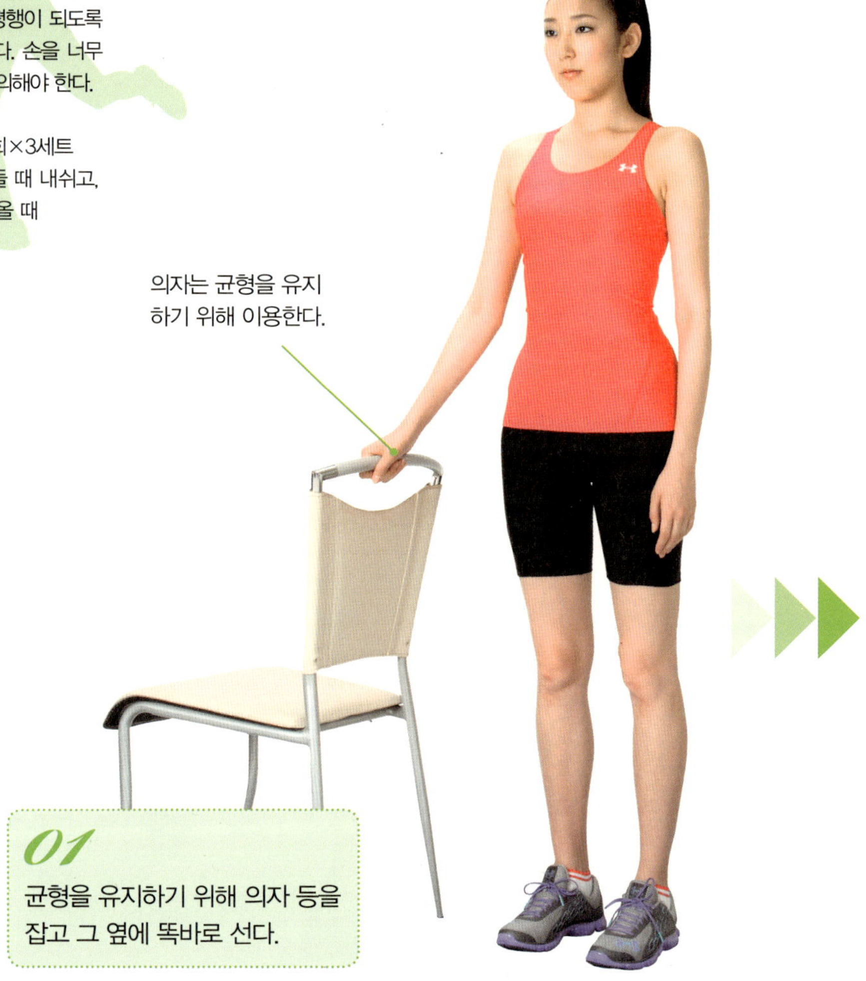

01
균형을 유지하기 위해 의자 등을 잡고 그 옆에 똑바로 선다.

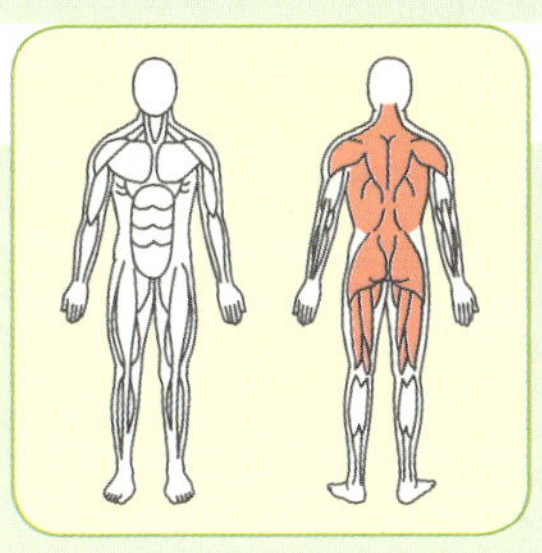

단련되는 부위 팔, 등, 엉덩이, 허벅지

척추기립근 등을 중심으로 온몸의 근육이 단련된다. 균형 잡힌 체형을 목표로
한다면 왼쪽 팔과 다리 운동을 한 뒤 반대쪽 팔과 다리도 연이어 운동한다.

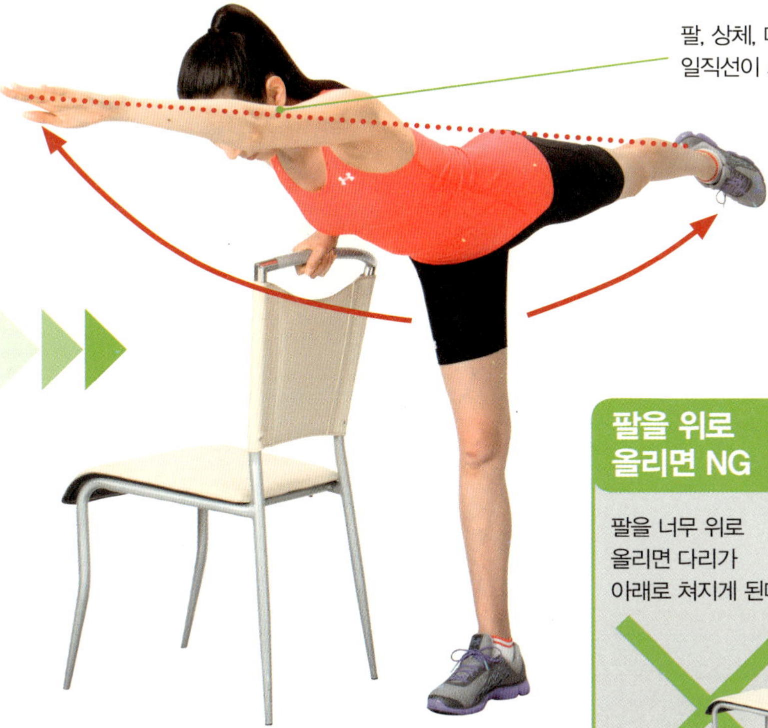

팔, 상체, 다리 라인이
일직선이 되도록 한다.

팔을 위로 올리면 NG

팔을 너무 위로
올리면 다리가
아래로 쳐지게 된다.

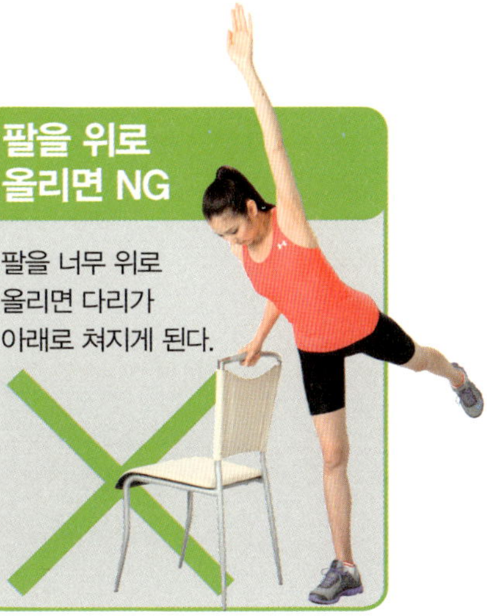

02

왼쪽 손과 다리를 바닥과 평행이
되는 위치까지 천천히 편다. 그 뒤
천천히 원래 위치로 되돌아온다.

하체비만 탈출을 위한 가장 기본동작 2

똑바로 선 상태에서 무릎을 구부려 하반신을 단련하는 대표적인
운동이다. 다양하게 응용할 수 있는 운동이기 때문에 자신의
체력에 맞춰 방법을 선택할 수 있다.

Point

등을 똑바로 편 상태에서 엉덩이를
뒤로 뺀다. 구부린 무릎이 발끝보다
앞으로 나가지 않도록 주의한다.

횟수 15~20회×3세트
호흡 몸을 낮출 때 들이마시고,
일어설 때 내쉰다.

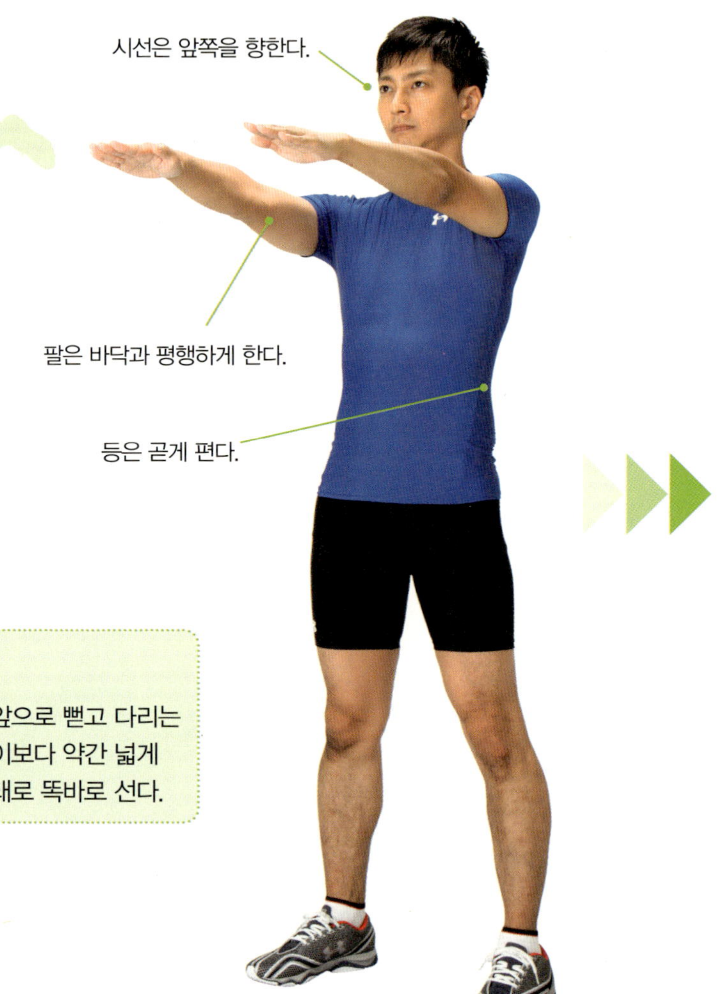

01

양손을 앞으로 뻗고 다리는
어깨 넓이보다 약간 넓게
벌린 상태로 똑바로 선다.

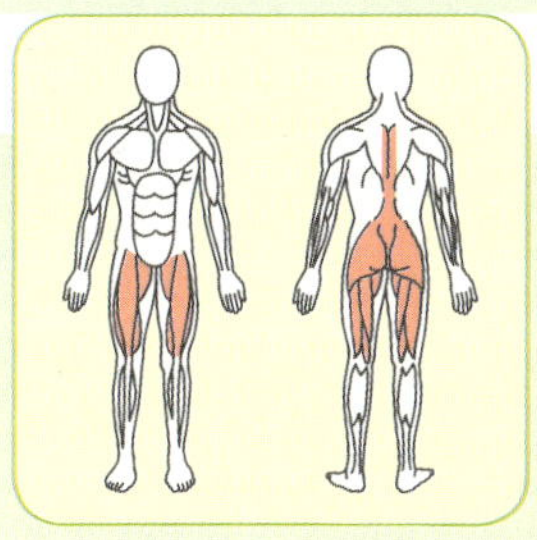

단련되는 부위 허벅지, 엉덩이
스쿼트는 폭넓은 부위를 단련하는 운동이다. 대퇴사두근 및 대둔근과 같은
하반신의 주요 근육을 비롯하여 체간을 지탱하는 척추기립근군 등도 강화한다.

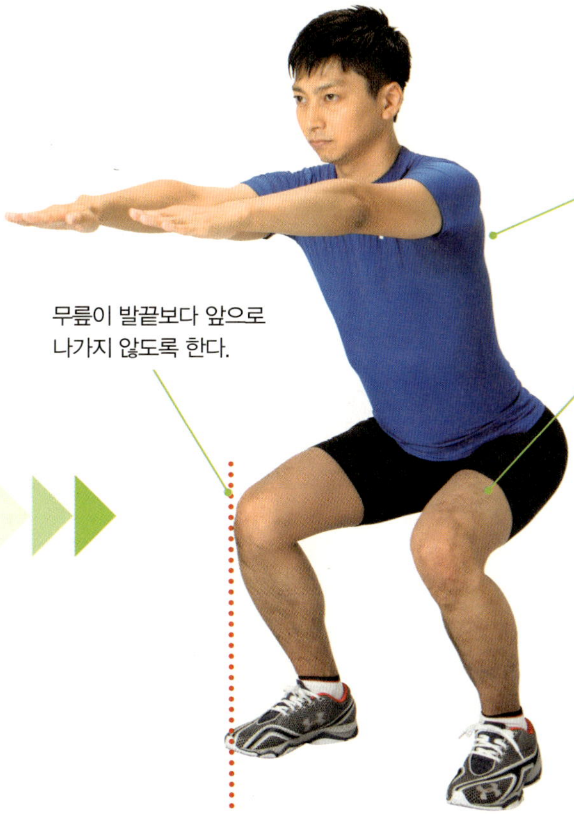

등은 쭉 편 상태를 유지한다.

허벅지는 바닥과
평행이 되게 한다.

무릎이 발끝보다 앞으로
나가지 않도록 한다.

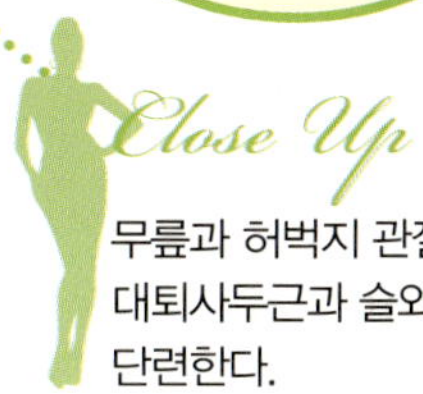

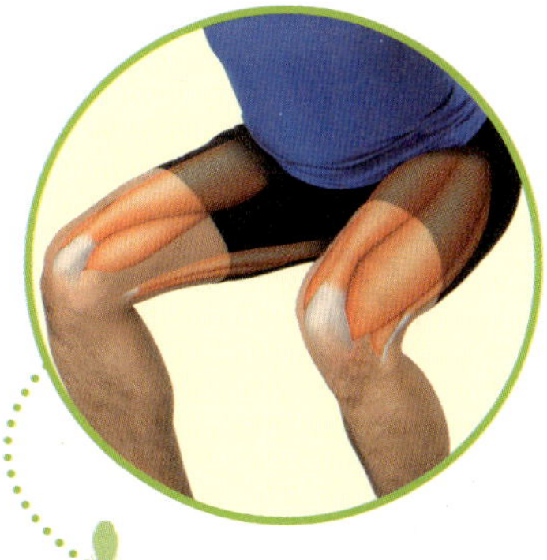

Close Up

무릎과 허벅지 관절을 펴서
대퇴사두근과 슬와근을
단련한다.

02

엉덩이를 뒤로 잡아당기며 무릎과 허벅지 관절을
구부리며 몸을 낮춘다. 그 뒤 천천히 원래 위치로
되돌아온다.

113

스쿼트 운동

▶▶▶ 응용하기 1

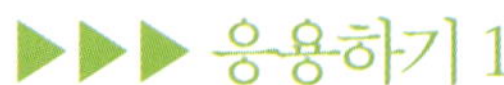

다리를 넓게 벌리면 무릎의 부담을 줄여줄 수가 있다. 따라서 연령이 높거나 무릎 부상 등을 입은 사람에게 추천하고 싶은 동작이다.

01

양손을 앞으로 뻗고 다리를 넓게 벌려 선다.

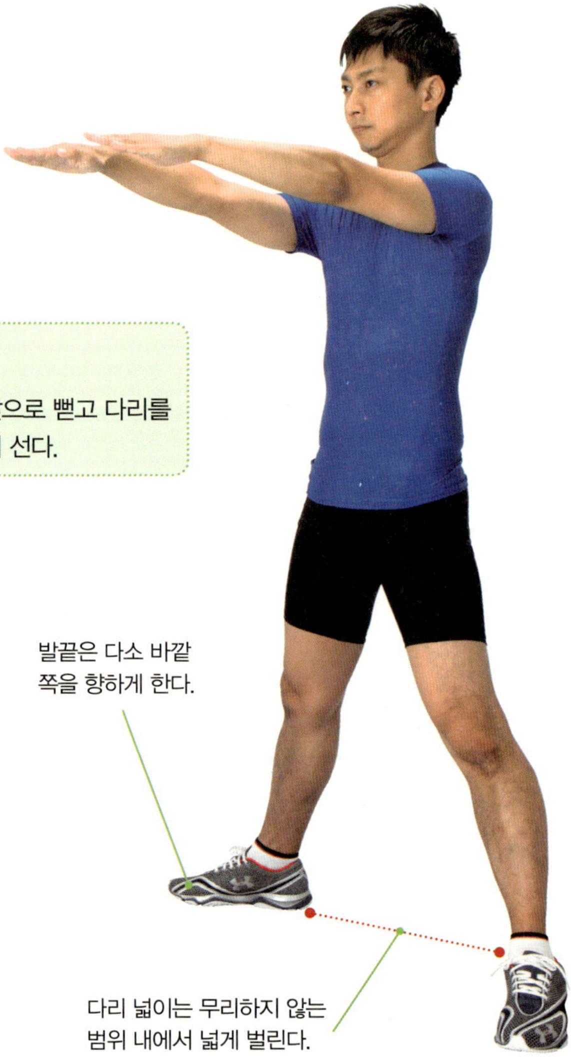

발끝은 다소 바깥 쪽을 향하게 한다.
다리 넓이는 무리하지 않는 범위 내에서 넓게 벌린다.

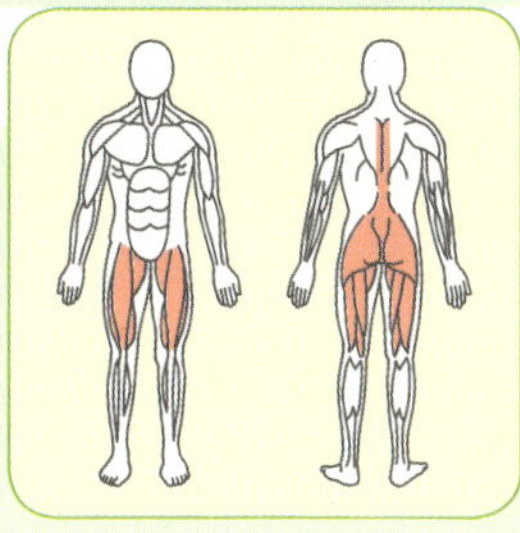

단련되는 부위 허벅지, 엉덩이
112쪽에서 소개한 일반적인 스쿼트보다 허벅지 바깥쪽 근육을 단련하는 데 더욱
도움이 되기도 한다. 허벅지 관절의 가동역을 넓히는 효과도 기대할 수가 있다.

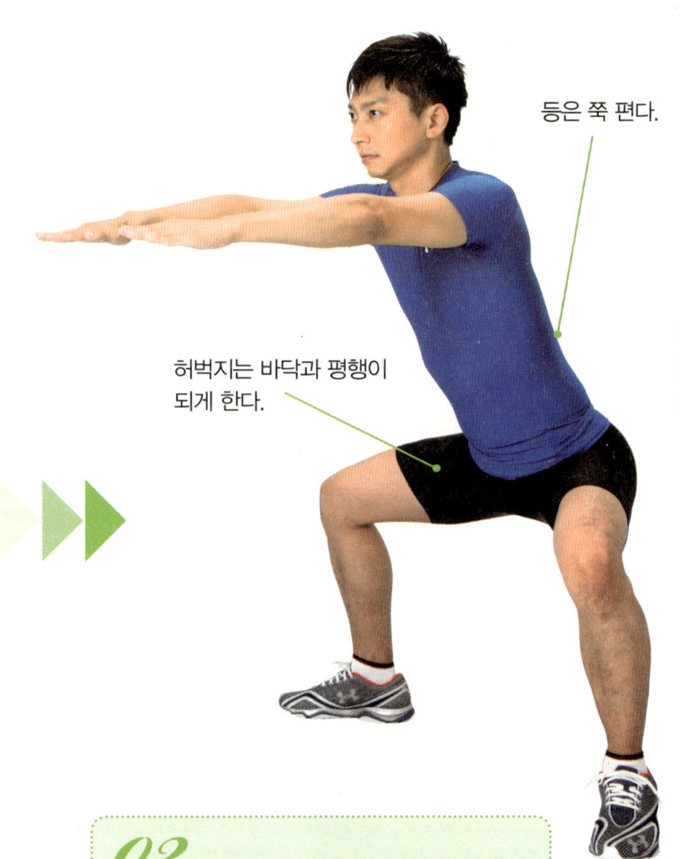

02

엉덩이를 뒤로 빼고 무릎과 허벅지 관절을
구부려 몸을 낮춘다. 그 뒤 천천히 원래
위치로 되돌아간다.

▶▶▶ 응용하기 2　　　　　　　　　난이도 ★ ★ ★

다리를 앞뒤로 벌리고 하는 스쿼트. 균형 감각이 필요하며
허벅지 전체를 단련할 수 있다.

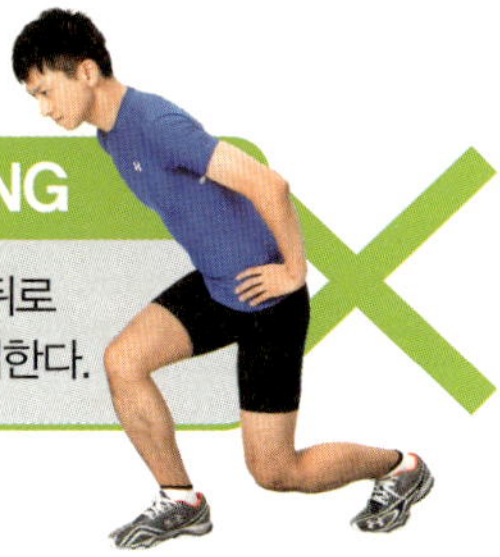

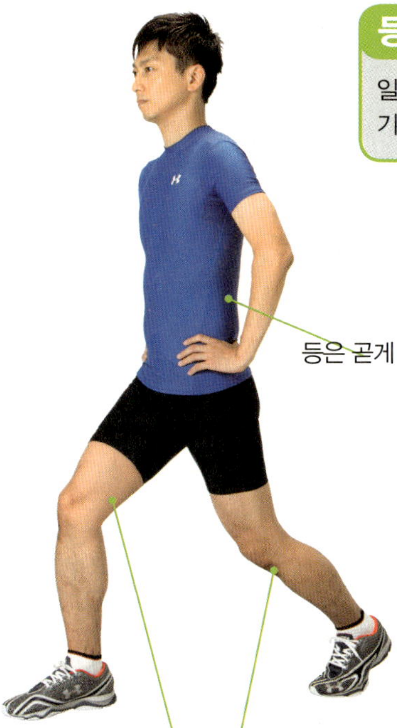

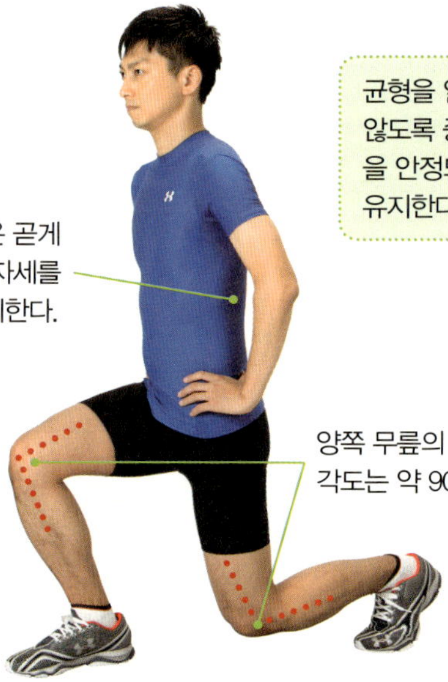

01

양손은 허리에 대고
다리를 앞뒤로 벌린
상태에서 똑바로 선다.

02

무릎을 구부려 몸을 낮추고 그 뒤
천천히 원래 위치로 되돌아온다.
반대쪽도 같은 요령으로 실시한다.

▶▶▶ 응용하기 3

난이도 ★★★

발끝으로 서서 균형을 유지하며 하는 스쿼트. 엉덩이 근육을 거의 사용하지 않고 허벅지 앞쪽 근육을 집중적으로 단련하는 운동이다. 단, 무릎에 부담을 주는 운동이므로 무릎 관절이 약한 사람은 삼간다.

01
다리는 허리보다 좀 더 넓게 벌리고 의자 옆쪽에 똑바로 선다.

02
허벅지 관절을 앞으로 내밀면서 발끝으로 서서 무릎을 구부린다. 그 뒤 천천히 원래 위치로 되돌아간다.

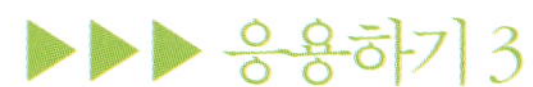

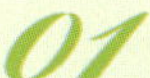

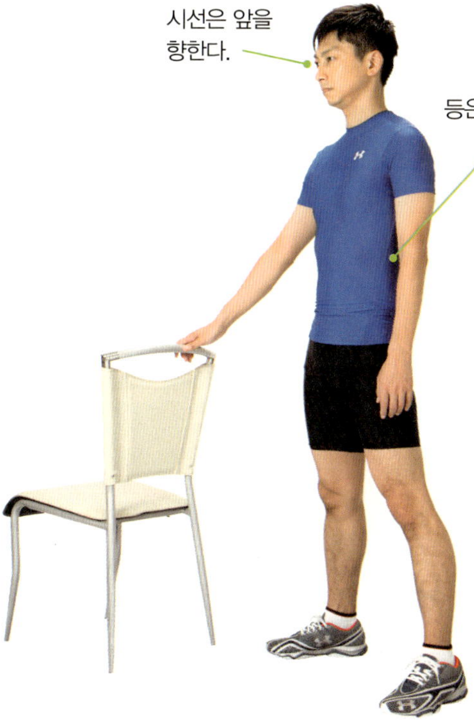

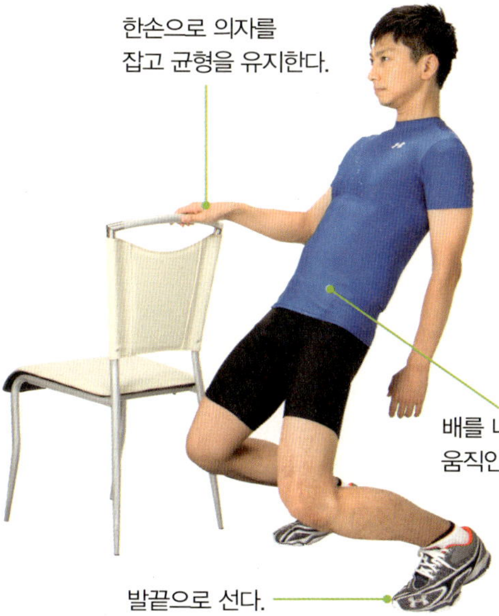

▶▶▶ 응용하기 4

무릎 구부리는 각도를 줄이면 운동 난이도가 낮아진다. 스쿼트는 바른 자세 유지가 중요하다. 따라서 근력이 약한 여성은 이 방법부터 시작하는 것이 좋다.

쿼터 Quota

등은 곧게 편다.

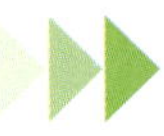

무릎을 구부리는 각도는 일반적인 스쿼트(113쪽)를 할 때의 1/4정도이다.

01

양손을 앞으로 뻗고 다리는 어깨 넓이보다 약간 더 벌리고 똑바로 선다.

02

엉덩이를 뒤로 빼고 무릎과 고관절을 구부리며 몸을 낮춘다. 그 뒤 천천히 원래 위치로 되돌아온다.

하프 Half

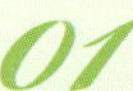

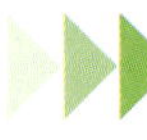

무릎을 구부리는 각도는 일반적인 스쿼트(113쪽)를 할 때의 절반 정도이다.

01

양손을 앞으로 뻗고 다리는 어깨 넓이보다 약간 더 벌리고 똑바로 선다.

02

엉덩이를 뒤로 빼면서 무릎과 고관절을 구부리며 몸을 낮춘다. 그 뒤 천천히 원래 위치로 되돌아온다.

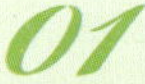

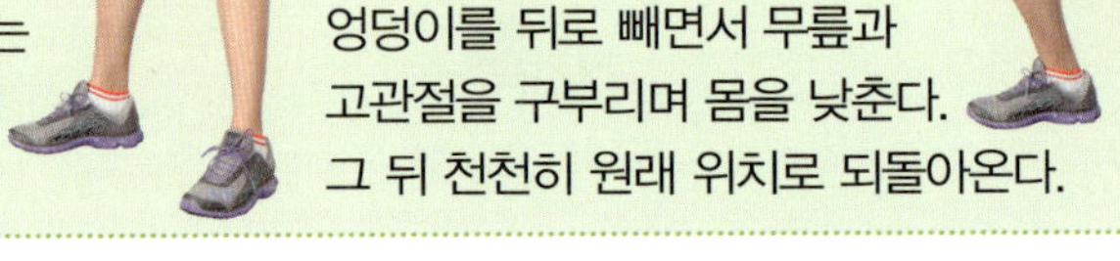

스쿼트는 '힘든 운동'이라는 인식이 있지만, 하반신을 종합적으로 단련하는데
유용하기 때문에 여성에게 추천한다.

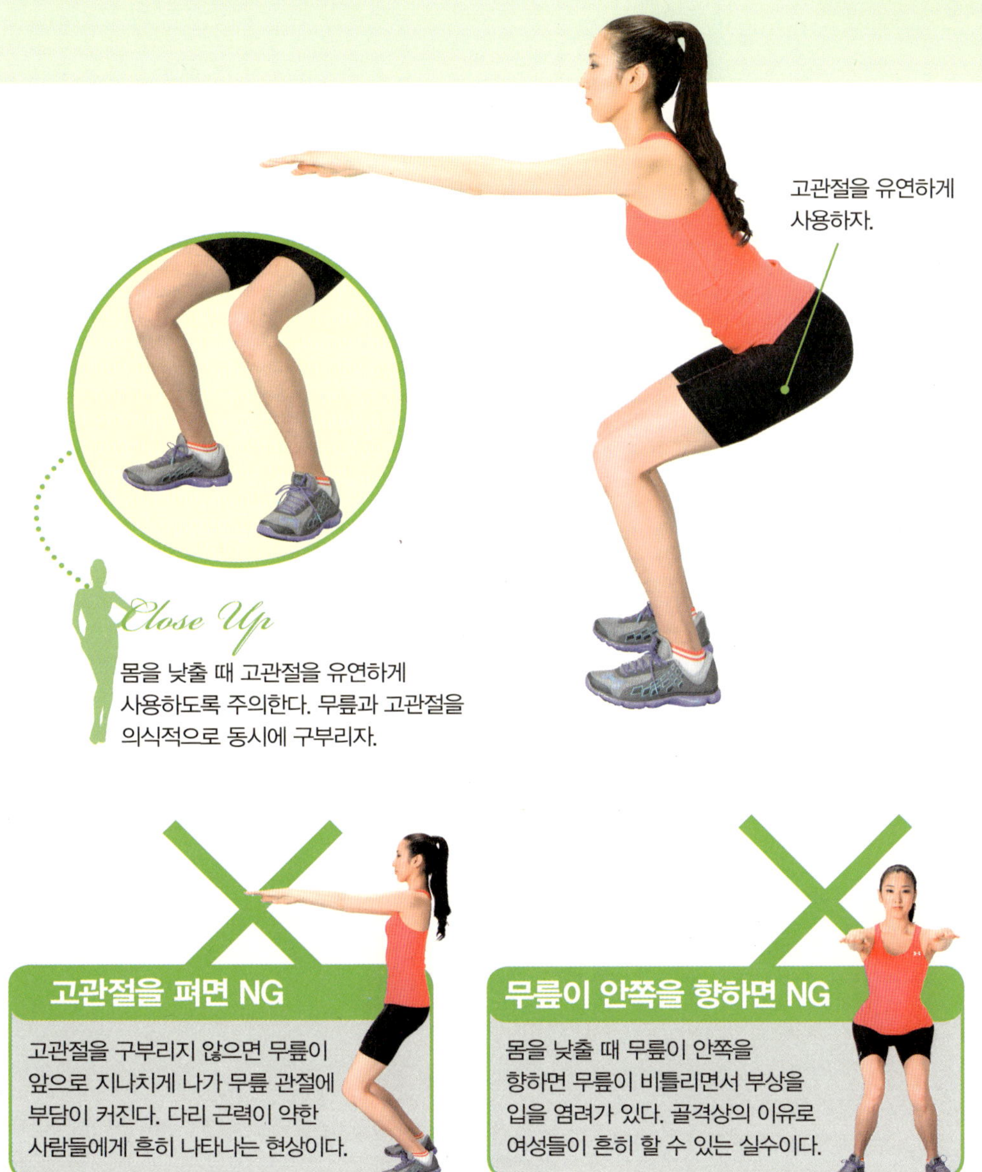

가늘고 예쁜 발목라인 만들기

똑바로 선 상태에서 발뒤꿈치를 올렸다 내리는 운동으로, 종아리 아래 근육을 단련할 수 있고 발목 부상 예방에 도움이 된다.

Point

시선은 정면을 향하고 등과 무릎은 쭉 편다. 종아리 근육에 의식을 집중하며 운동한다.

횟수 30회×3세트
호흡 뒤꿈치를 올릴 때 내쉬고, 내릴 때 들이마신다.

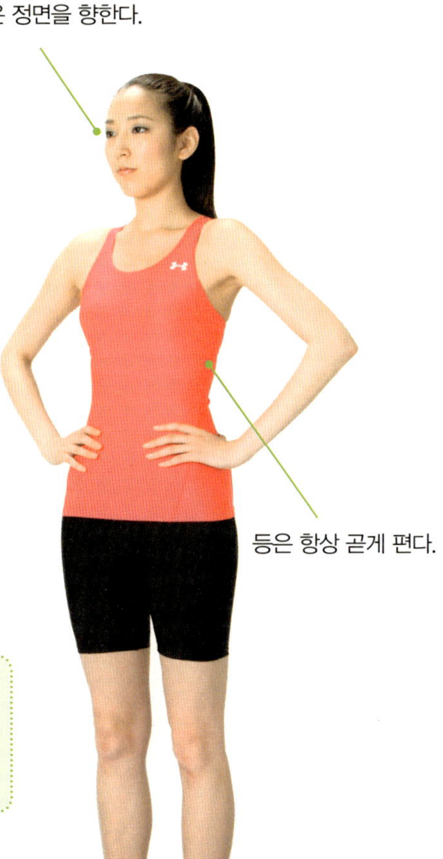

01

양손을 허리에 대고 다리를 약간 벌린 상태로 똑바로 선다.

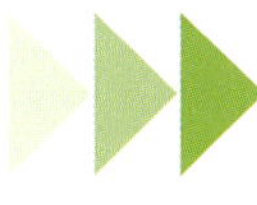

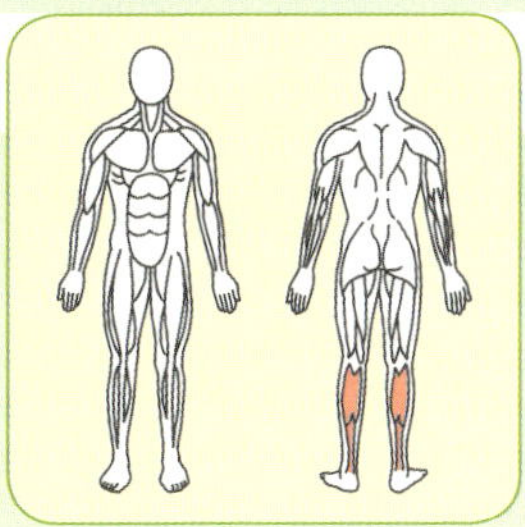

단련되는 부위 종아리, 발목

넙치근이나 비복근 등 종아리 근육이 단련된다. 발목 부상이나 넘어짐 등을 예방하는 데 도움이 된다.

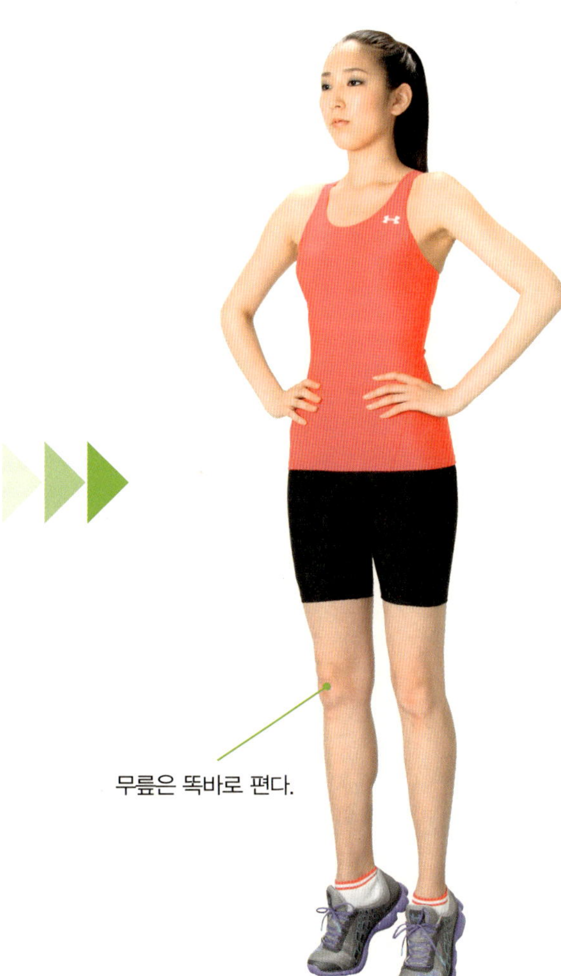

02

뒤꿈치를 천천히 올린다. 그 뒤 천천히 원래 위치로 되돌아온다.

무릎은 똑바로 편다.

발목이 흔들리면 NG

발목이 흔들이지 않도록 무지구(Thenar)에 체중을 실 듯 의식적으로 힘을 주면 좋다. 새끼발가락 쪽으로 체중이 실리지 않도록 주의하자!

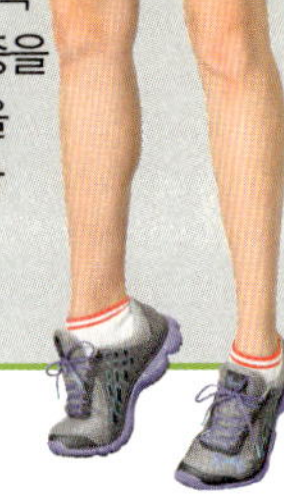

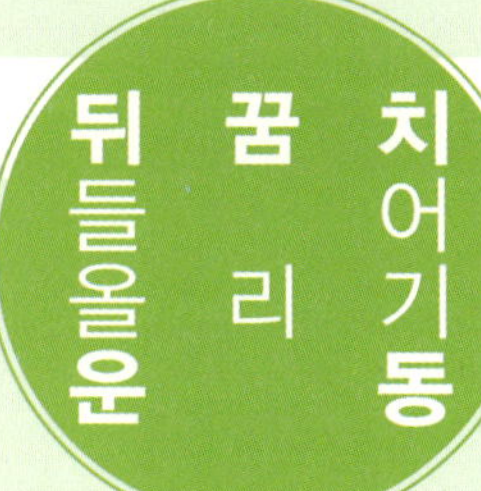

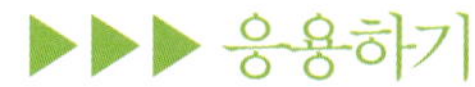

▶▶▶ 응용하기

한쪽 다리로 운동하면 난이도가 높아진다. 높이 15cm 정도인 발판을
이용하며 이 때 안전에 충분히 주의를 기울여야 한다.

01

발판 위에 오른쪽 발끝을 올리고
의자 등을 잡고 균형을 유지한다.
뒤꿈치를 내린 상태에서 운동을
시작한다.

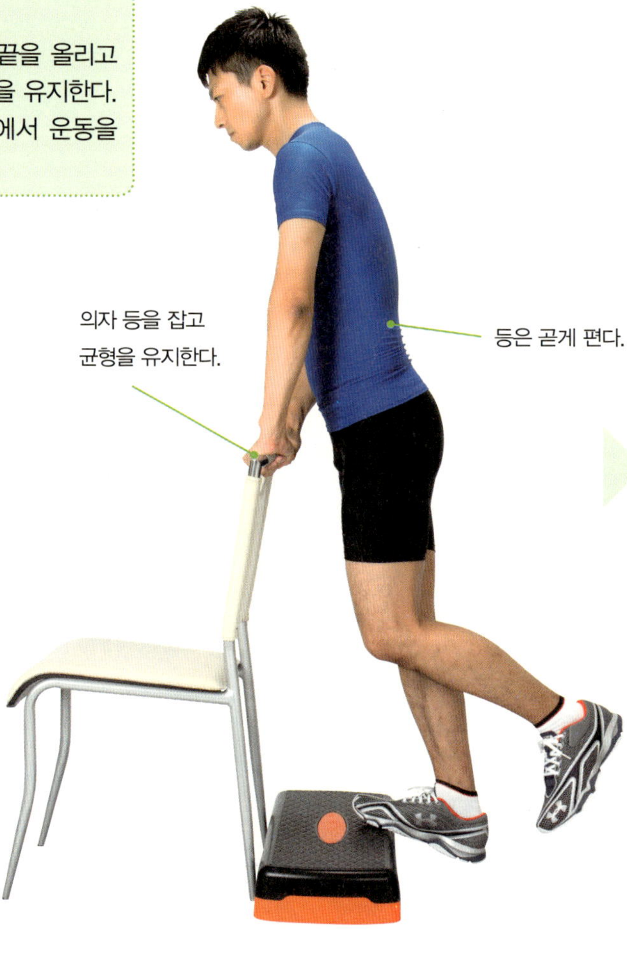

의자 등을 잡고
균형을 유지한다.

등은 곧게 편다.

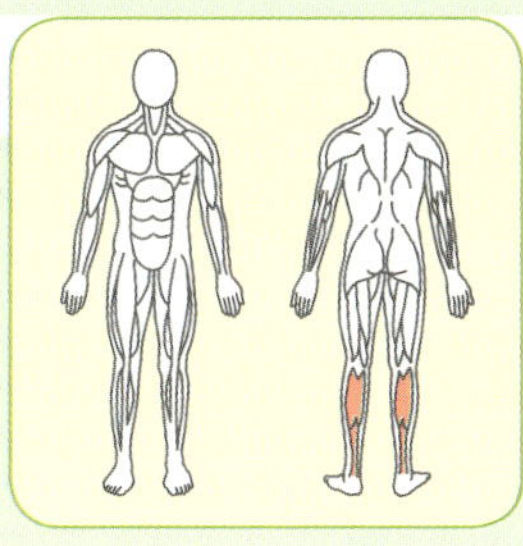

단련되는 부위 종아리, 발목, 소화기관

'뒤꿈치 들어올리기 운동'은 평소에 잘 걷지 않는 사람들에게 안성맞춤이다.
이 운동을 통해 만성 소화불량에 큰 효과를 본 사람들도 여럿 있다.

무릎을 구부리면 NG

오른쪽 다리로 운동했으면, 왼쪽 다리
도 운동해야 한다. 또한 종아리 전체를
단련하기 위해서는
무릎을 쭉 펴야 한다.
무릎이 구부러지면
비복근을 사용하지 않는
상태가 된다.

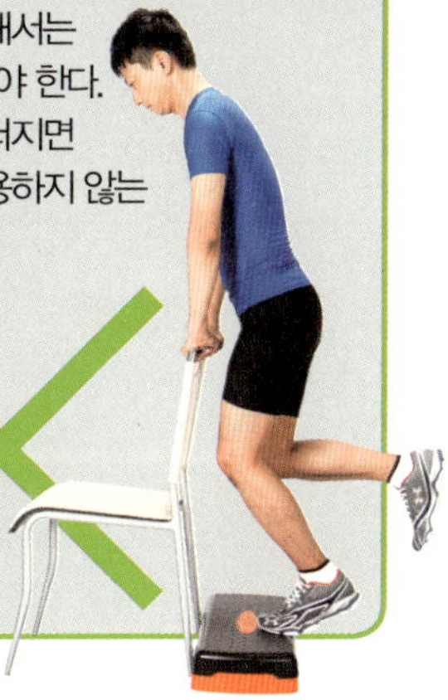

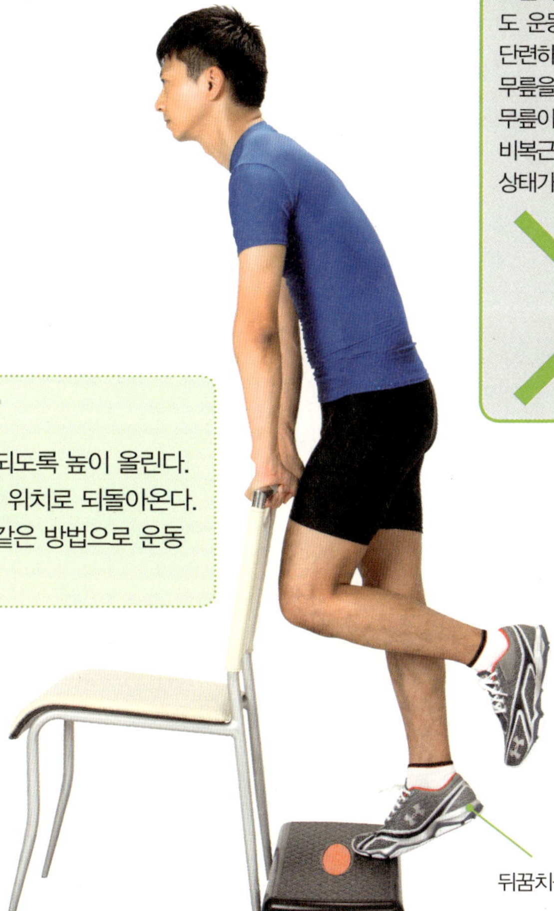

02

뒤꿈치를 되도록 높이 올린다.
그 뒤 원래 위치로 되돌아온다.
반대쪽도 같은 방법으로 운동
한다.

뒤꿈치를 확실하게 올린다.

하반신 전체 근력 강화하기

똑바로 선 상태에서 한쪽 다리를 크게 앞으로 내밀고,
천천히 몸을 낮춘다. 하반신 전체를 단련할 수 있는 운동이다.

Point

몸을 낮출 때에는 되도록 천천히
해야 한다. 앞으로 내민 다리의 무
릎이 발끝보다 앞으로 나가지 않
도록 주의하자.

횟수 좌우 각각 10회×3세트
호흡 몸을 낮출 때 들이마시고,
일어설 때 내쉰다.

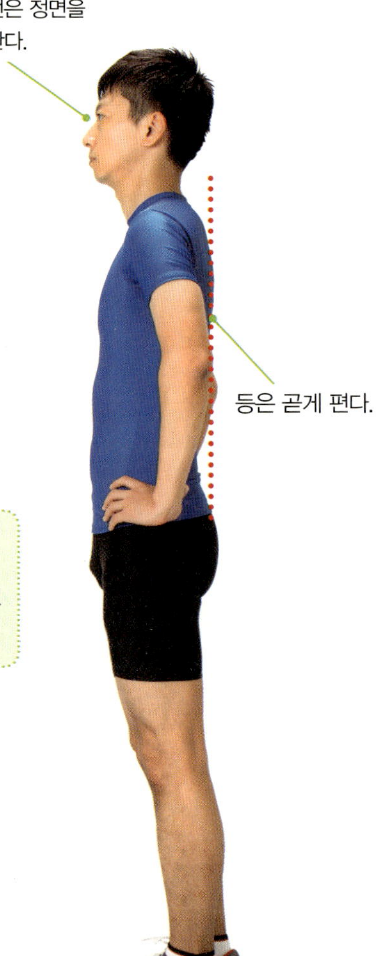

01

양손을 허리에 대고
똑바로 선다.

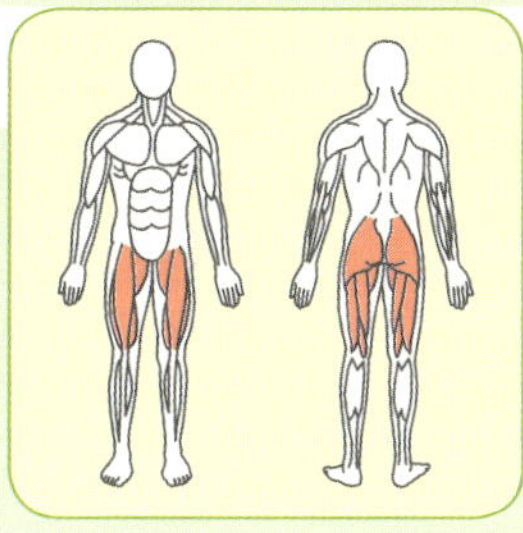

단련되는 부위 **엉덩이, 허벅지**

대퇴사두근이나 대둔근, 슬와근 등 폭넓은 부위를 단련할 수 있는 운동이다.
고관절의 움직임을 부드럽게 해주는 효과를 기대할 수 있다.

02

왼쪽 다리를 앞으로 내밀고 천
천히 몸을 낮춘다. 그 뒤 천천
히 원래 위치로 되돌아온다.

Close Up

다리를 앞으로 내밀고
몸을 낮추면, 대퇴사두근을
강화할 수 있다.

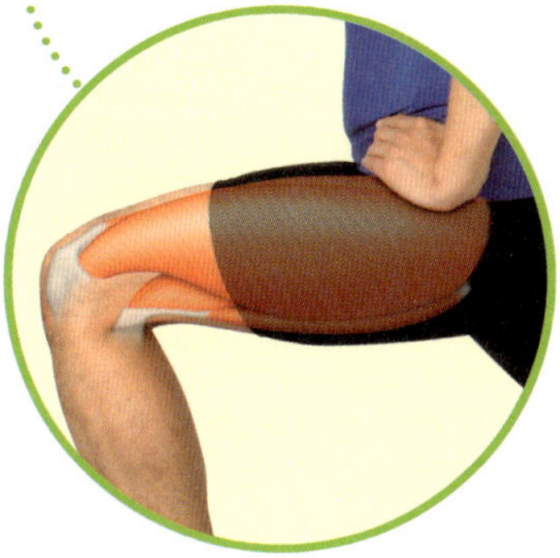

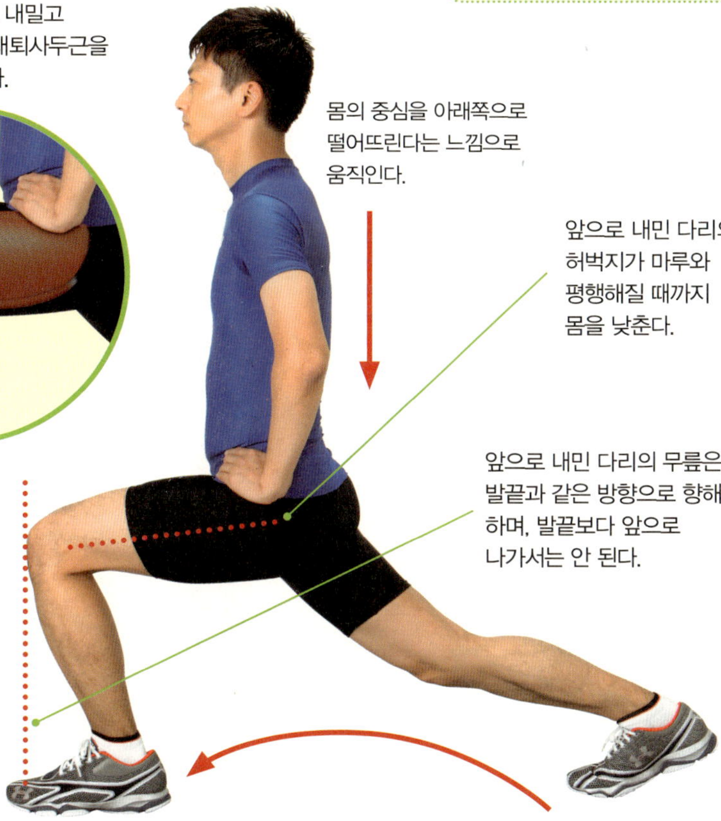

몸의 중심을 아래쪽으로
떨어뜨린다는 느낌으로
움직인다.

앞으로 내민 다리의
허벅지가 마루와
평행해질 때까지
몸을 낮춘다.

앞으로 내민 다리의 무릎은
발끝과 같은 방향으로 향해야
하며, 발끝보다 앞으로
나가서는 안 된다.

124쪽에서 소개한 동작과 반대되는 운동으로, 뒤로 다리를 쭉 빼고 다리를
구부리면 된다. 하반신 전체를 강화하는 데 도움이 된다.

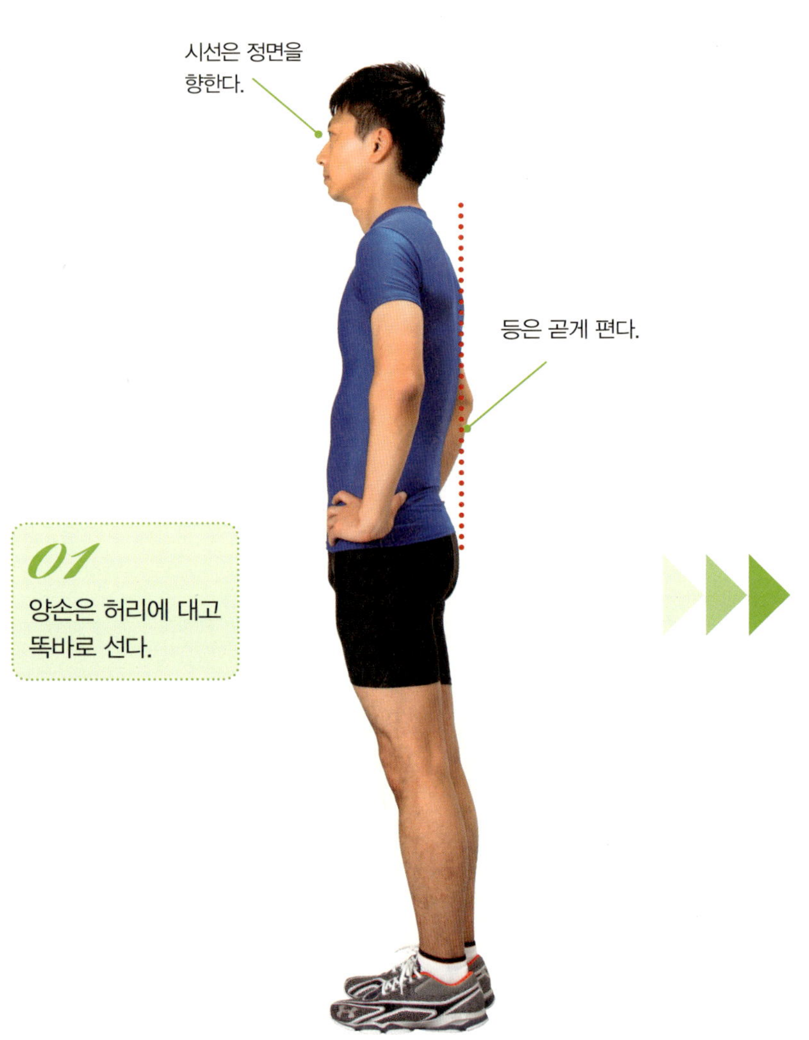

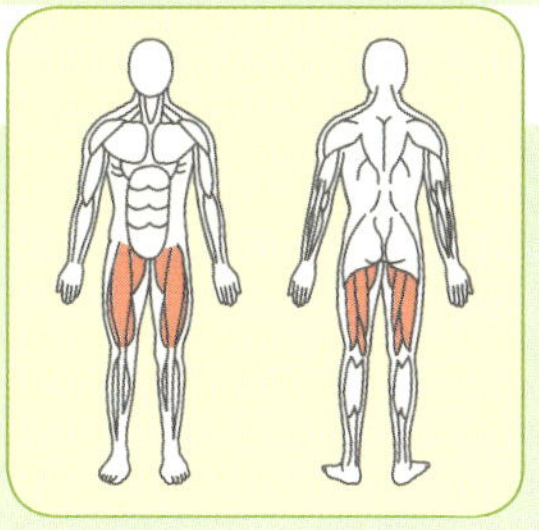

단련되는 부위 엉덩이, 허벅지
대퇴사두근이나 대둔근, 슬와근 등 하반신 근육을 전체적으로 단련할 수 있다.
뒤로 다리를 빼고 움직이는 동작은 균형감각 향상에 도움이 된다.

02

오른쪽 다리를 뒤로 빼고 천천
히 몸을 낮춘다. 그 뒤 천천히
원래 상태로 되돌아온다.

상체가 기울면 NG

다리를 내릴 때 상체가 앞으로 기울면
운동 효과를 얻을 수 없다.

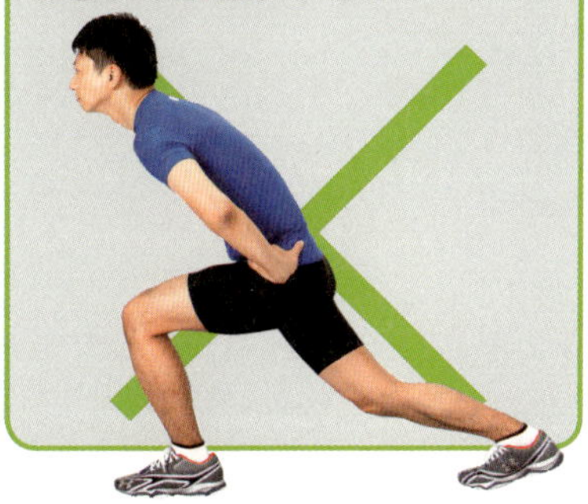

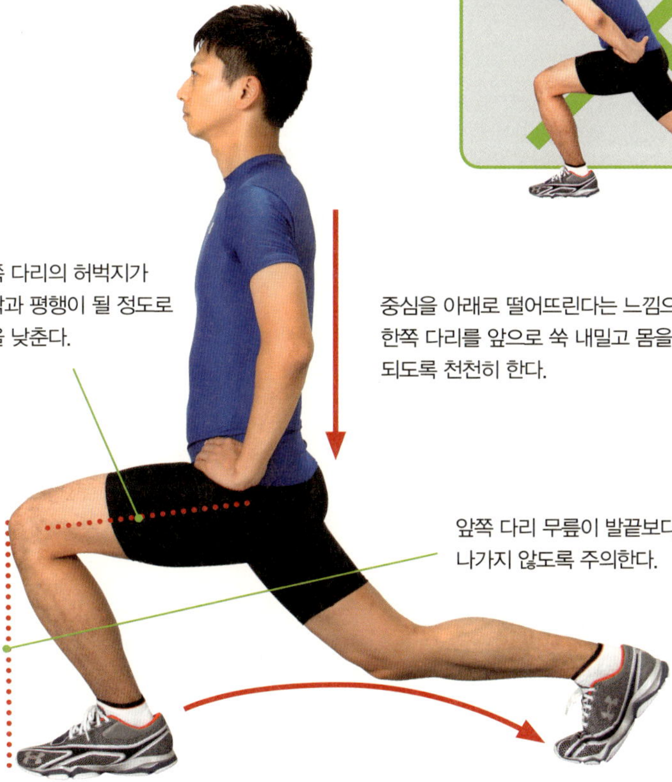

앞쪽 다리의 허벅지가
바닥과 평행이 될 정도로
몸을 낮춘다.

중심을 아래로 떨어뜨린다는 느낌으로 운동한다.
한쪽 다리를 앞으로 쑥 내밀고 몸을 낮출 때에는
되도록 천천히 한다.

앞쪽 다리 무릎이 발끝보다 앞으로
나가지 않도록 주의한다.

두꺼운 허벅지 슬림하게 만들기

똑바로 선 상태에서 다리를 옆으로 쑥 내밀고 천천히 몸을 낮춘다. 옆으로 움직이는 동작이 허벅지 안쪽을 자극하는 데 도움이 된다.

Point

힘주지 않고 천천히 커다란 움직임으로 동작을 실행한다. 상체가 흔들리지 않도록 주의하며 등은 곧게 편 상태를 유지한다.

횟수 좌우 번갈아 10회×3세트
호흡 몸을 낮출 때 숨을 들이마시고, 일어설 때 내쉰다.

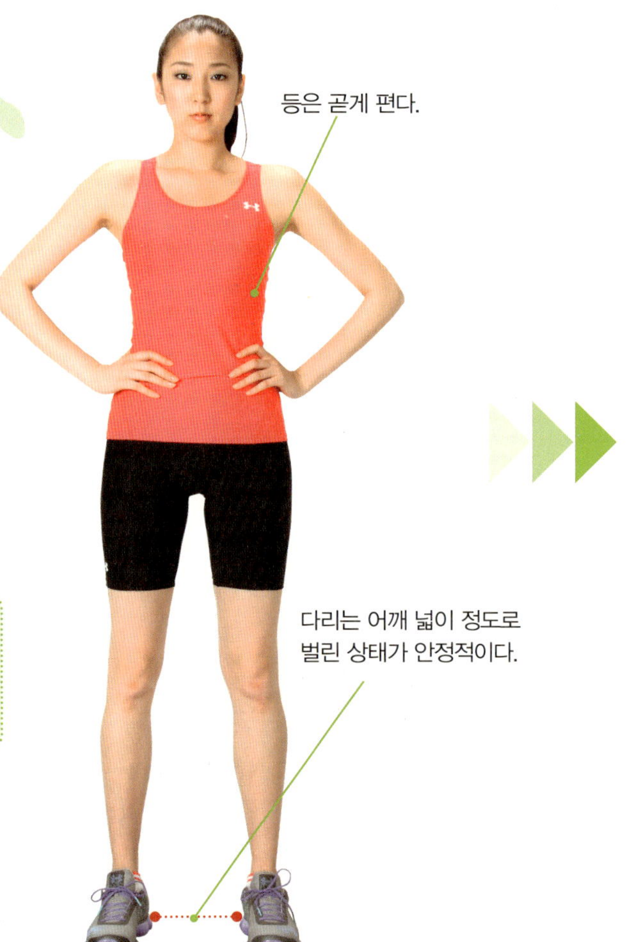

01

양손을 허리에 대고 똑바로 선다.

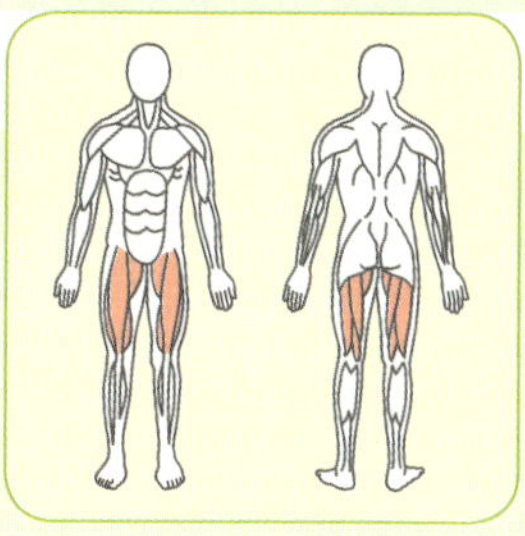

단련되는 부위 엉덩이, 허벅지
대퇴사두근이나 대둔근, 슬와근 등 하반신을 단련하는 운동이다.
또한 옆을 향하는 동작이 허벅지 내전근군을 강화하는 데 도움이 된다.

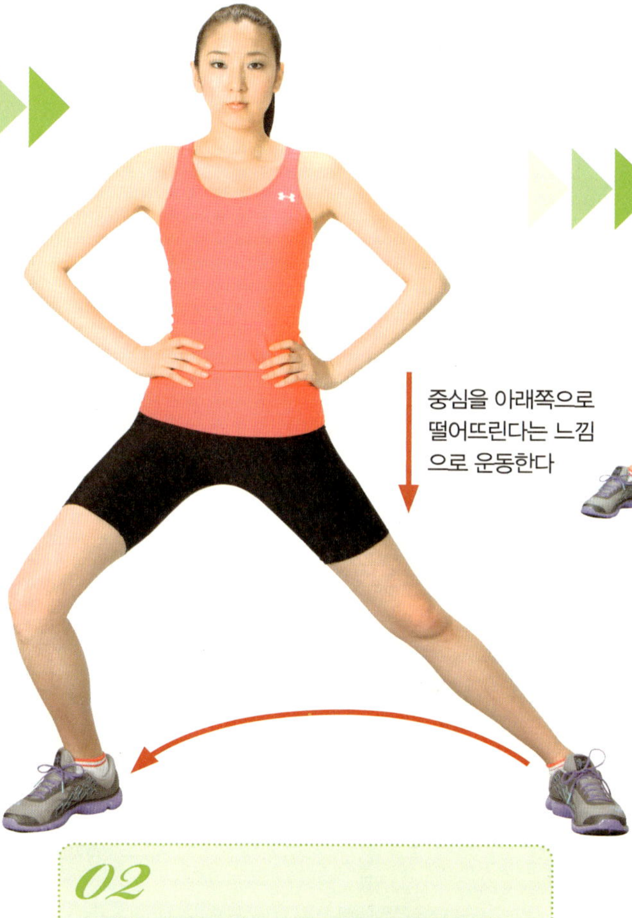

중심을 아래쪽으로
떨어뜨린다는 느낌
으로 운동한다

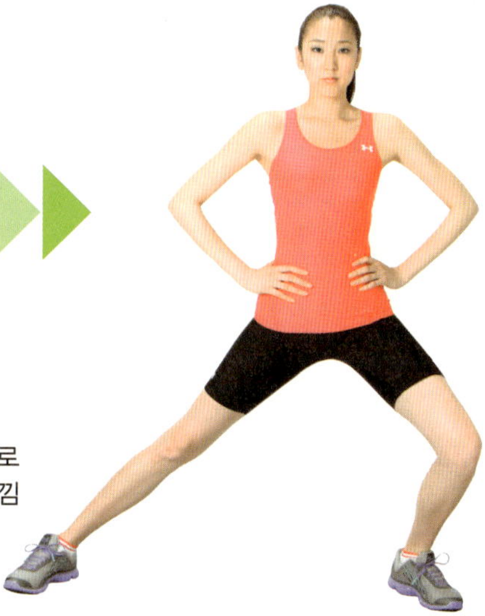

03

오른쪽 다리 운동이 끝났으면
왼쪽 다리도 한다.

02

오른쪽 다리를 옆으로 쭉 빼고 천천히 몸을
낮춘다. 그 뒤 천천히 원래 위치로 되돌아간다.

처진 엉덩이 힙 업 시키기

복합적으로 움직이는 운동이다. 선 상태에서 한쪽 다리를
앞으로 쭉 빼 몸을 낮추고, 연이어 그 다리를 뒤로 빼서 몸을
낮추면 된다.

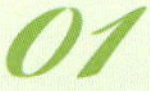

Point

한쪽 다리를 앞뒤로 흔드는 것과
같은 동작이며 균형을 잃지 않도록
주의해야 한다.

횟수 좌우 각각 10회×3세트
호흡 몸을 낮출 때 숨을 들이마시고,
일어설 때 내쉰다.

01
양손을 허리에 대고 다리는
어깨 넓이로 벌린 상태에서
똑바로 선다.

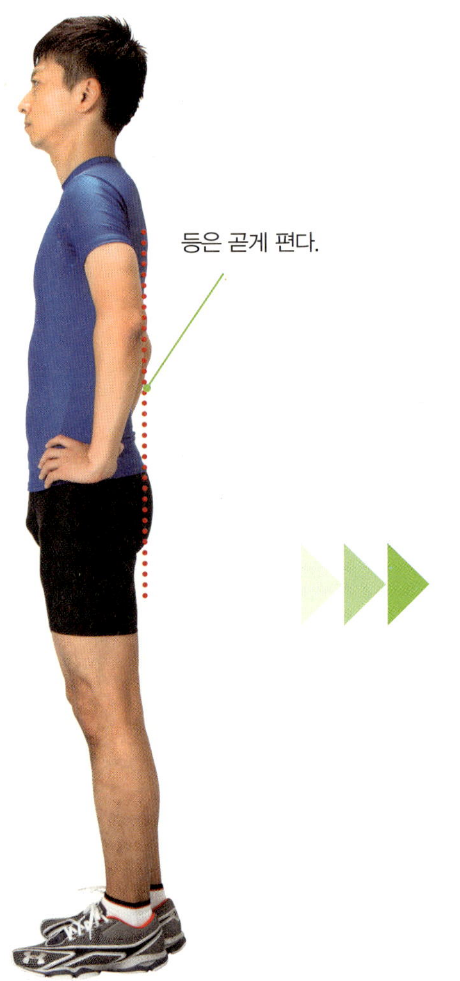

130

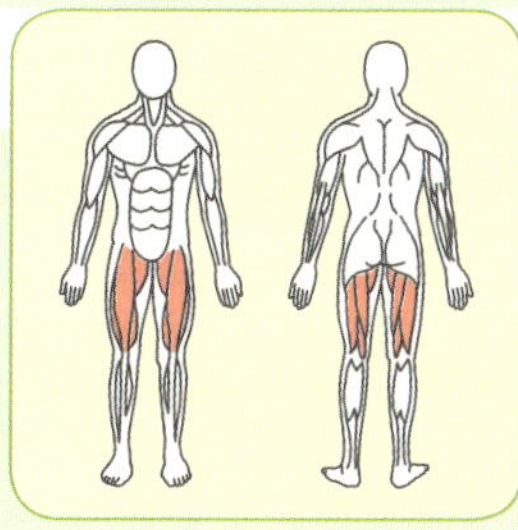

단련되는 부위 **엉덩이, 허벅지**

대퇴사두근이나 대둔근, 슬와근 등 하반신 근육을 전체적으로 단련할 수 있다.
대둔근을 단련하면 힙 업 효과도 기대할 수 있다.

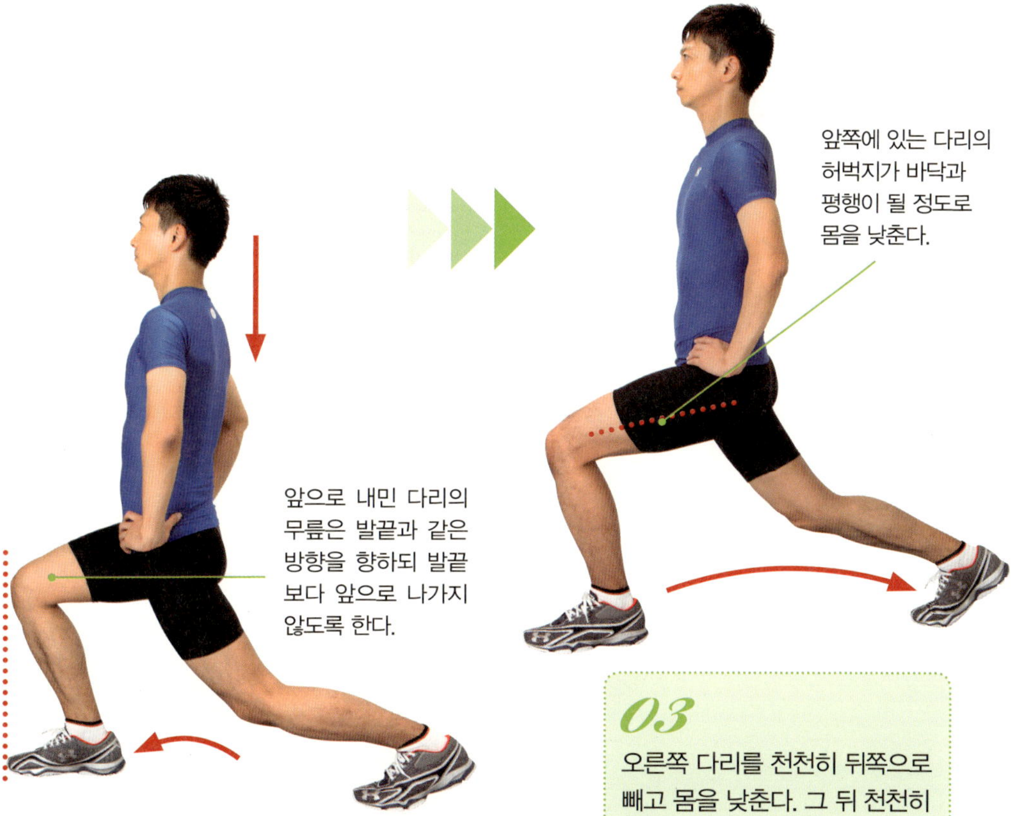

앞쪽에 있는 다리의
허벅지가 바닥과
평행이 될 정도로
몸을 낮춘다.

앞으로 내민 다리의
무릎은 발끝과 같은
방향을 향하되 발끝
보다 앞으로 나가지
않도록 한다.

02

오른쪽 다리를 앞으로 빼고,
오른쪽 다리 허벅지가 바닥과
평행이 될 정도로 몸을 낮춘다.

03

오른쪽 다리를 천천히 뒤쪽으로
빼고 몸을 낮춘다. 그 뒤 천천히
원래 위치로 되돌아온다.

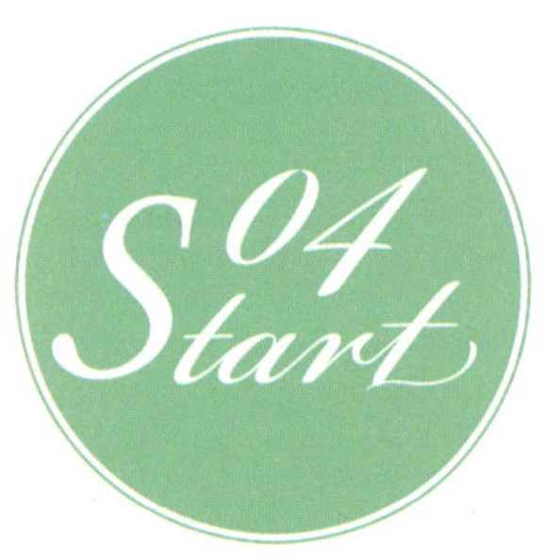

누워서 하는 다이어트 체조
The Method Performed on the Floor

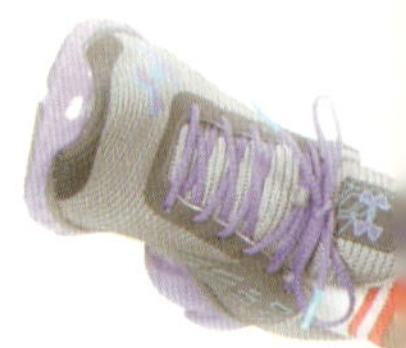

사람들은 보통 누웠을 때 가장 큰 휴식감을 느낀다. 눕는다는 건 편히 쉰다는 말과 다르지 않다. 그런데 운동 과정에서는 누운 자세에서 최상의 스트레칭 효과를 볼 수 있다고 한다. 서 있으면 발바닥이 지면에 닿아 머리 위 손끝 방향으로만 스트레칭이 이루어지지만, 누웠을 때에는 발바닥이 지면에 닿지 않게 되어 스트레칭이 머리와 발바닥 양쪽으로 모두 이루어지기 때문이다. 스트레칭 뿐 아니라 누웠을 때 할 수 있는 운동은 서 있을 때 못지않게 그 종류가 참 다양하고 효과도 탁월하다. 잠자리에 들기 전에 이 책에 소개된 동작들을 하나하나 따라 해 보자. 단잠을 청하는 데 그만일 뿐 아니라, 세상에서 가장 개운한 아침을 맞이할 수 있을 것이다.

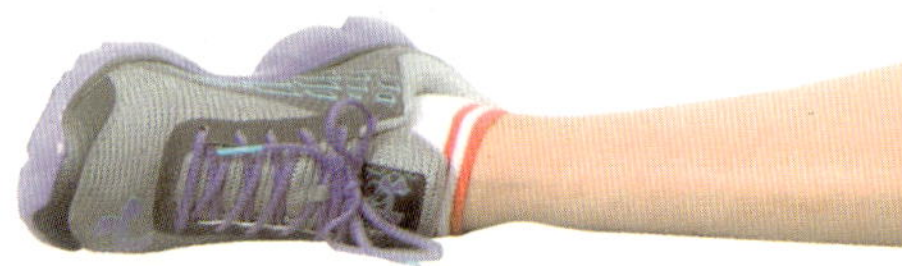

누워서 하는 운동의 포인트

특징 • 안정된 자세로 운동할 수 있다.

• 방에서 한가롭게 누워있다가 운동을 해도 좋다.

• 상체를 비트는 동작 등을 하면 옆구리를 날씬하게 하는 데 도움이 된다.

기본 • 바른 자세를 익힐 때까지 천천히 연습하자.

주의 사항 • 바닥과 닿는 신체 부위가 아프다면 매트 등을 깔고 운동하자.

• 자신의 능력에 맞는 운동을 선택하자.

외측광근
外側廣筋, Vastus lateralis muscle

허벅지 앞쪽에 위치하며 대퇴사두근
가운데 하나로 무릎 관절의 움직임에
관여한다. 이곳을 단련하면 다리 모양
을 아름답게 가꾸는 데 도움이 된다.

외복사근
外腹斜筋, Abdominal external oblique muscle

옆구리 쪽에 위치하며 비스듬하게 층을 이룬 형태다.
내복사근과 함께 그냥 복사근이라고도 부른다. 상체
를 옆으로 구부리는 동작 등에 사용된다.

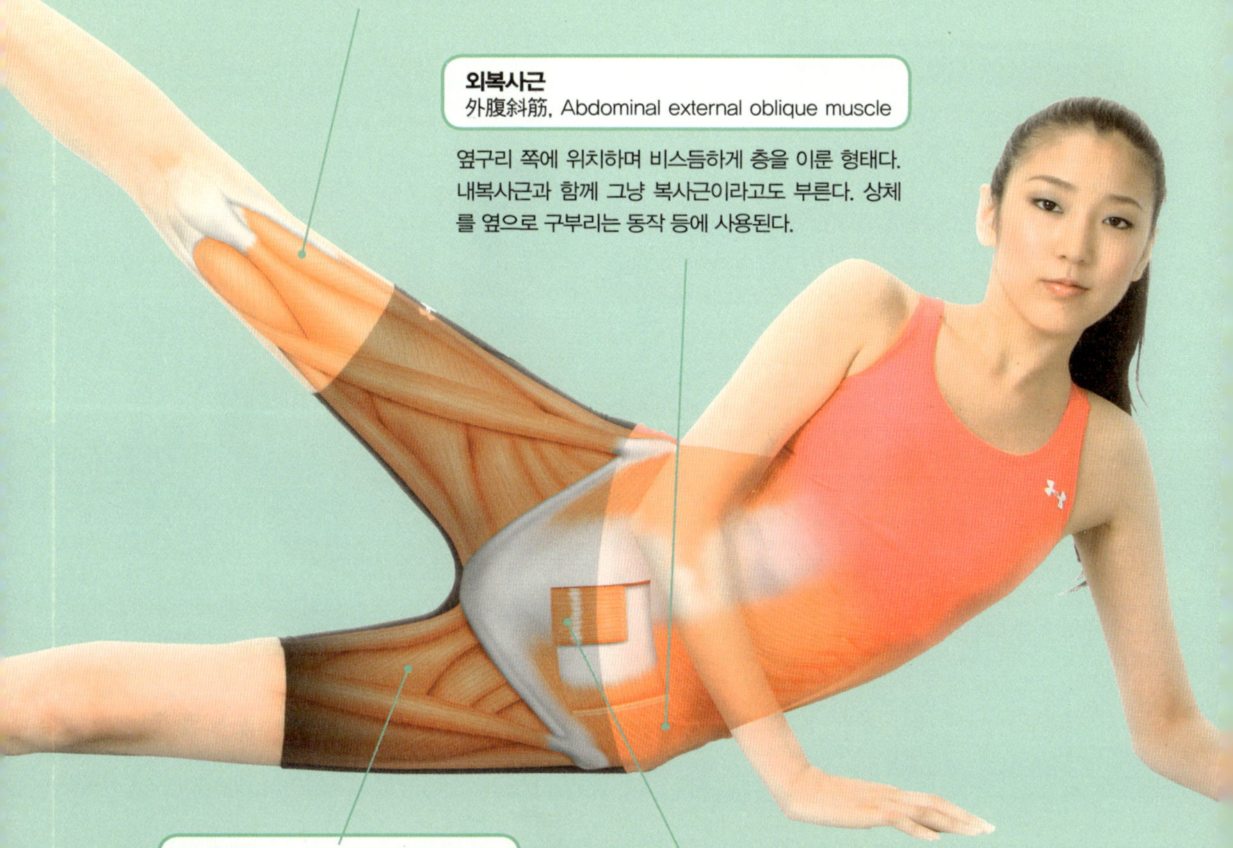

장내전근
長内転筋, Adductor longus muscle

치골 주위에 있는 근육으로 내전근군의
하나다. 고관절을 움직이거나 골반을 돌
리는 동작 등에 사용된다. 이곳을 단련
하면 허벅지라인을 예쁘게 가꾸는 데
도움이 된다.

복직근
腹直筋, Rectus abdominis muscle

배 앞쪽을 세로로 덮고 있는 근육이다.
이곳을 단련하면 배를 날씬하게 하는
데 도움이 된다.

이 장에서 소개하는 '누워서 하는 다이어트 체조'는 바닥에 손이나 무릎을 대거나 옆으로 누운 자세에서 하는 운동이다. 안정된 자세이기 때문에 천천히 세심하게 운동할 수 있다는 점이 특징이다.
방에서 누워 뒹굴다가 해도 좋고 잠자리에 들기 전에 침대나 이불 위에서 할 수도 있다.

기본자세

비교적 안정된 자세가 많으므로 천천히 주의를 기울여 따라 해보자.

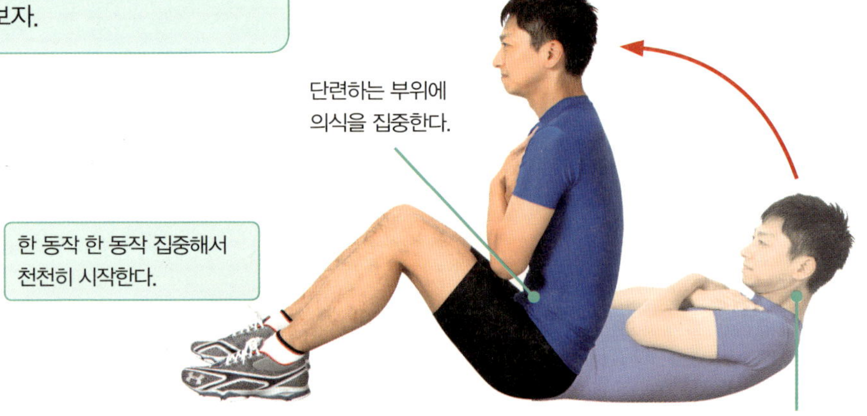

바닥과 닿는 부위가 아프다면 바닥에 닿는 부위에 통증이 느껴진다면 수건 등을 깔아도 좋다.

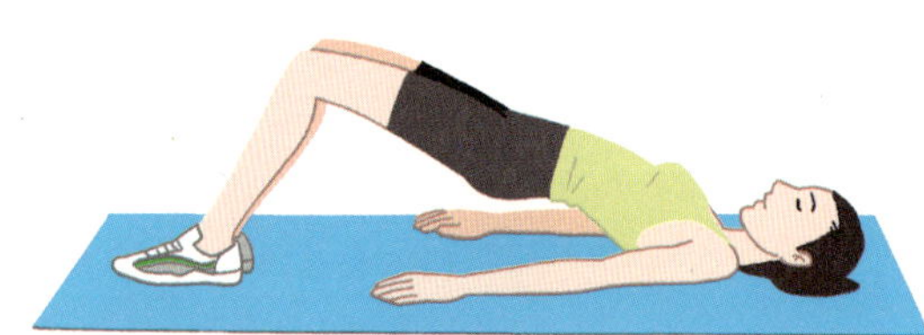

매트가 있다면 활용하자.

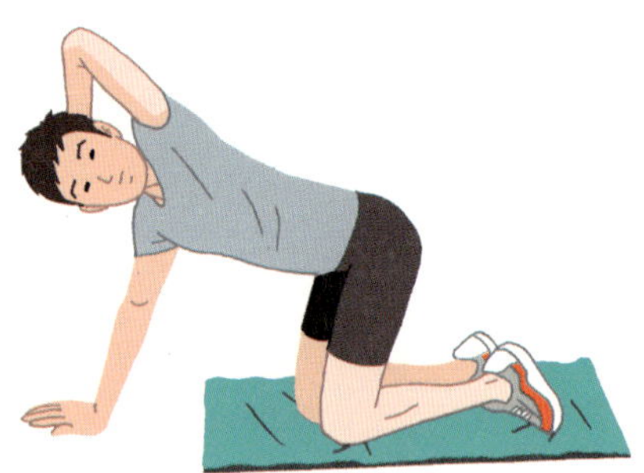

수건 등 주위에 있는 물건을 활용해도 좋다.

사람들은 보통 공원을 뛰거나 헬스클럽에서 여러 운동머신을 다뤄야만 운동다운 운동이라고 여기지만 반드시 그런 것만은 아니다. 잠자리에 누워서도 얼마든지 할 수 있는 운동법들이 이 장에 한 가득 소개되어 있다. 부담 없이 시작해 보자.

▶▶▶ 목적별 추천 운동

다른 일과 함께 운동을 병행하고 싶다!

상체를 세우고 앉아서 하는 운동은 텔레비전을 보면서도 할 수가 있다. 운동 습관을 들일 수 있는 좋은 방법이다.

| 추천 운동 |
- 측면 안정화 운동(158쪽)
- 엉덩이 균형 유지 운동(162쪽)
- 옆으로 누워 다리 올렸다 내리기 운동(172쪽)
- 한쪽 다리 들기 운동(180쪽)

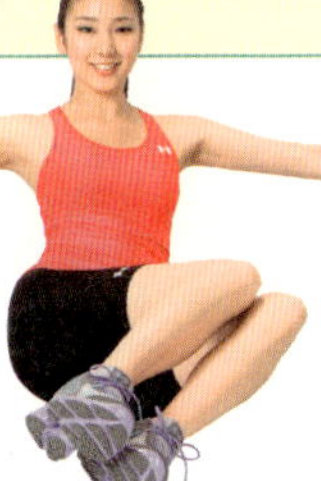

▶ '엉덩이로 균형 유지하기'는 텔레비전을 보면서도 할 수 있는 운동이다.

이불 위에 누워서 운동하고 싶다!

이 장에서 소개하는 '누워서 하는 다이어트 체조'는 이불 위에 누워 편안한 상태로도 할 수 있다는 점이 특징이다.

| 추천 운동 |
- 윗몸일으키기 운동(142쪽)
- 복부 집중 운동(148쪽)
- 발끝 치기 운동(152쪽)
- 다리 올렸다 내리기 운동(154쪽)
- 골반 끌어올리기 운동(166쪽)
- 엉덩이 끌어올리기 운동(174쪽)

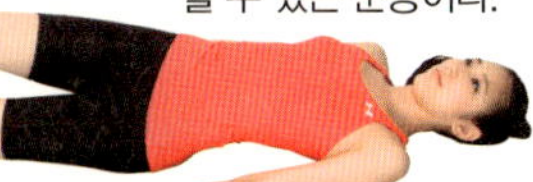

▶ '골반 끌어올리기'는 등을 바닥에 대고 누워서 가볍게 할 수 있는 운동이다.

체력에 자신이 없다!

안정된 자세에서 할 수 있으며 난이도가 낮은 운동들도 있다. 천천히 정성들여 동작을 실행해보자.

| 추천 운동 |
- 골반 끌어올리기 운동(166쪽)
- 옆으로 누워 다리 올렸다 내리기 운동(172쪽)

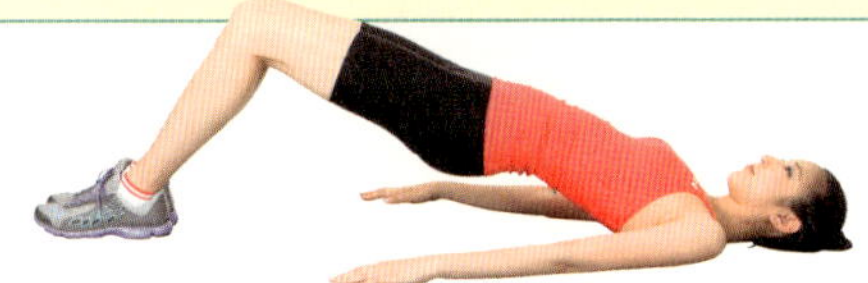

▶ '골반 끌어올리기 운동'은 도구를 사용할 필요가 없고 난이도도 낮다.

운동 난이도를 높이고 싶다!

누워서 하는 운동은 종류가 다양하고 그만큼 난이도도 폭넓다. '팔굽혀펴기'만 해도 다양한 난이도가 있어 자신에 맞는 동작을 선택할 수 있다.

| 추천 운동 |
- 팔굽혀펴기 운동(136쪽)
- 윗몸일으키기 운동(142쪽)
- 발끝 치기 운동(152쪽)

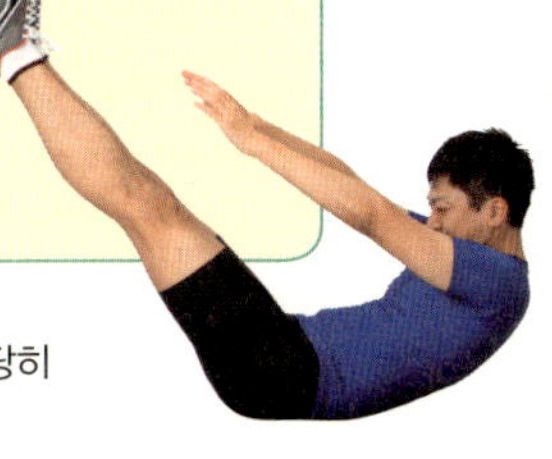

▶ 실제로 해보면 '발끝 치기'는 상당히 어려운 운동이다.

내 몸에 맞는 팔굽혀펴기 익히기

상반신을 단련하기 위한 가장 기본적인 운동 가운데 하나다.
근력이 약한 사람은 비교적 부담을 줄일 수 있는 응용편부터
시작하면 된다.

Point

옆에서 보았을 때 바디라인은
항상 일직선을 유지해야 한다.
특히 머리를 숙이지 않도록
주의해야 한다.

횟수 10~15회×3세트
호흡 팔을 구부릴 때
들이마시고, 펼 때 내쉰다.

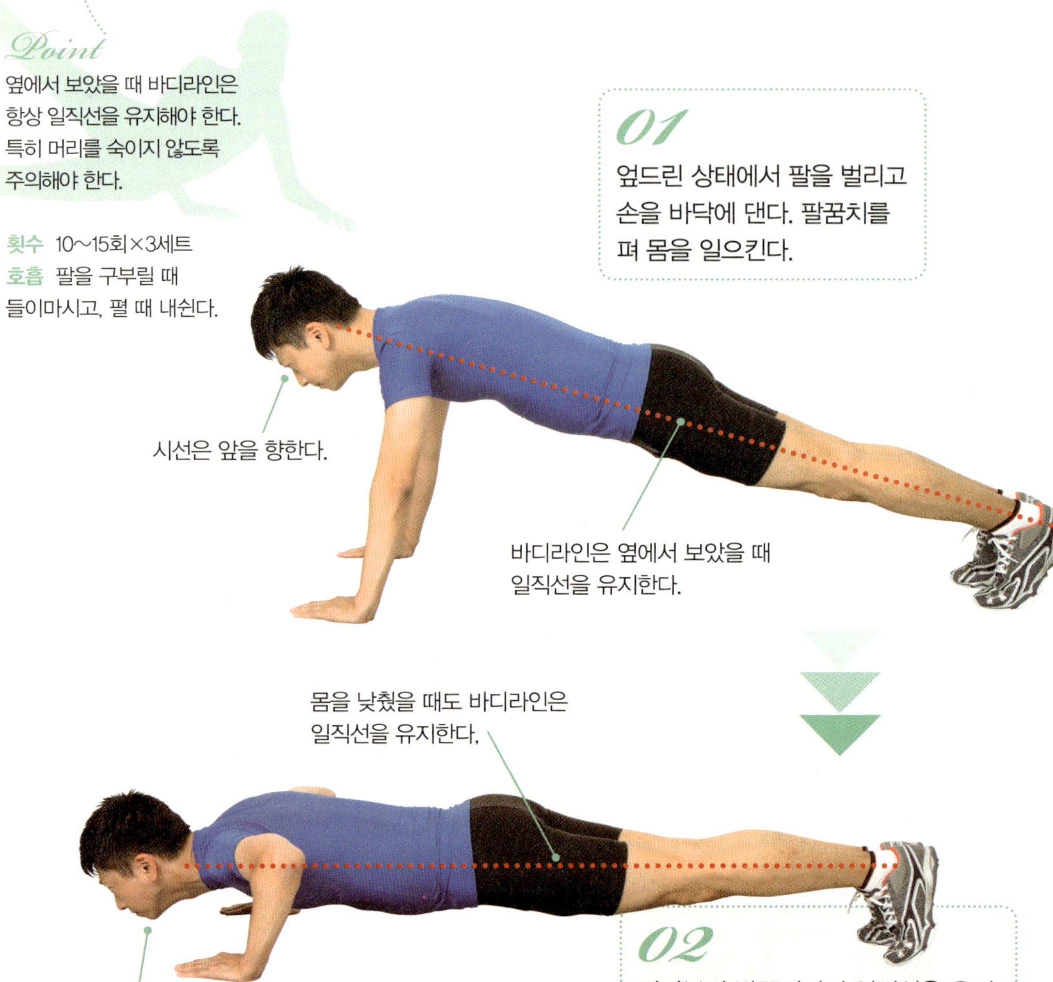

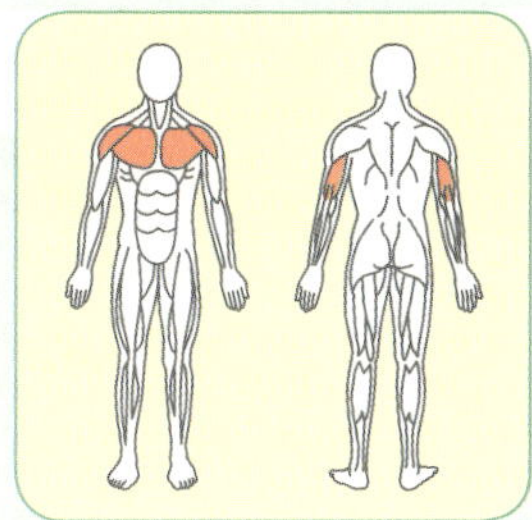

단련되는 부위 가슴, 두 팔(뒤쪽)

대흉근, 삼각근, 상완삼두근 등이 단련된다. 바디라인을 일직선으로 유지하며 운동하다보면 신체의 축이 되는 체간도 강화된다.

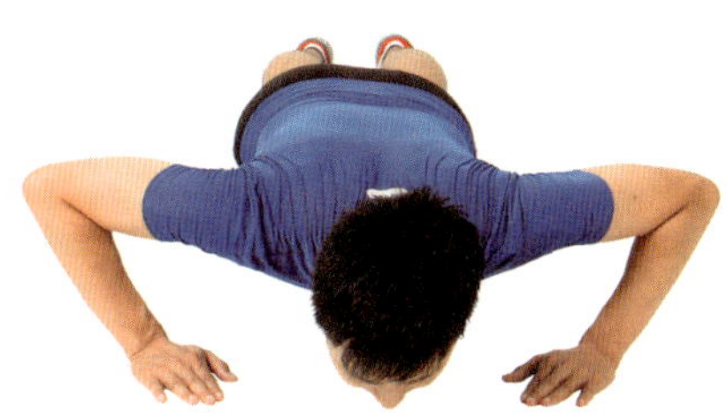

턱이 바닥에 닿을 정도로 몸을 낮추면, 두 팔은 바닥과 평행이 된다.

Check Up

손은 엄지손가락이 안쪽을 향하도록 둔다. 몸을 낮추었을 때 두 팔은 바닥과 평행이 되게 한다.

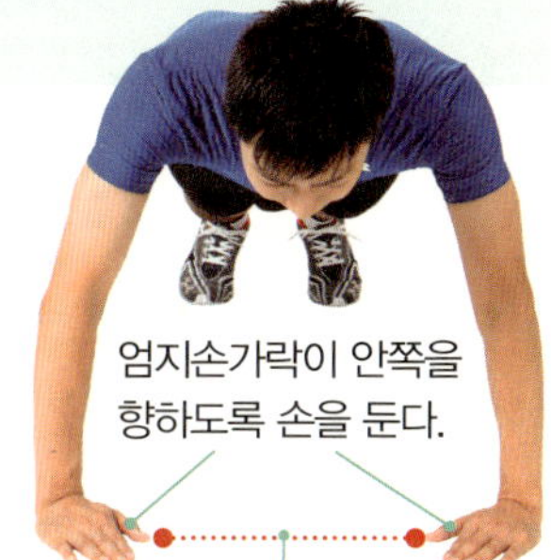

손은 각각 어깨선을 기준으로 안쪽으로 손바닥 하나 정도가 들어갈 위치에 둔다.

▶▶▶ 응용하기 1　팔굽혀펴기는 주로 가슴이나 팔 근육을 단련하는 운동이다. 양손의 간격을 바꾸면 중점적으로 단련하는 부위의 비율도 바뀐다.

엄지손가락을 맞대기

주로 가슴을 단련하는 방법이다. 난이도가 높다.

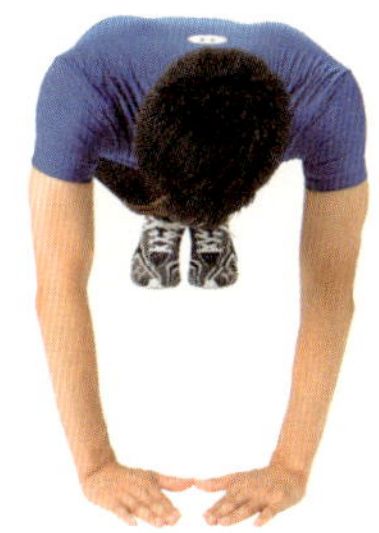

안쪽으로 향한 양손의 엄지손가락을 맞댄다.

손의 간격을 좁히기

가슴보다 팔(상완삼두근)을 단련하는 비율이 높아진다.

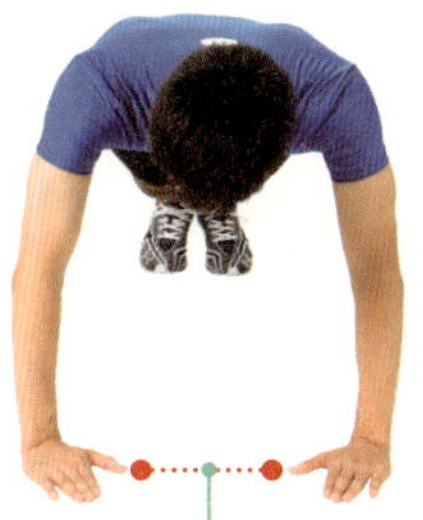

손은 어깨 폭과 같은 정도 위치에 놓는다.

손의 간격을 넓히기

팔보다 가슴 근육(대흉근)을 단련하는 비율이 높아진다.

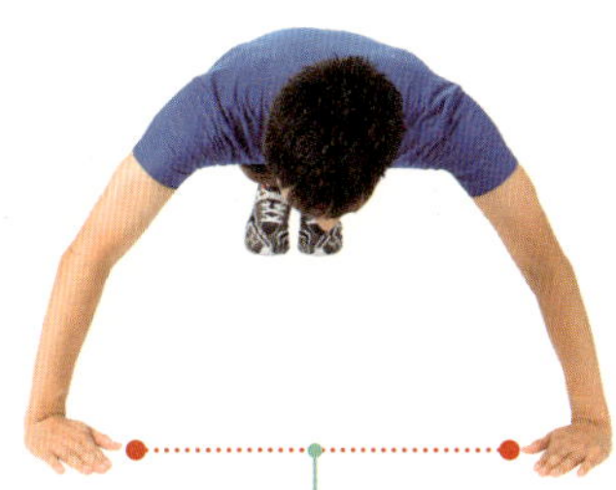

일반적으로 팔굽혀펴기를 할 때에 비해 어깨보다 손바닥 하나 넓이 만큼 바깥쪽에 손을 놓는다.

팔굽혀펴기 응용 방법은 여러 가지가 있다. 그 중 무릎을 땅에 대고 하는 방법은 운동의 부담을 줄여준다. 여성이나 노인 등 체력에 자신이 없는 사람은 이 방법부터 시작해보자.

허리를 중심으로 하기

무릎부터 발끝까지 바닥에 대고 하는 팔굽혀펴기.
이 장에서 소개하는 팔굽혀펴기 중 가장 부담 없는 방법이다.

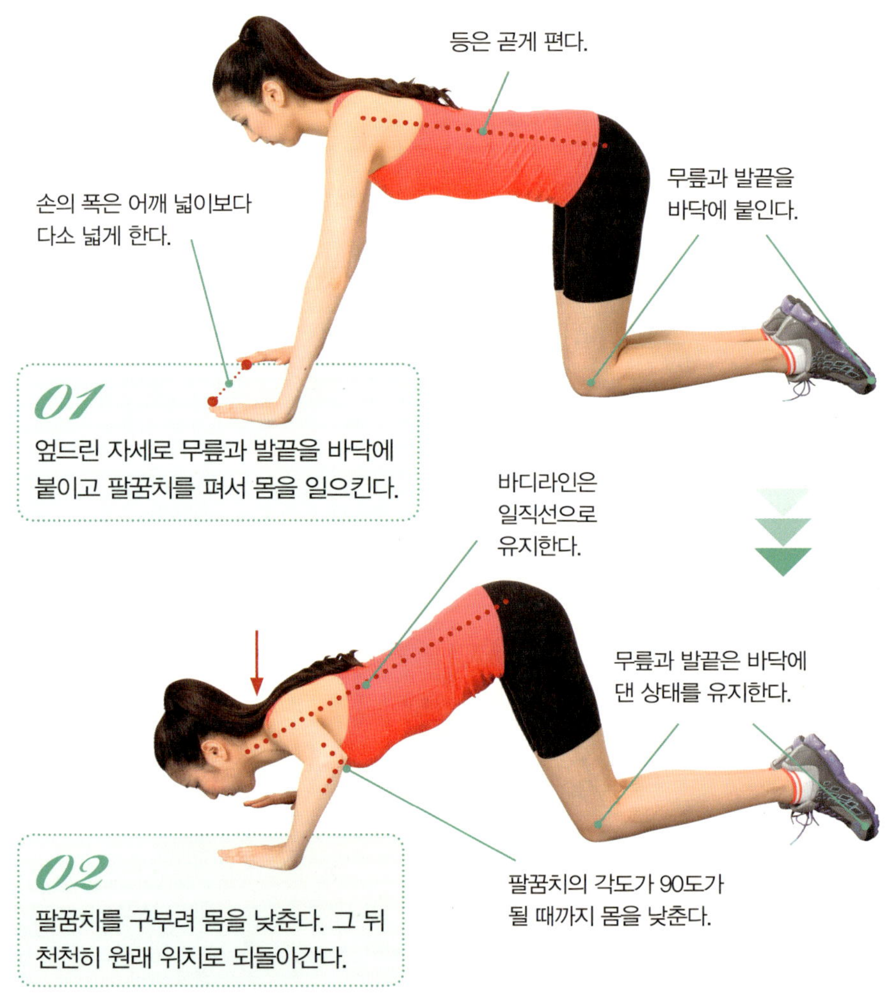

01
엎드린 자세로 무릎과 발끝을 바닥에 붙이고 팔꿈치를 펴서 몸을 일으킨다.

02
팔꿈치를 구부려 몸을 낮춘다. 그 뒤 천천히 원래 위치로 되돌아간다.

무릎을 중심으로 하기

무릎을 바닥에 대고 몸을 곧게 편 상태로 운동한다.
팔꿈치의 각도가 90도가 될 때까지 몸을 낮춘다.

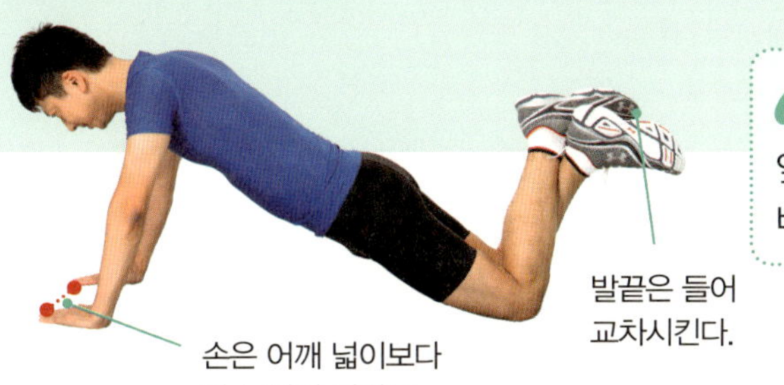

01
엎드린 자세에서 무릎을
바닥에 대고 몸을 일으킨다.

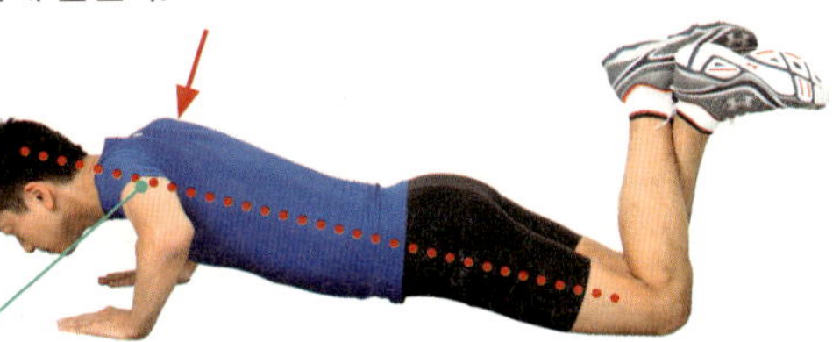

02
팔꿈치를 구부려 몸을
낮춘다. 그 뒤 시작했던
위치로 되돌아온다.

머리 쪽을 높이기

손을 받침 위에 놓아 머리 쪽을 높게 하면 운동의 부담이 줄어든다.
팔보다 가슴 아래쪽 근육을 집중적으로 단련하는 효과가 있다.

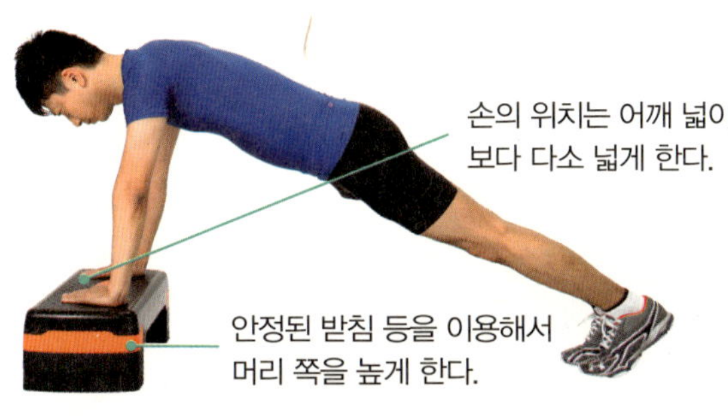

01
엎드린 자세로 손을 받침 위에 놓고
팔꿈치를 펴서 몸을 일으킨다.

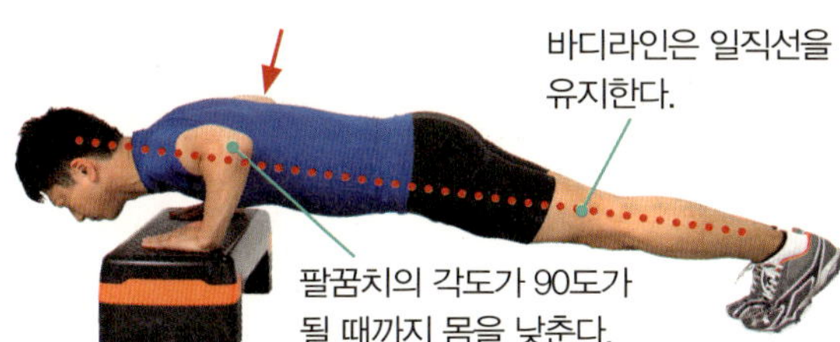

02
팔꿈치를 구부려 몸을
낮춘다. 그 뒤 원래
위치로 되돌아간다.

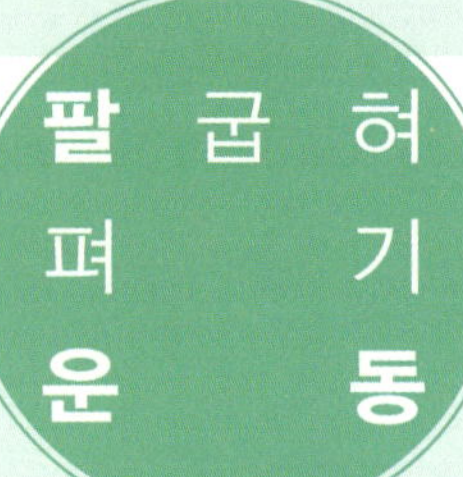

▶▶▶ 응용하기 3

운동의 강도를 높이고 싶을 때 횟수만을 늘리는 것은 큰 의미가 없다.
이때는 한쪽 다리를 올리는 방식으로 난이도를 높여보자.
힘들더라도 바른 자세를 유지해야 한다.

한쪽 다리를 올리기

한쪽 다리를 올리고 하는 팔굽혀펴기는 체간에 큰 부담을 주는
상급자용 방법이다. 몸이 떨리기 쉽지만 꾸준히 연습하다보면
균형 감각이 향상된다.

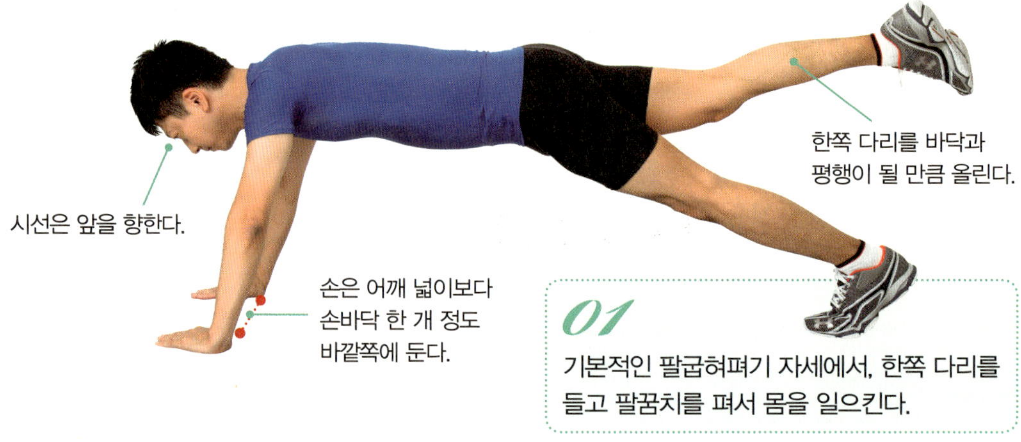

01

기본적인 팔굽혀펴기 자세에서, 한쪽 다리를
들고 팔꿈치를 펴서 몸을 일으킨다.

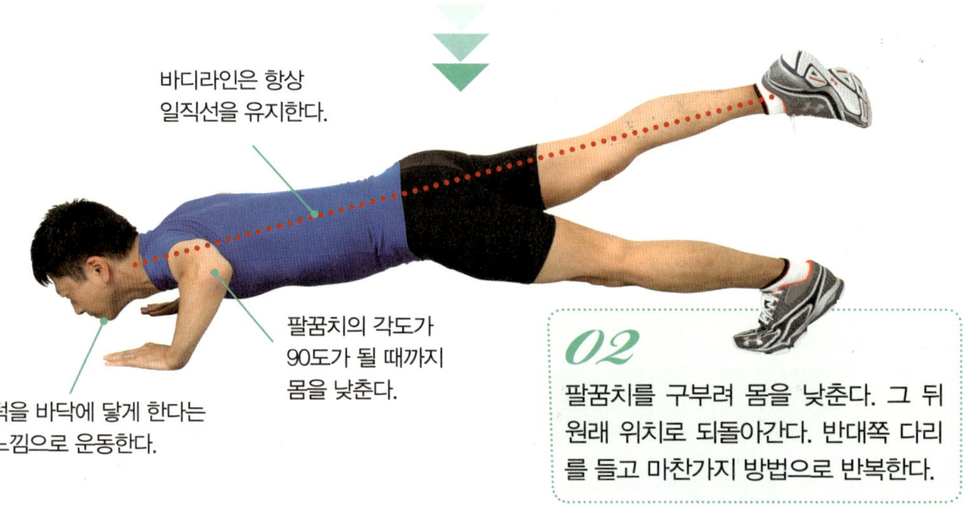

02

팔꿈치를 구부려 몸을 낮춘다. 그 뒤
원래 위치로 되돌아간다. 반대쪽 다리
를 들고 마찬가지 방법으로 반복한다.

다리 쪽을 높이기

받침 등을 이용해 다리의 위치를 높이면 일반적인 방법으로 팔굽혀펴기를 할 때보다 힘들다. 이 방법으로는 주로 가슴 위쪽 근육을 단련하게 된다.

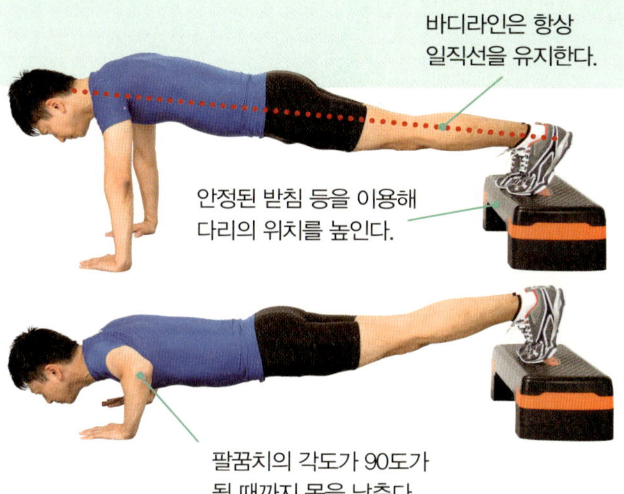

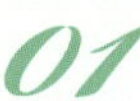

01

엎드린 자세로 다리를 받침 위에 놓고 팔꿈치를 펴서 몸을 일으킨다.

02

팔꿈치를 구부려 몸을 낮춘다. 그 뒤 천천히 원래 위치로 되돌아간다.

플라이오 푸시 업
Plyometrics Push-up

일반적인 팔굽혀펴기와 점프를 결합한 방법이다. 상당히 난이도가 높은 방식이기 때문에 무리하게 도전해서는 안 된다. 팔꿈치를 많이 구부릴수록 힘들어지므로 처음에는 약간만 구부리는 정도에서 시작하자.

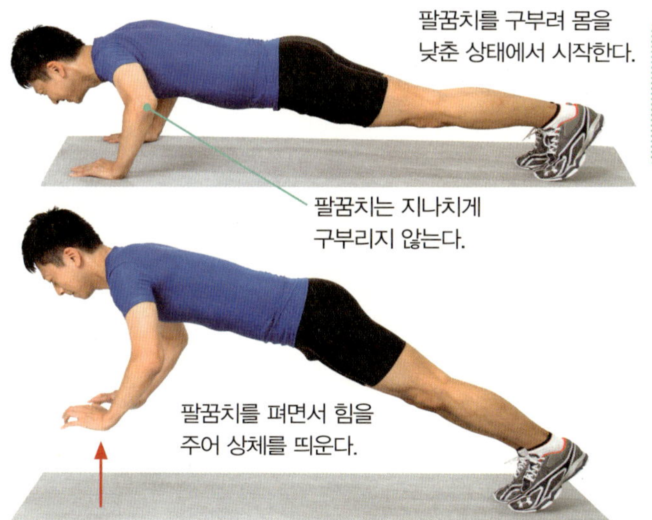

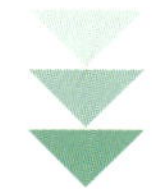

01

일반적인 팔굽혀펴기 자세에서 팔꿈치를 구부려 몸을 낮춘다.

02

팔꿈치를 펴면서 힘을 주어 상체를 공중에 띄운다. 그 뒤 시작했던 위치로 되돌아간다.

내 몸에 맞는 윗몸일으키기 익히기

등을 바닥에 대고 누운 자세에서 천천히 몸을 일으키는 널리 알려진 운동이다. 배 주위를 중심으로 허벅지 앞쪽도 단련할 수가 있다.

Point

응용 방법이 풍부한 운동이므로 자신의 체력에 맞는 방법을 선택하면 된다. 몸을 일으킬 때 반동을 이용하지 않도록 주의한다.

횟수 10~15회×3세트
호흡 상체를 일으킬 때 내쉬고, 다시 누울 때 들이마신다.

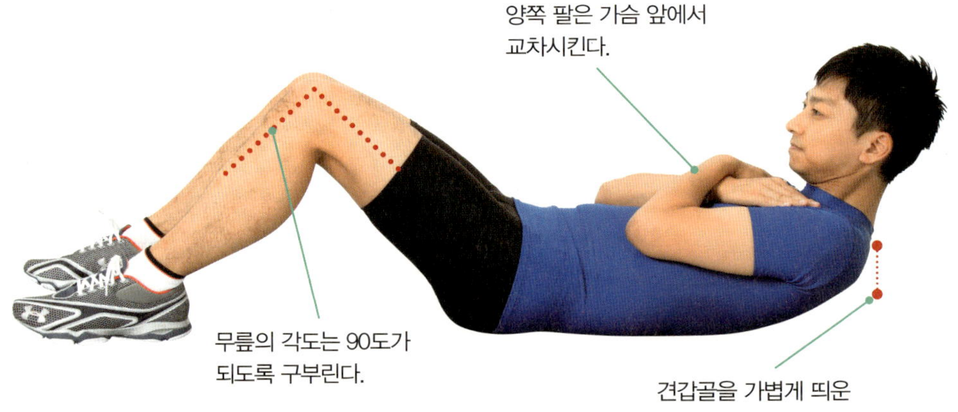

01

등을 대고 누워 양쪽 팔을 교차시켜 가슴 앞에 댄다.

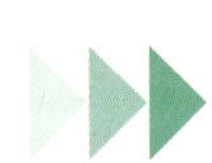

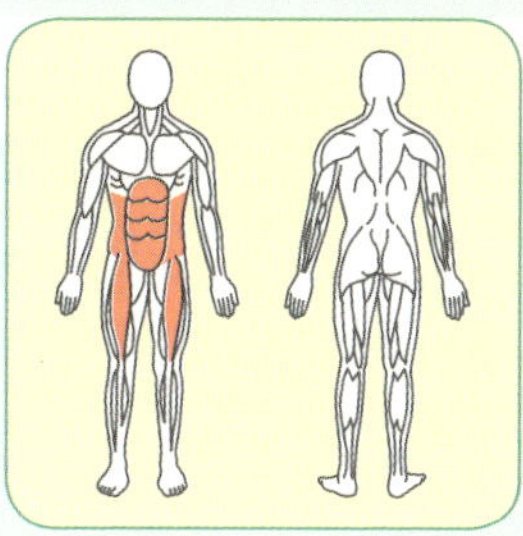

단련되는 부위 **복부, 허벅지**
주로 배 주위를 단련하게 되며 대표적인 부위로는 복직근 등이 있다.
의외로 허벅지까지 단련하는 효과가 있다.

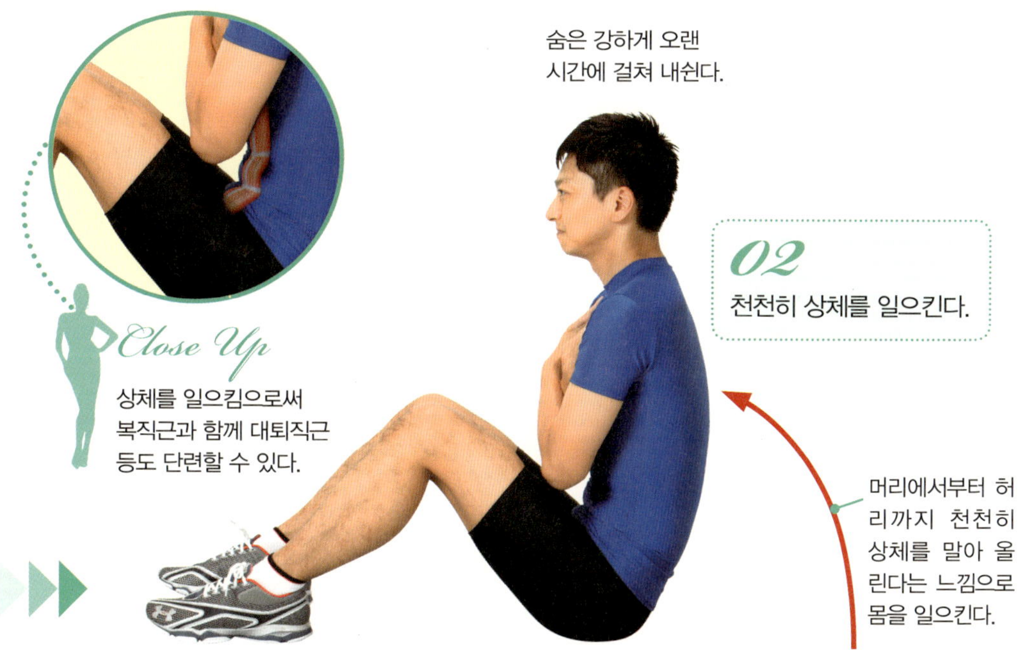

어깨를 떨어뜨리거나 무릎을 펴면 NG

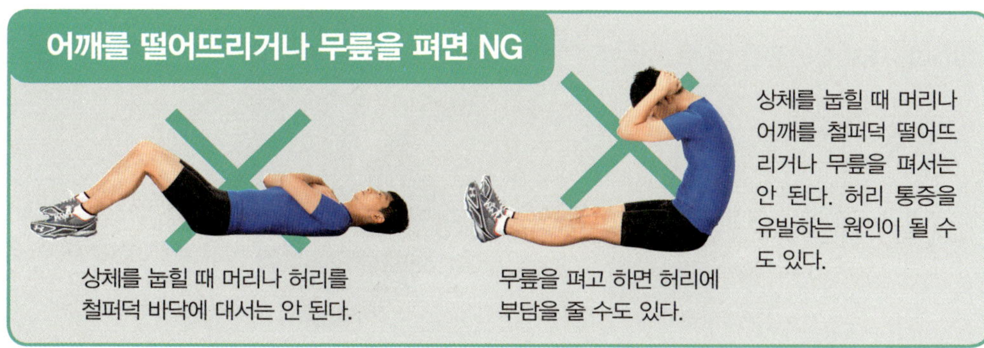

▶▶▶ 응용하기 1

난이도 ★ ★ ★

팔을 머리 뒤로 하고 손을 깍지 끼고 복근운동을 하면 팔을 가슴 앞으로 교차시켜서 할 때보다 부담이 커진다. 이 방법으로 할 때는 목에 지나치게 힘을 주지 않도록 주의한다.

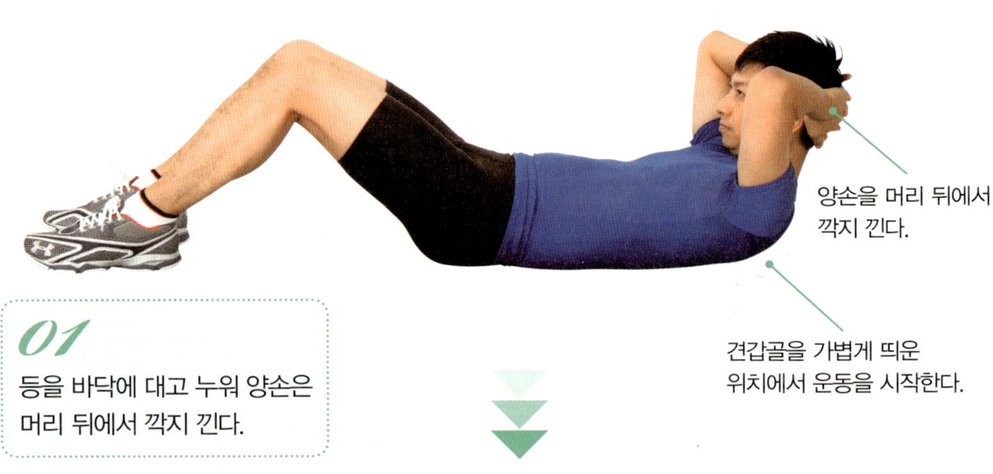

01

등을 바닥에 대고 누워 양손은 머리 뒤에서 깍지 낀다.

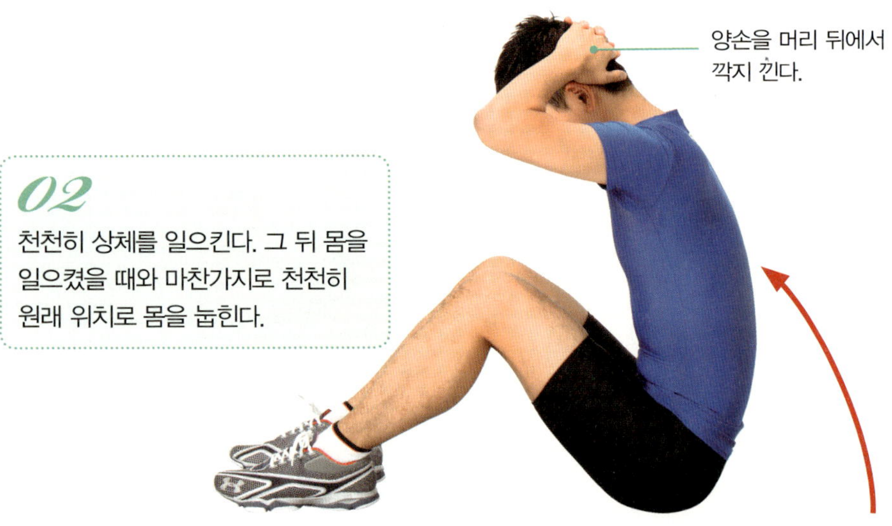

02

천천히 상체를 일으킨다. 그 뒤 몸을 일으켰을 때와 마찬가지로 천천히 원래 위치로 몸을 눕힌다.

양손을 허벅지에 대고 손이 무릎에 닿을 때까지만 상체를 일으키면 비교적 운동이 쉬워진다.
여성이나 노인에게 권하고 싶은 방법이다.

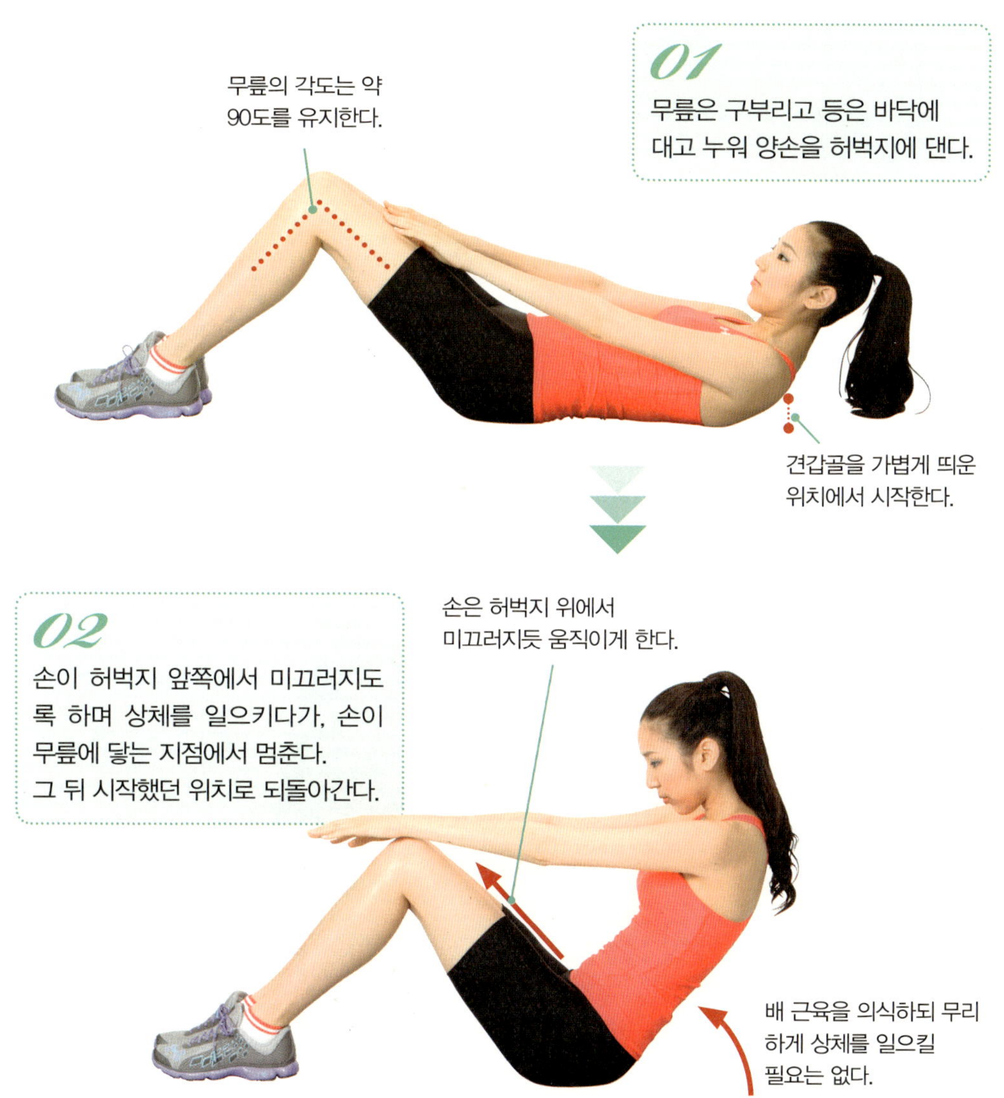

▶▶▶ 응용하기 3   난이도 ★ ★ ☆

손을 머리 뒤쪽으로 깍지 끼고 복근 운동을 하면서 상체를 비트는 동작까지
추가해보자. 이때 몸을 완전하게 일으킨 다음 상체를 비트는 것이 아니라,
몸을 일으키는 과정에서 상체도 함께 비틀어야 한다.

손을 머리 뒤쪽으로 깍지 끼고 상체 비틀기

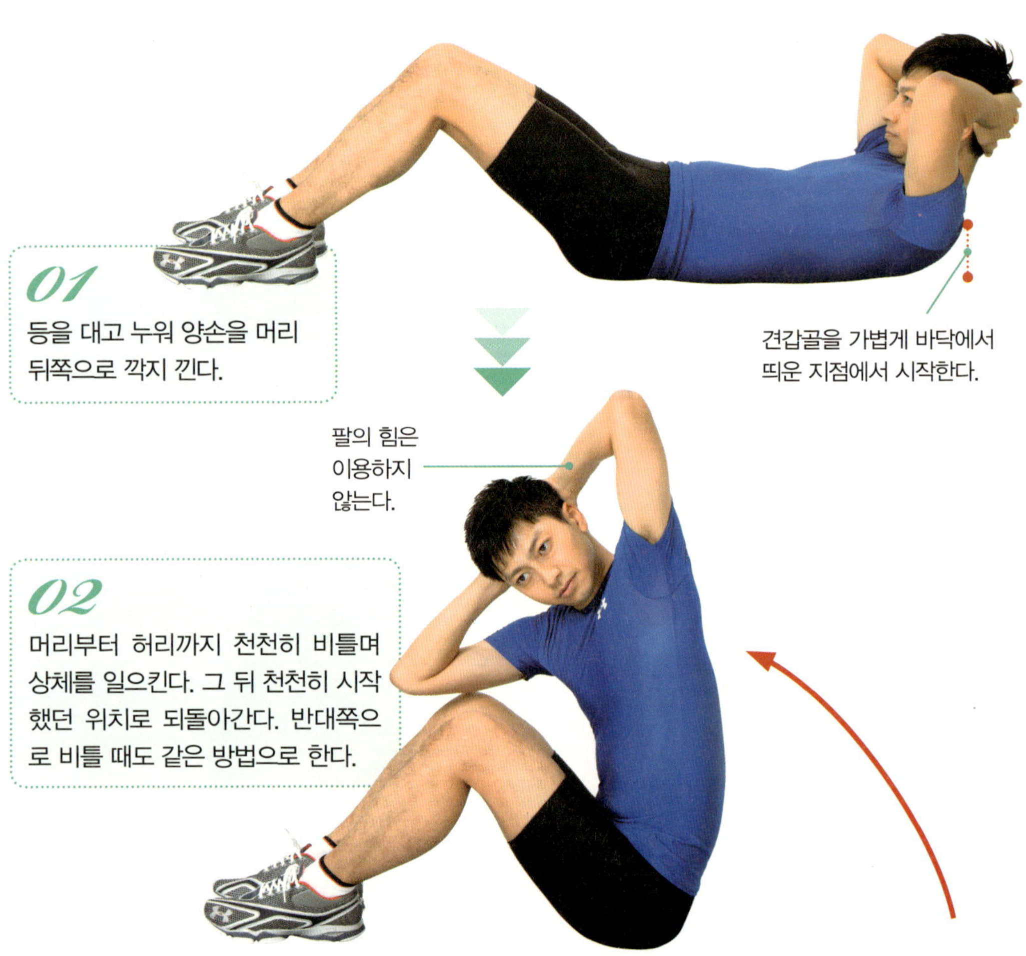

01
등을 대고 누워 양손을 머리
뒤쪽으로 깍지 낀다.

02
머리부터 허리까지 천천히 비틀며
상체를 일으킨다. 그 뒤 천천히 시작
했던 위치로 되돌아간다. 반대쪽으
로 비틀 때도 같은 방법으로 한다.

특히 여성에게 추천하고 싶은 동작이다. 손을 허벅지에 대고 근육운동을
하면서 상체를 비트는 동작까지 추가하면 허리가 날씬해지는 효과까지
기대할 수 있다.

손을 뻗어 비틀기

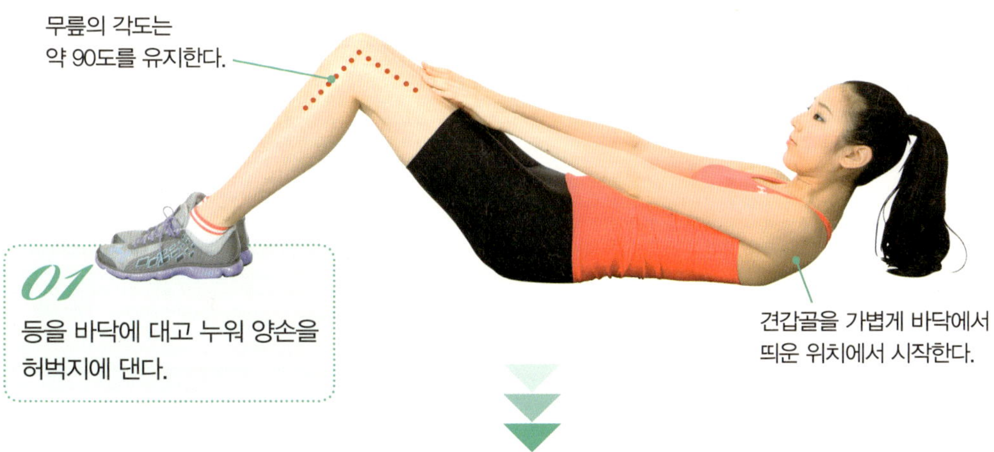

01

등을 바닥에 대고 누워 양손을
허벅지에 댄다.

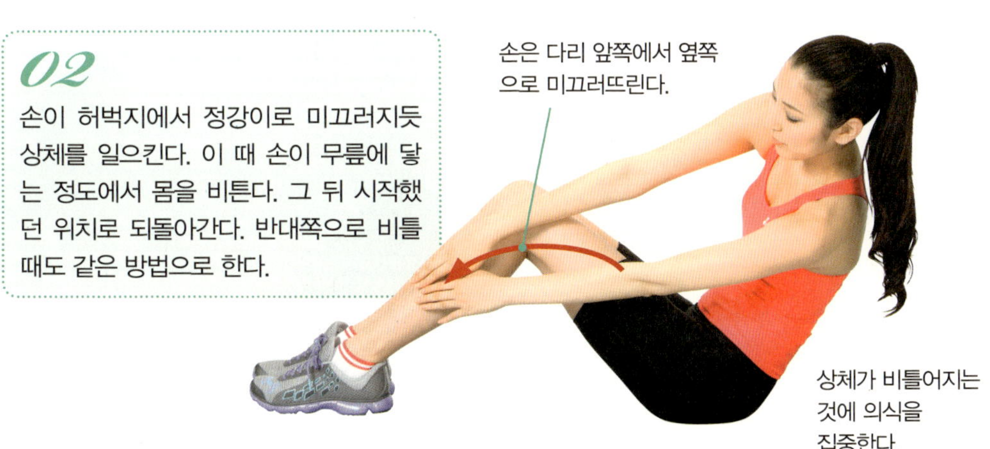

02

손이 허벅지에서 정강이로 미끄러지듯
상체를 일으킨다. 이 때 손이 무릎에 닿
는 정도에서 몸을 비튼다. 그 뒤 시작했
던 위치로 되돌아간다. 반대쪽으로 비틀
때도 같은 방법으로 한다.

초콜릿 복근 완성하기 1

복직근을 비롯해 배 주위를 집중적으로 단련하는 운동이다.
윗몸일으키기와는 달리 상체를 완전히 일으키지는 않는다.

Point

상체는 견갑골이 땅에서 떨어질 정도까지만 일으킨다. 배 주위를 집중적으로 단련하는 방법이라는 점에 주의하며 운동하자.

횟수 10회×3세트
호흡 상체를 일으킬 때 내쉬고, 눕힐 때 들이마신다.

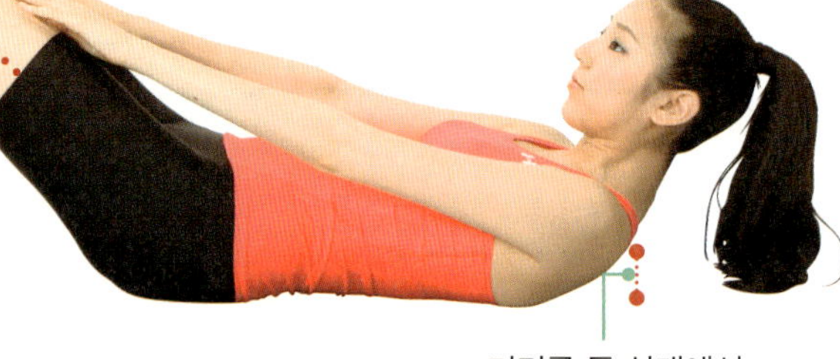

손은 허벅지 위에 둔다.

무릎은 각도가 90도가 되도록 구부린다.

01

등을 바닥에 대고 누워 양손을 허벅지에 댄다.

머리를 든 상태에서 시작한다.

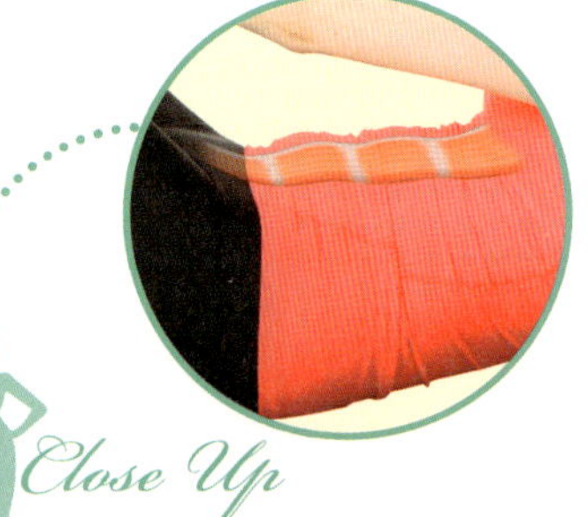

Close Up

배를 구부림으로써 복직근을 집중적으로 단련한다.

02

견갑골이 바닥에서 떨어질 정도까지 상체를 일으킨다. 그 뒤 시작했던 위치로 되돌아간다.

손이 무릎에 닿을 정도까지 몸을 일으킨다.

하반신은 움직이지 않는다.

견갑골이 바닥에서 떨어질 정도까지 몸을 일으키고 필요 이상으로 상체를 세우지 않는다.

148

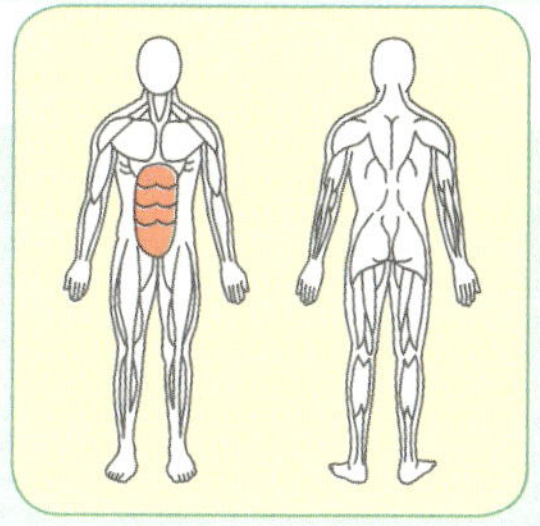

단련되는 부위 복부

주로 복직근이 단련되며, 배 둘레를 날씬하게 만들고 싶은 사람에게 적합한 운동이다. 상체는 필요 이상으로 일으키지 않는다.

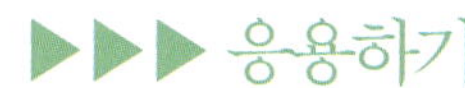 응용하기

손을 머리 뒤에서 깍지 끼기

팔을 머리 뒤에서 깍지 끼면 바로 앞에서 소개한 방법보다도 난이도가 높아진다. 어느 정도 근력에 자신이 있는 남성은 이 방법이 적합하다.

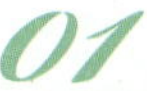

등을 대고 누워 양손은 머리 뒤에서 깍지 낀다.

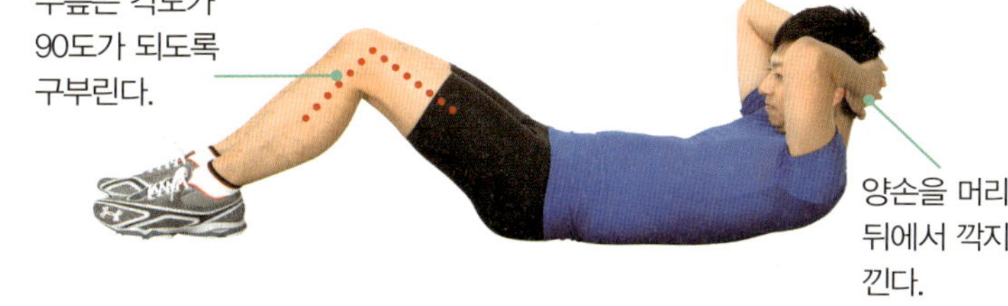

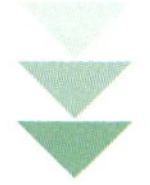

견갑골이 바닥에서 떨어질 정도까지 상체를 세운다. 그 뒤 시작했던 위치로 되돌아간다.

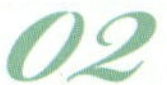 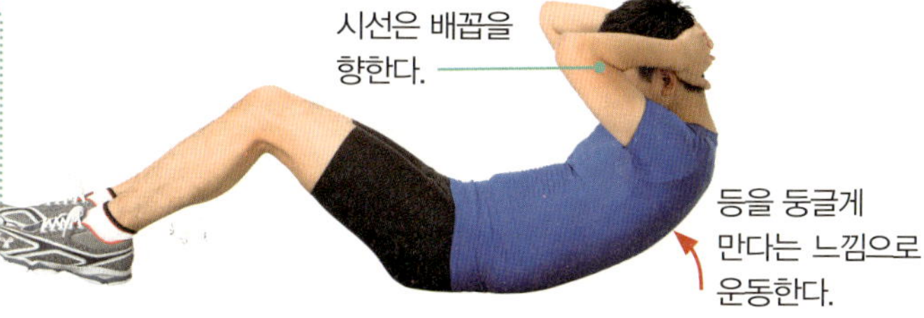

다리의 위치를 높게 하기

받침 등에 다리를 올리면 운동 시 고관절의 근육이 편안해진다.

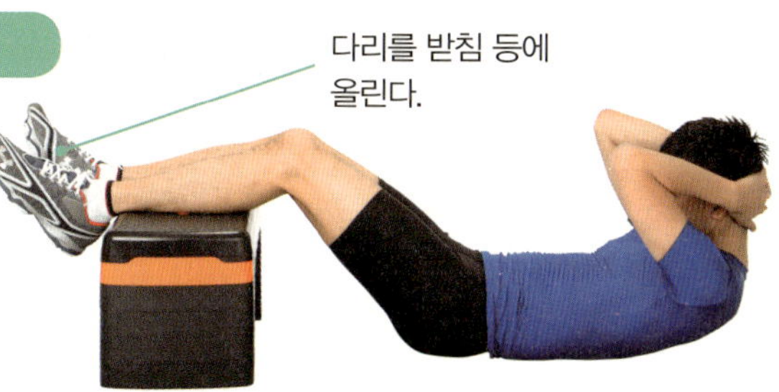

초콜릿 복근 완성하기 2

등을 바닥에 대고 누웠다가, 몸을 비틀면서 등을 둥글게 말아 견갑골을 바닥에서 띄워보자. 몸을 비트는 동작을 통해 옆구리 부근 근육을 단련할 수가 있다.

Point

옆구리를 단련하기 위해 의식적으로 몸을 비틀어보자. 상체는 완전히 일으키지 않아도 상관 없다.

횟수 좌우 번갈아 10회×3세트
호흡 상체를 일으킬 때 내쉬고, 원래 상태로 되돌아갈 때 들이마신다.

01

등을 바닥에 대고 누워 양손을 허벅지에 댄다.

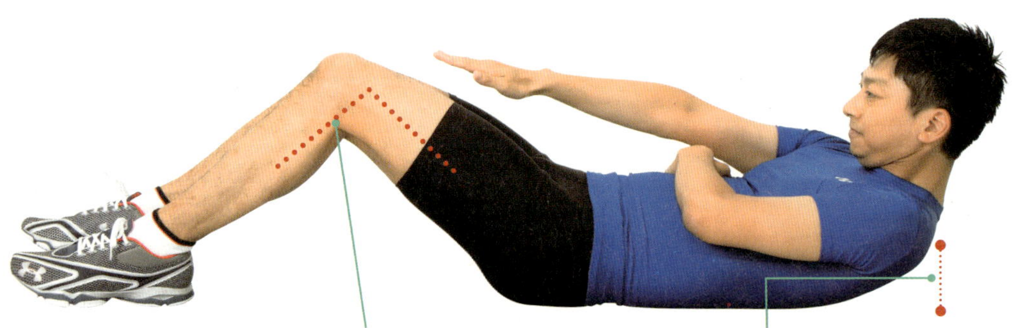

무릎은 90도 정도로 구부린다.

머리를 바닥에서 띄운 상태로 시작한다.

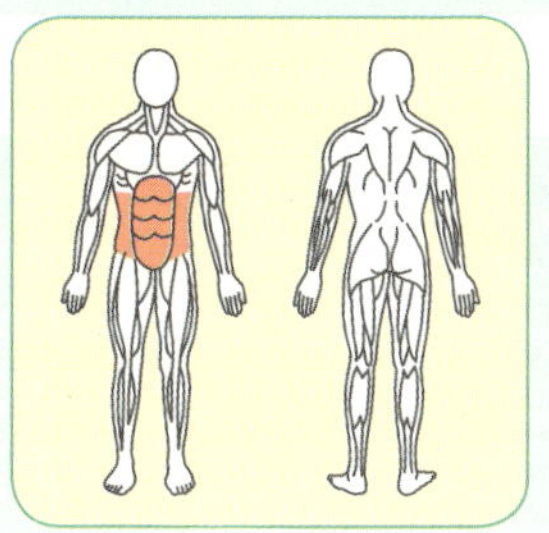

단련되는 부위 복부
일상에서는 그다지 하지 않는 비트는 동작을 통해 복직근과 함께 복사근,
복횡근 등 옆구리 부분의 근육을 단련할 수가 있다.

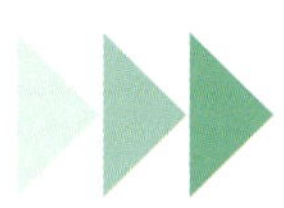

02

천천히 상체를 비틀면서 견갑골이 바닥
에서 떨어질 만큼 상체를 일으킨다. 그
뒤 천천히 시작했던 상태로 되돌아간다.

오른손을 왼쪽 무릎
쪽으로 뻗는다.

몸을 완전히
비튼다.

견갑골이 바닥에서
떨어질 만큼 상체를
일으킨다.

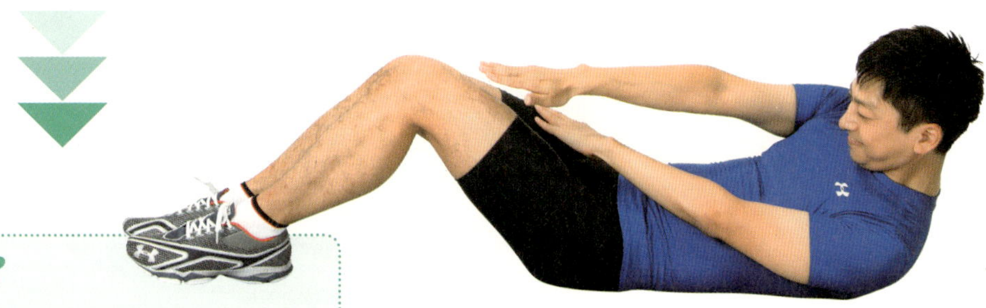

03

왼손을 오른쪽 허벅지에 대고 상체를
비트는 방법도 있다. 본인에게 적합한
방법을 선택해서 운동하면 된다.

초콜릿 복근 완성하기 3

등을 바닥에 대고 누워 양쪽 다리를 든 다음 마치 손을 뻗어
발끝을 치듯 상체를 일으키는 운동이다.

Point

실제로 발끝을 손으로 칠 필요는
없으며 본인이 가능한 범위 내에
서 운동하면 된다. 어느 정도 몸에
근력이 생긴 뒤 도전해보자.

횟수 5∼10회×3세트
호흡 상체를 일으킬 때 내쉬고,
원래 상태로 되돌아갈 때
들이마신다.

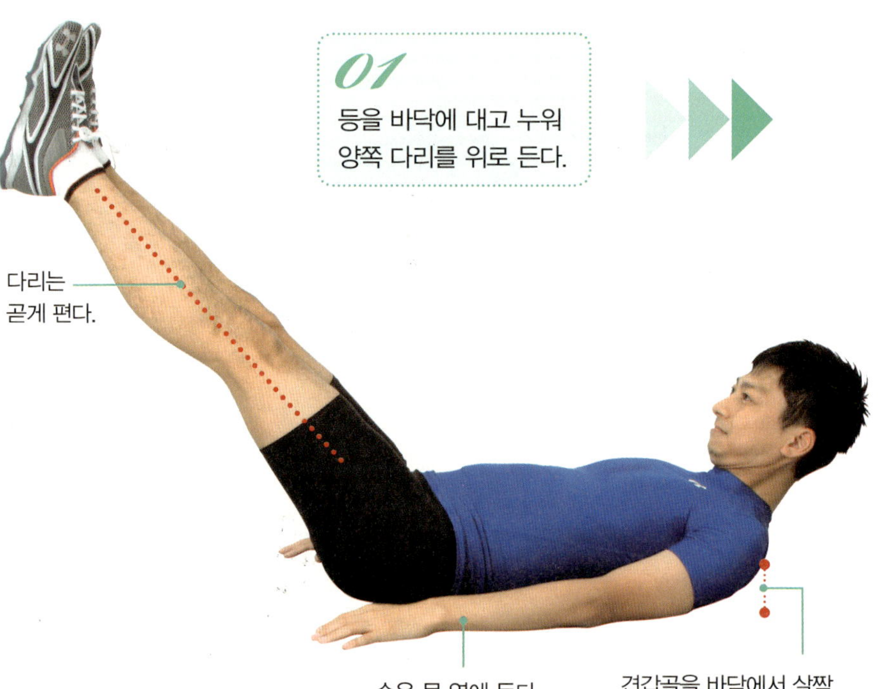

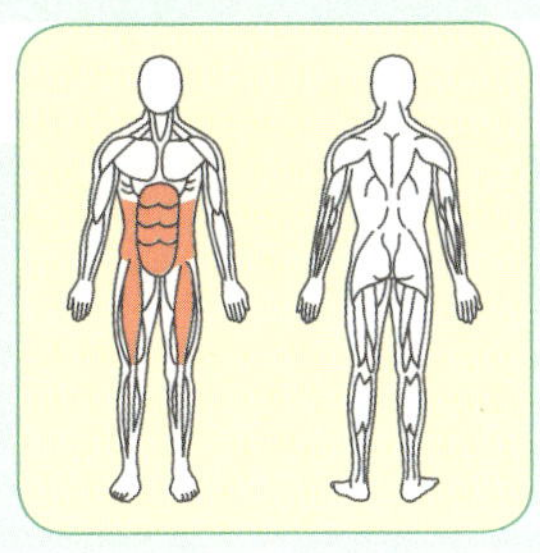

단련되는 부위 복부, 허벅지

복직근 등 주로 배 주위 근육을 단련하는 운동이다. 뿐만 아니라 허벅지를 단련하고 허리 주변의 유연성을 기를 수도 있다.

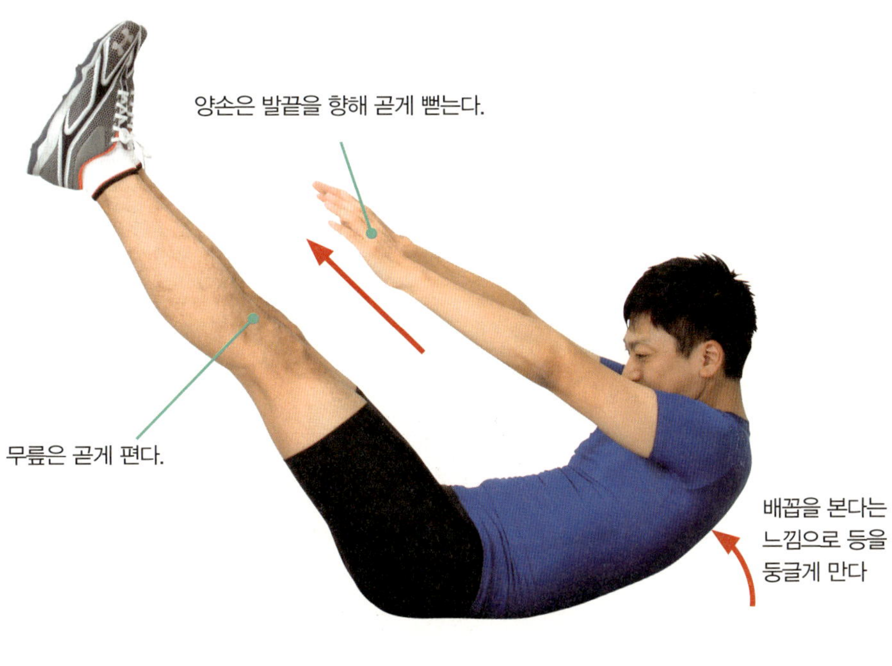

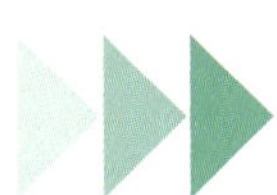

02

상체를 일으켜 발끝을 향해 양손을 뻗는다.

허벅지와 엉덩이 라인 동시에 살리기

등을 바닥에 대고 누운 자세로 다리를 올렸다 내리는 동작을 통해, 배나 허벅지를 단련하고 신체의 축이 되는 체간을 강화하는 운동이다.

Point

다리를 들어 올린다기보다는 엉덩이를 끌어올린다는 느낌으로 운동하자. 무릎은 일정하게 구부린 상태를 유지한다.

횟수 10~15회×3세트
호흡 다리를 들어 올릴 때 내쉬고, 내릴 때 들이마신다.

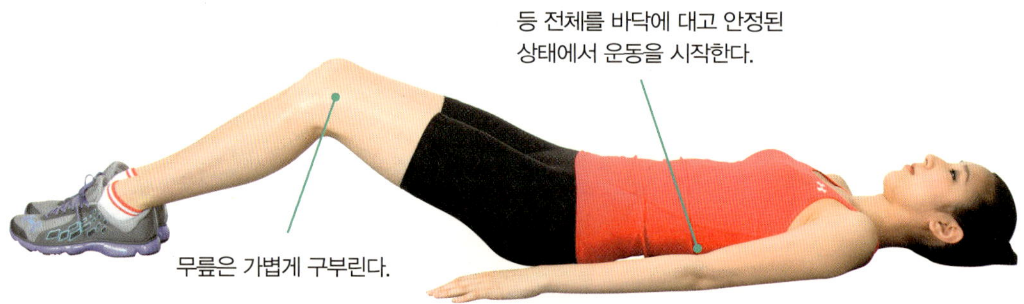

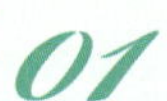

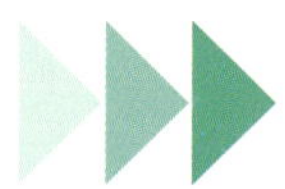

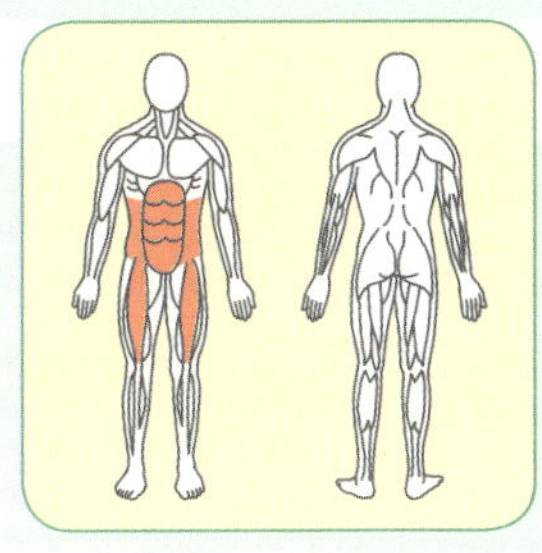

단련되는 부위 **복부, 엉덩이, 허벅지**

대흉근, 삼각근, 상완삼두근 등이 단련된다. 바디라인을 일직선으로 유지하며 운동하다보면 신체의 축이 되는 체간도 강화된다.

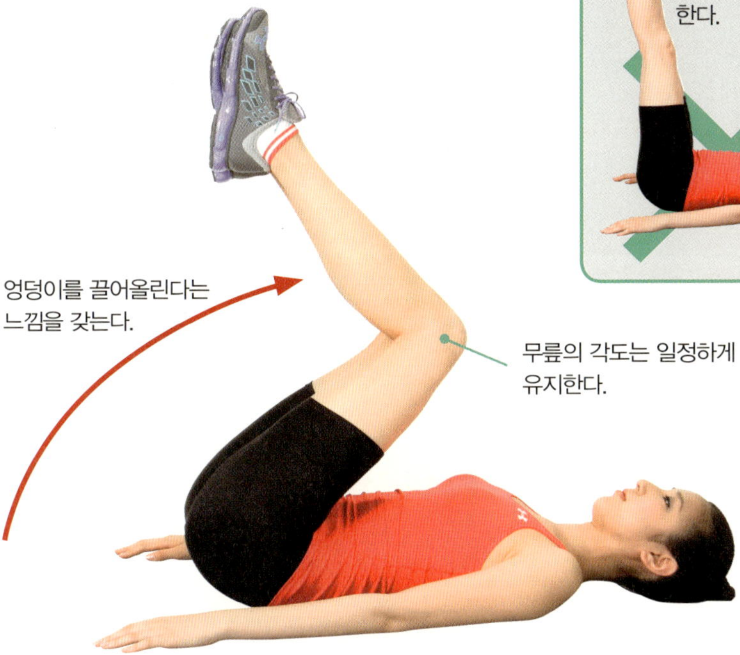

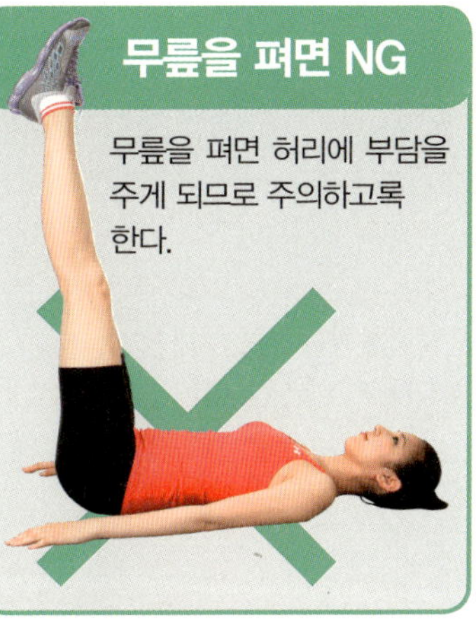

무릎을 펴면 NG

무릎을 펴면 허리에 부담을 주게 되므로 주의하도록 한다.

엉덩이를 끌어올린다는 느낌을 갖는다.

무릎의 각도는 일정하게 유지한다.

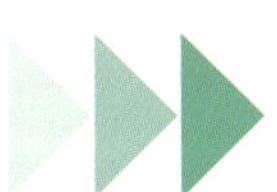

02

고관절을 구부려 허벅지를 가슴 쪽으로 가까이한다. 그 뒤 원래 위치로 되돌아간다.

배와 허벅지 근육 동시에 만들기

엉덩이를 바닥에 댄 상태에서 무릎과 가슴을 서로 가까이 하는 운동이다. 배를 중심으로 허벅지 등을 단련할 수 있다.

Point

양쪽 다리는 항상 공중에 띄운 상태를 유지한다. 균형을 잃지 않도록 양손을 바닥에 대서 몸을 단단히 지탱한다

횟수 10회×3세트
호흡 다리를 들어 올릴 때 내쉬고, 내릴 때 들이마신다.

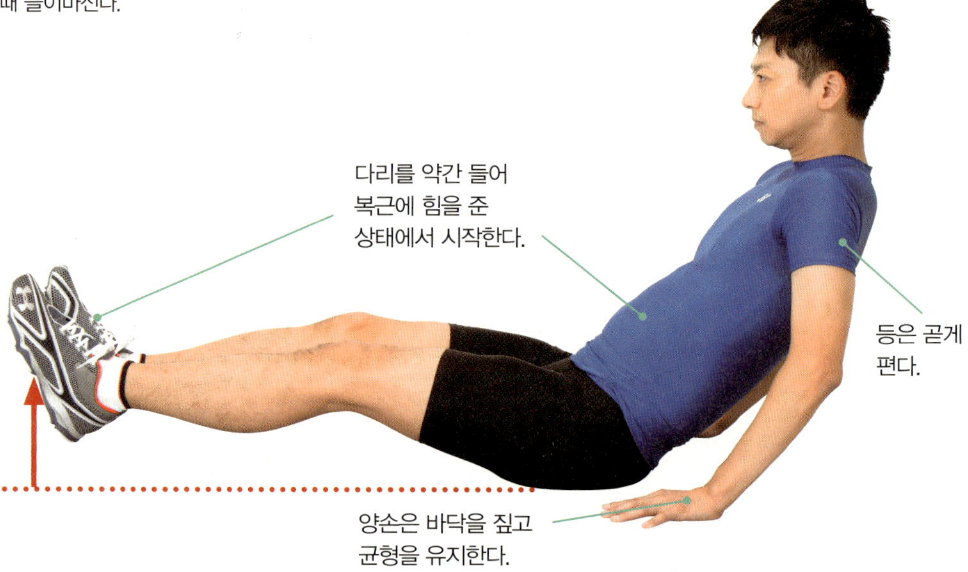

01

바닥에 앉아 상체를 뒤로 젖힌 상태를 양손으로 지탱한다.

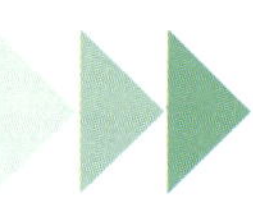

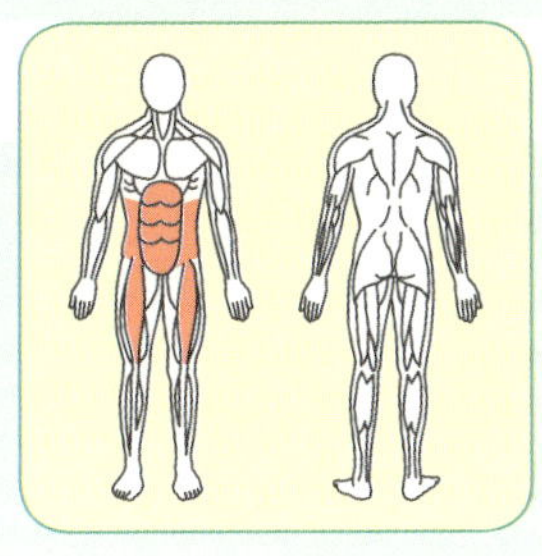

단련되는 부위 복부, 허벅지

바로 앞에서 소개한 레그 레이즈와 비슷한 운동이다. 단련할 수 있는 부위 역시
복직근이나 사두대퇴근, 대요근 등 폭넓다.

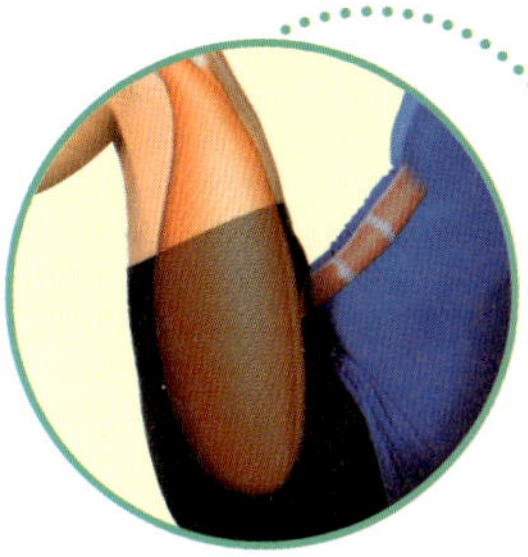

Close Up

다리를 가슴 쪽으로 끌어당기는
동작을 통해 복직근이나
대퇴사두근을 단련할 수 있다.

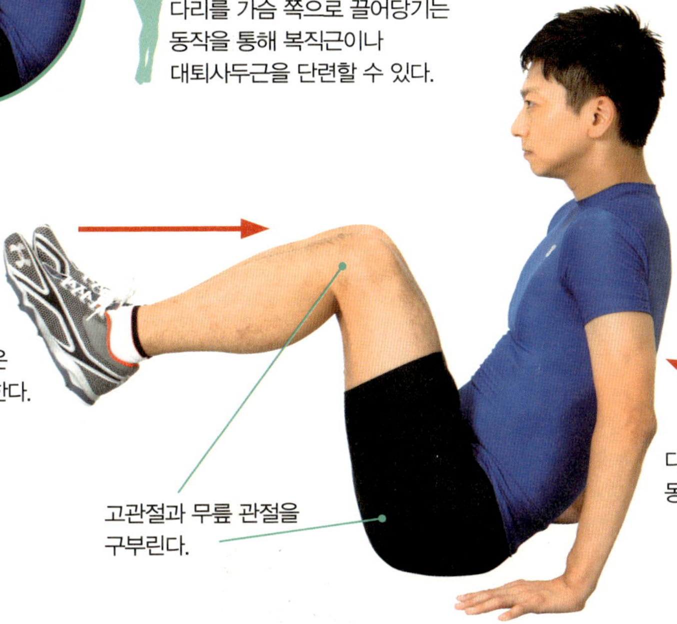

다리는 항상
바닥에서 띄운
상태를 유지한다.

고관절과 무릎 관절을
구부린다.

다리와 상체를
동시에 움직인다.

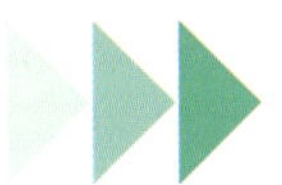

02

천천히 가슴과 다리를 서로 가까이 한다.
그 뒤 천천히 시작했던 상태로 되돌아간다.

157

미끈한 옆태라인 만들기

옆으로 누운 상태에서 허리를 올려 그 자세를 10~30초 정도 유지한다. 신체의 축이 되는 체간을 강화하고 자세를 아름답게 유지하는 데 도움이 된다.

Point

머리부터 다리까지 바디라인은 일직선으로 유지한다. 호흡은 참지 말고 천천히 계속한다.

횟수 좌우 각각 10~30초 정지×1세트
호흡 정지 상태일 때 천천히 호흡한다.

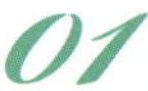

01

옆으로 누워 양손을 바닥에 대고 상체를 일으킨다.

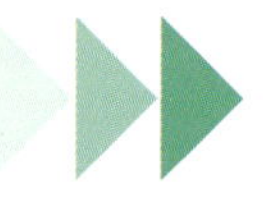

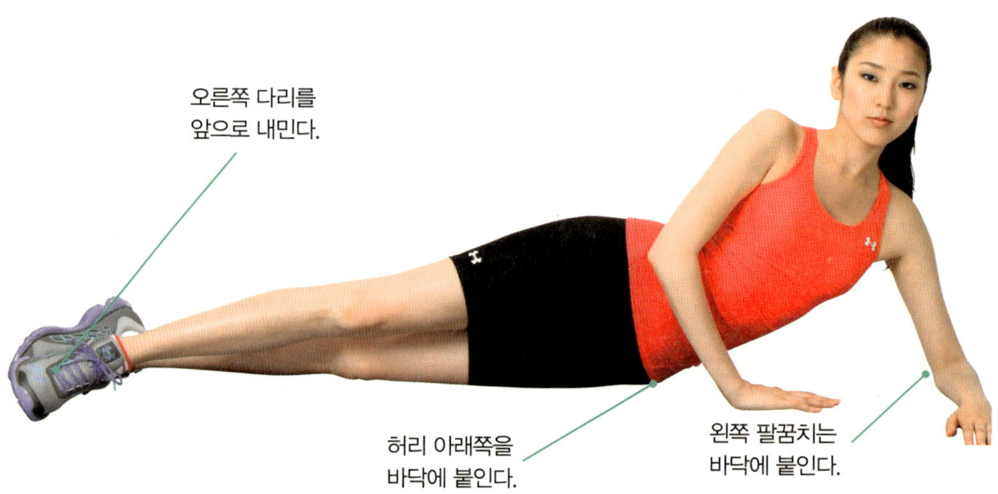

오른쪽 다리를 앞으로 내민다.

허리 아래쪽을 바닥에 붙인다.

왼쪽 팔꿈치는 바닥에 붙인다.

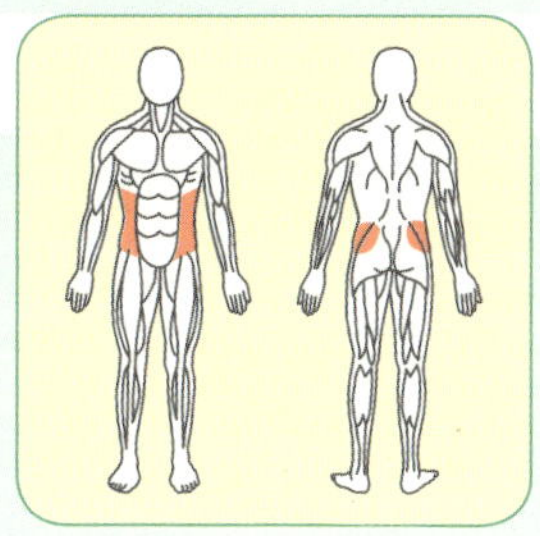

단련되는 부위 옆구리

복사근이나 복횡근 등 주로 옆구리 주위를 단련하는 운동이다.
또한 엉덩이 상부 근육인 중둔근 등도 단련할 수 있다.

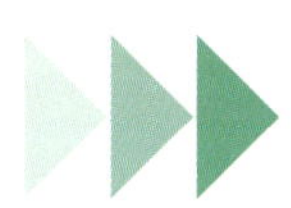 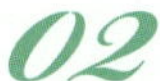

02

천천히 허리를 들어올려 10~30초 정도
그 자세를 유지한다.

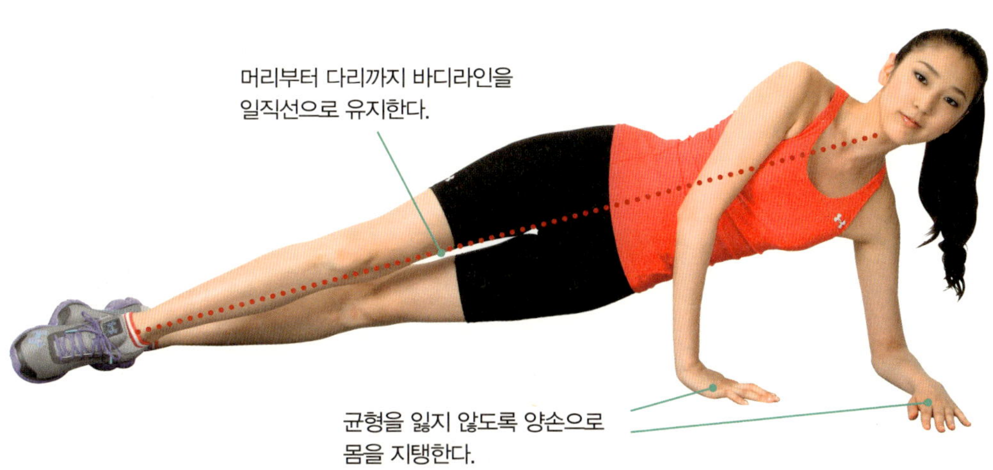

난이도를 높여 운동하고 싶다면 한손으로 몸을 지탱해도 좋다.
한쪽 다리도 마저 들면 난이도는 더욱 높아진다.

한손으로 몸을 지탱하기

01
옆으로 누워 양손으로 바닥을
짚고 상체를 일으킨다.

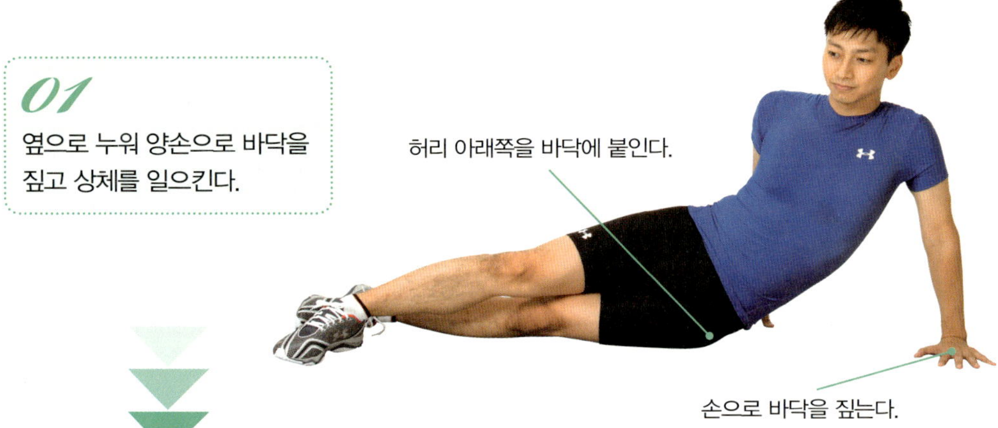

02
오른손을 올리고 천천히 허리
를 올려 10~30초 정도 자세
를 유지한다.

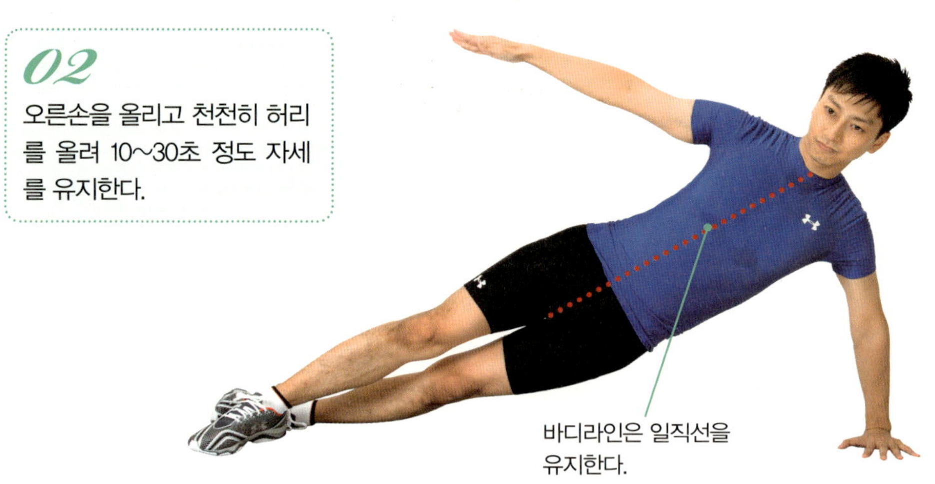

▶▶▶ 응용하기 2

난이도 ★★☆

한쪽 손과 다리로만 자세를 유지하는 운동으로 옆의 방법보다 난이도가 더욱 높아진다. 균형을 유지하기 어려우므로 안전에 유의하자.

한쪽 손과 다리로만 몸을 지탱하기

01

옆으로 누워 양손으로 바닥을 짚고 상체를 일으킨다.

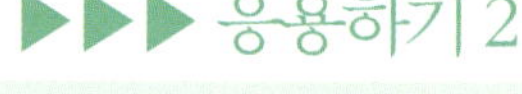

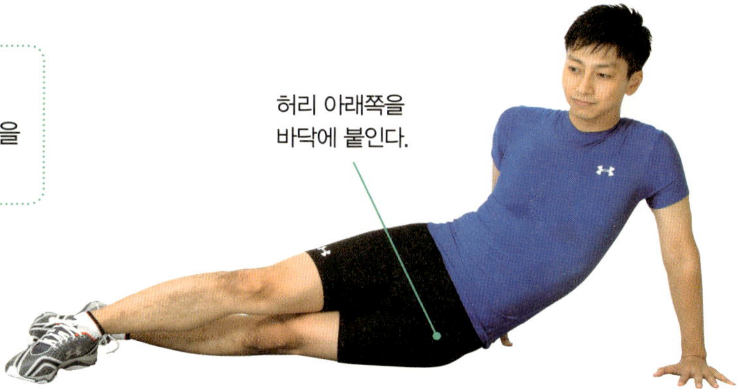

02

오른손과 오른쪽 다리를 든 다음 천천히 허리를 들어 그 자세로 10~30초 정지한다.

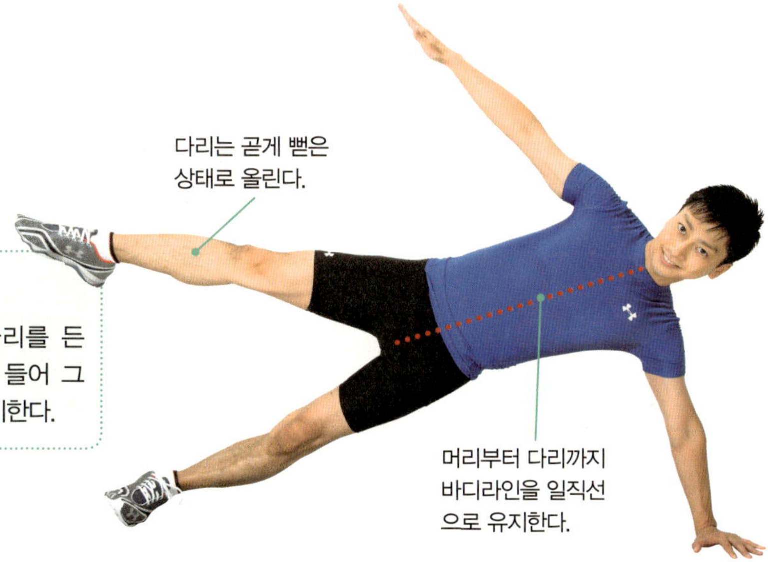

아름다운 골반 만들기

한쪽 엉덩이로 온몸을 지탱하는 상태로 정지해보자. 이렇게 하면 주로 배 주위가 단련되며 균형 감각을 향상시키는 데 도움이 된다.

Point

상체는 되도록 움직이지 않도록 주의한다. 어렵게 느껴진다면 처음에는 단 몇 초 정도만 운동해도 괜찮다.

횟수 좌우 각각 10~30초 정지 ×1세트

호흡 정지 상태일 때 천천히 호흡한다.

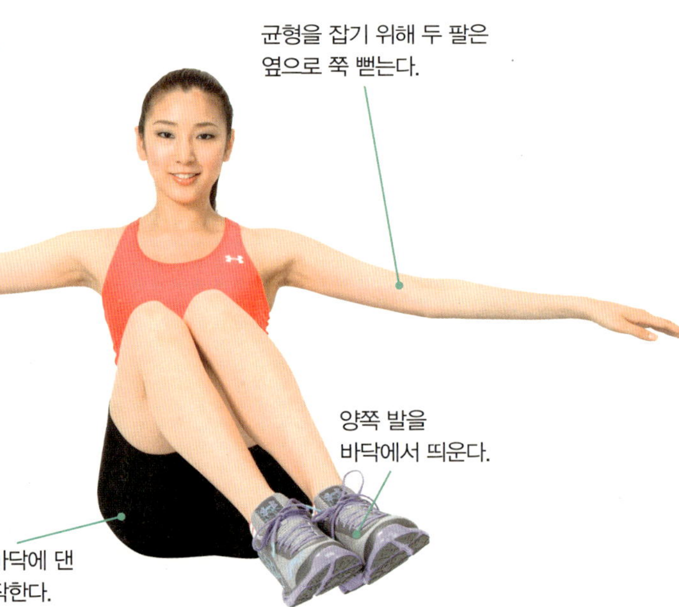

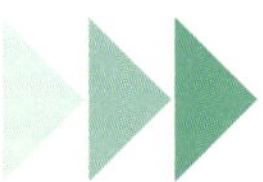

01

다리를 약간 들고 바닥에 앉는다.

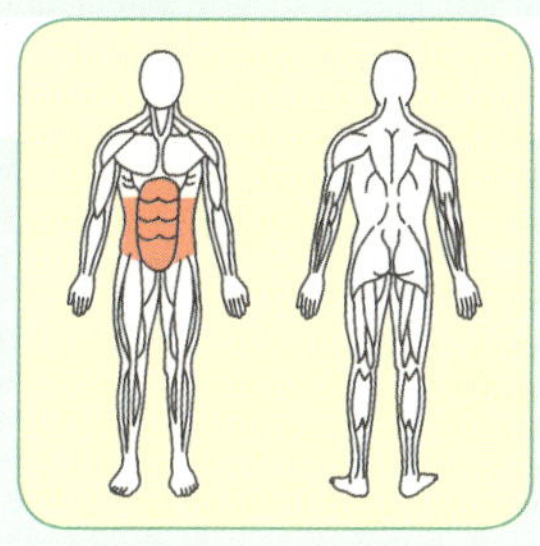

단련되는 부위 **골반, 복부**

상체를 옆으로 기울였을 때 사용하게 되는 외복사근이 주로 단련된다. 또한 대요근도 단련된다. 배 주위를 날씬하게 만들고 싶은 사람에게 꼭 추천하고 싶은 운동이다.

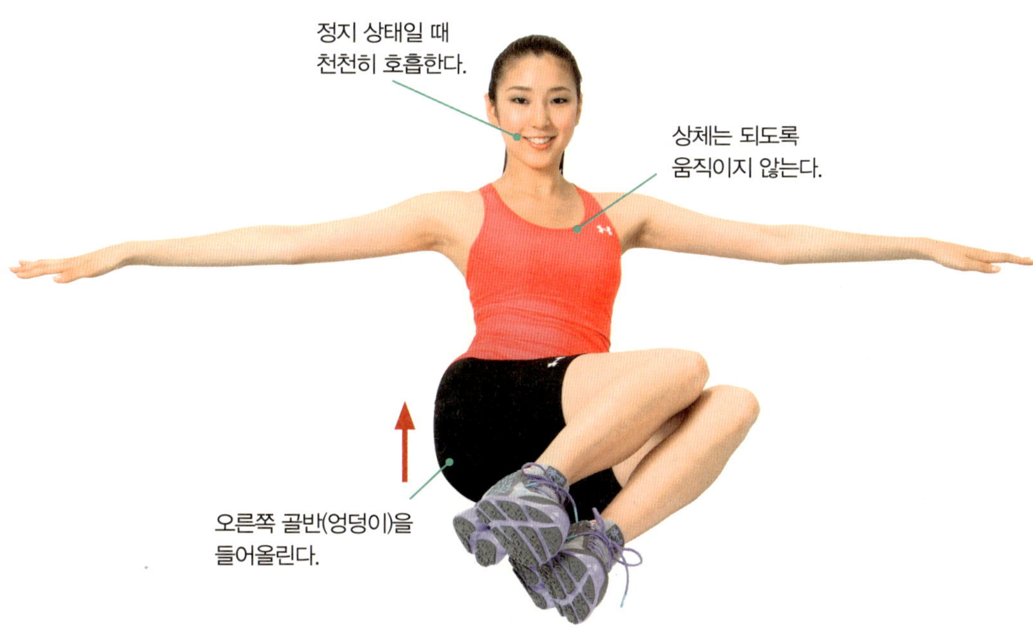

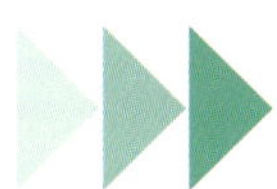

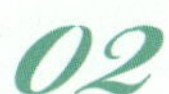

02

오른쪽 골반을 들고 왼쪽 엉덩이만으로 몸을 지탱한다. 이 자세로 10~30초 정지한다.

돌처럼 단단한 엉덩이 만들기

바닥에 엉덩이를 댄 자세에서 엉덩이를 이용해 앞으로 이동한다. 다소 이상한 동작 같지만 균형 감각이 있어야 할 수 있는 좋은 운동이다.

Point

배를 크게 흔들며 허리를 제대로 비트는 것이 포인트다. 엉덩이도 확실하게 들어야 한다.

횟수 왕복 3회×1세트
호흡 특별히 주의할 필요 없다.

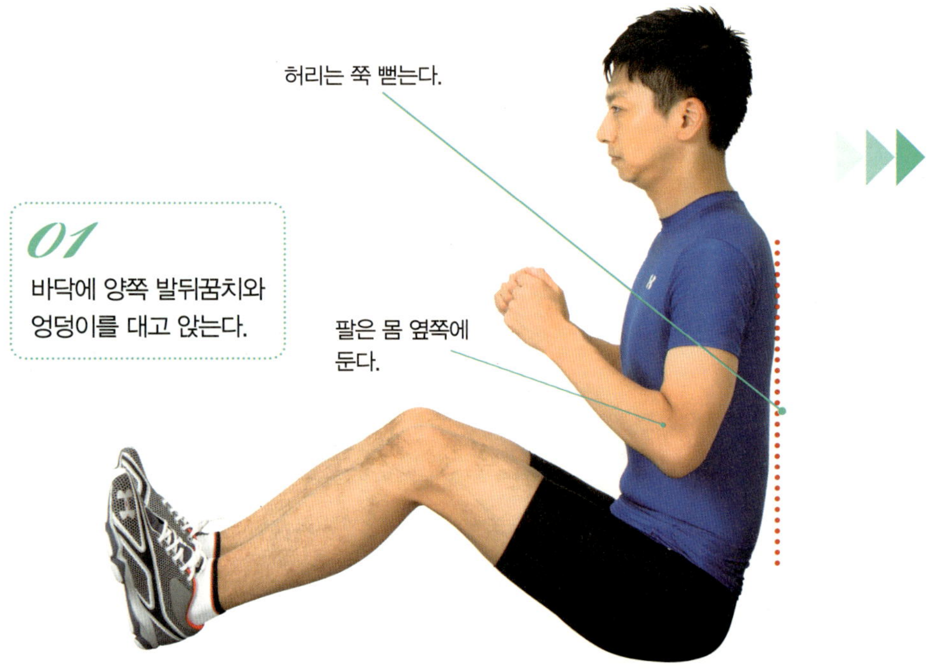

01
바닥에 양쪽 발뒤꿈치와 엉덩이를 대고 앉는다.

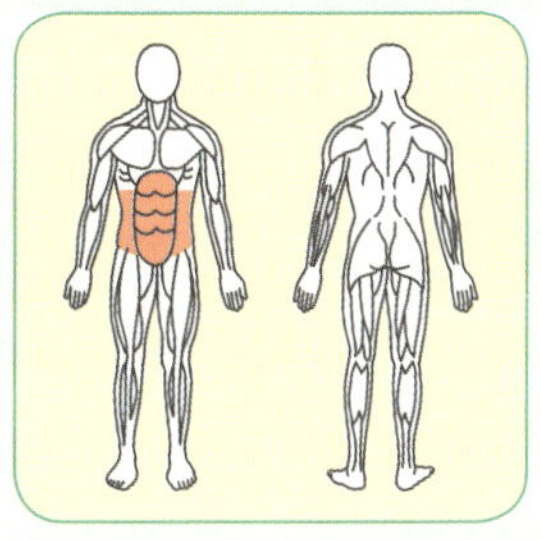

단련되는 부위 복부

복직근, 복사근, 복횡근 등 배 주위 근육이 단련된다. 또한 대요근도 단련된다.

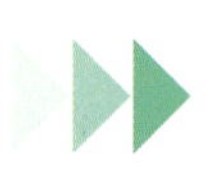 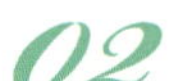

02

왼쪽으로 몸을 비틀며 오른쪽 엉덩이를 들고 한 번 앞으로 나아간다.

팔을 흔들어 몸을 왼쪽으로 비튼다.

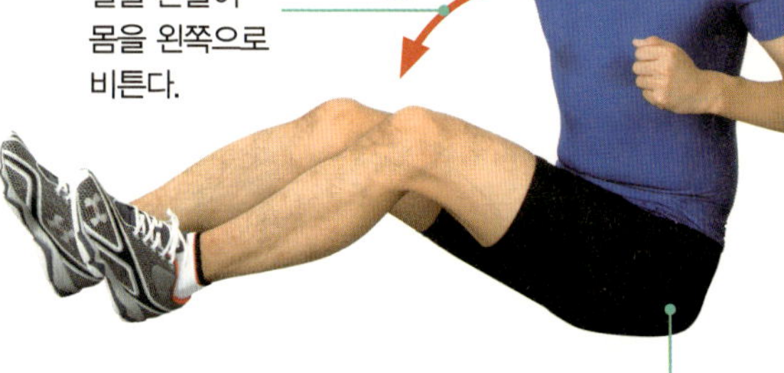

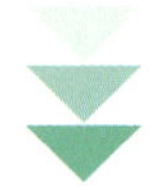

왼쪽 엉덩이는 바닥에 댄 상태를 유지한다.

03

오른쪽으로 몸을 비틀고 왼쪽 엉덩이를 들어 또 한 번 앞으로 나아간다. 이 동작을 반복하며 5~6회 앞으로 나아간다.

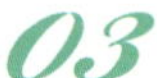

엉덩이 아랫부분을 다리처럼 생각하고 움직인다.

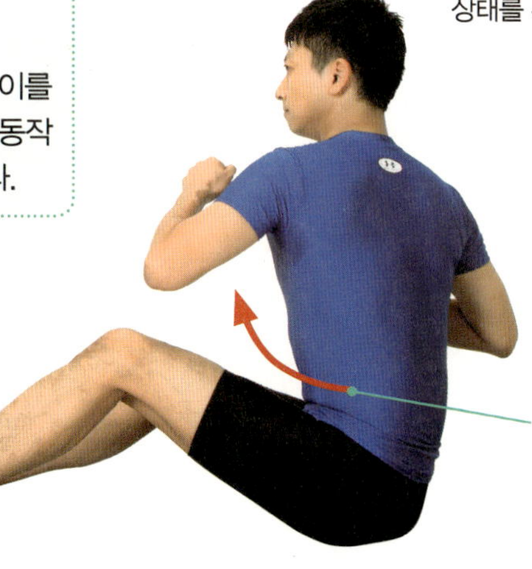

팔을 흔들어 몸을 오른쪽으로 비튼다.

잘록한 허리라인 만들기

등을 바닥에 대고 누워 좌우 골반을 번갈아 끌어올리는 자세를 통해 배 주변을 단련한다. 허리를 날씬하게 가꾸고 싶은 사람들에게 추천한다.

Point

등을 바닥에 대고 누워 골반을 바닥과 수평으로 끌어올린다. 상체가 움직이지 않도록 주의를 기울이자.

횟수 좌우 번갈아 20회×3세트
호흡 끌어올릴 때 내쉬고, 내릴 때 들이마신다.

01

손을 몸 옆쪽에 두고 등은 바닥에 대고 눕는다.

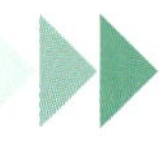

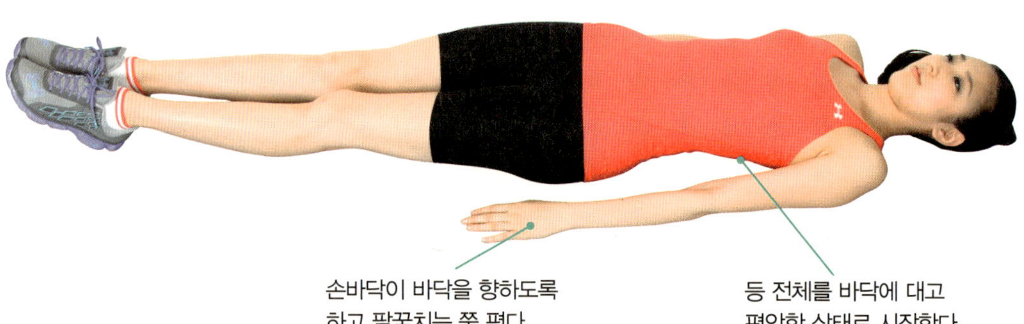

손바닥이 바닥을 향하도록 하고 팔꿈치는 쭉 편다.

등 전체를 바닥에 대고 편안한 상태로 시작한다.

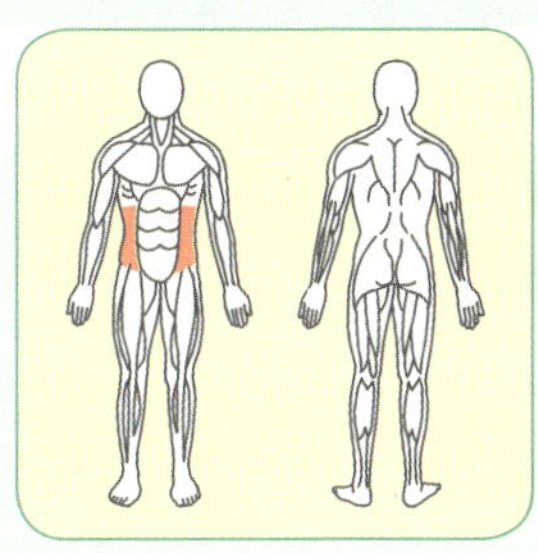

단련되는 부위 허리

대근육 중 복사근이나 복횡근 등을 단련할 수 있다. 뿐만 아니라 대요근 등 골반 주위의 이너 머슬(Inner Muscle) 등도 단련할 수 있다.

02

왼쪽으로 허리를 비틀며 골반을 위로 끌어올린다.

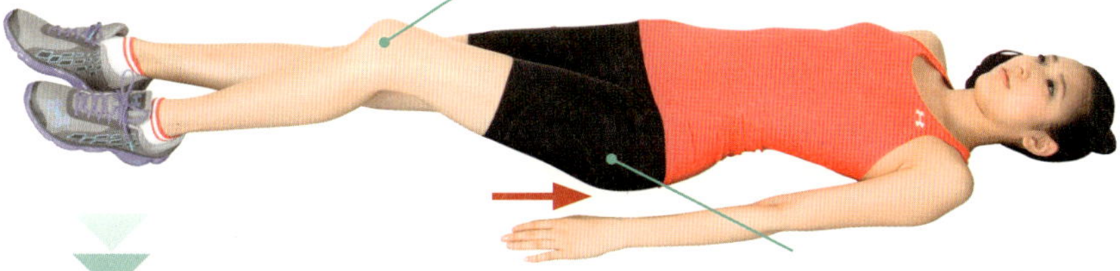

무릎을 가볍게 구부려 바닥에서 띄운다.

엉덩이를 비틀며 올린 다는 느낌으로 골반을 움직인다.

03

같은 요령으로 허리를 오른쪽으로 비틀며 골반을 끌어올린다.

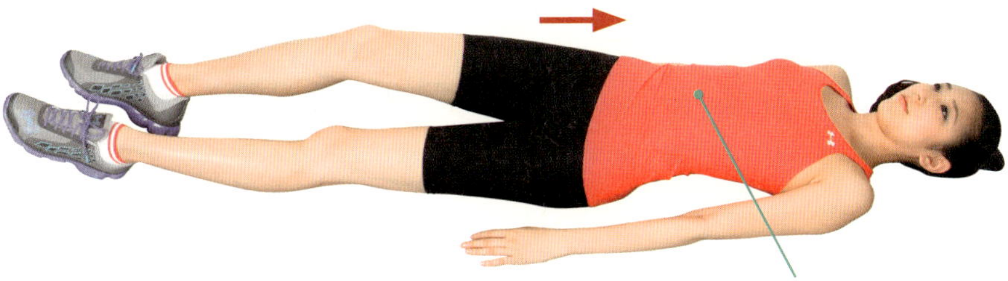

천천히 골반을 끌어올린다.

상체는 항상 움직이지 않는다.

허벅지 안쪽 지방 태우기

바닥에 손과 엉덩이를 댄 상태에서 다리를 든 뒤, 좌우로 다리를
벌렸다 오므리며 하는 운동이다. 배 주변이나 허벅지 강화에
도움이 된다.

Point

되도록 다리를 쭉 편 상태로 운동
한다. 다리를 벌렸을 때 발끝이 안
쪽을 향하도록 주의하자.

횟수 10~15회×3세트
호흡 특별히 주의할 필요 없다.

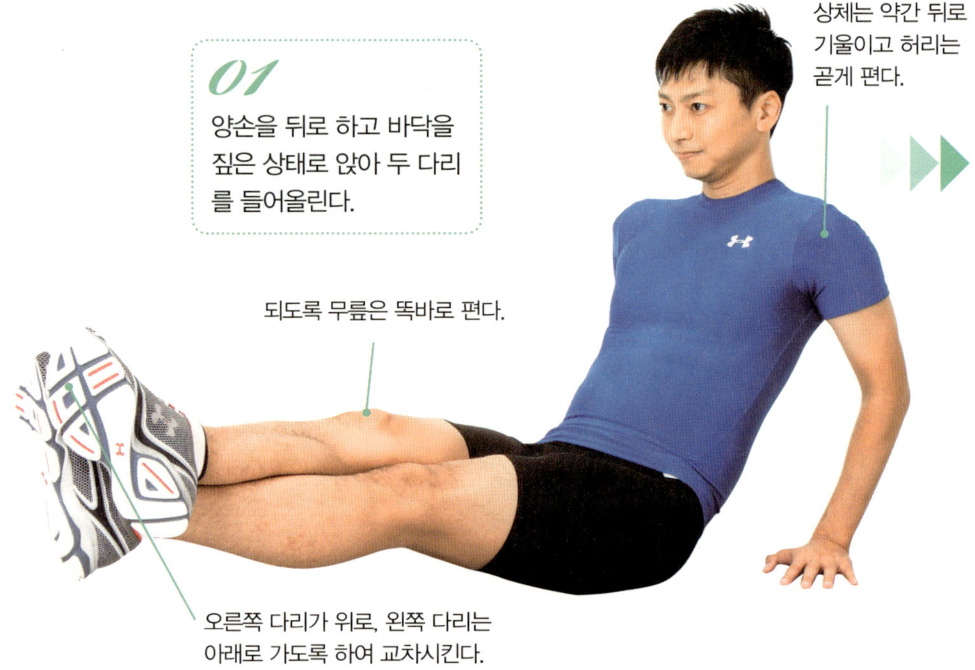

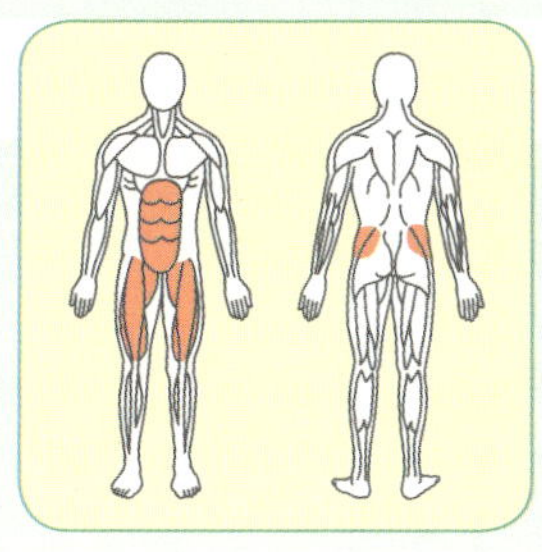

단련되는 부위 허벅지 안쪽, 복부, 엉덩이
허벅지 안쪽의 내전근과 엉덩이 위쪽의 중둔근을 단련하게 된다.
다리를 올린 상태로 유지하려면 허벅지나 배 앞쪽 근육도 사용하게 된다.

02

천천히 다리를 벌린다.

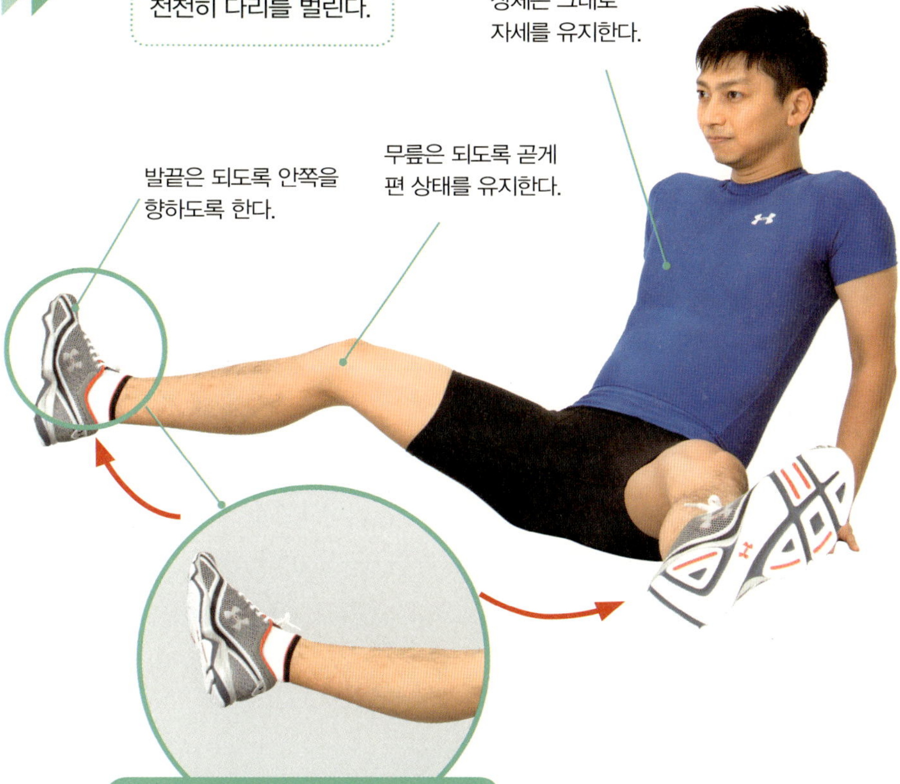

상체는 그대로
자세를 유지한다.

무릎은 되도록 곧게
편 상태를 유지한다.

발끝은 되도록 안쪽을
향하도록 한다.

발끝이 바깥을 향하면 NG

다리를 벌렸을 때 발끝이 바깥을
향하면 운동 효과가 반감한다.

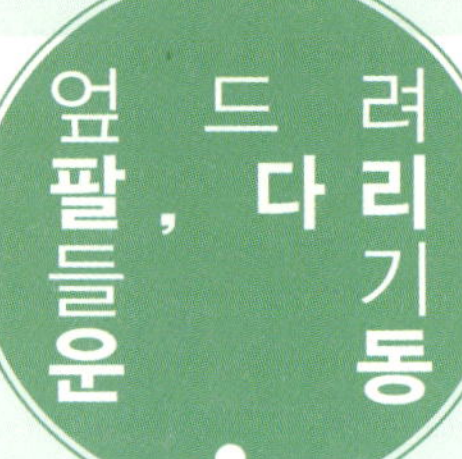

슈퍼맨 등 근육 만들기

엎드린 자세에서 등을 뒤로 젖혀 등 근육을 단련하는 운동이다.
신체의 균형을 위해 배 근육을 단련했다면, 등 근육도 단련해야
한다.

Point

반동을 이용하지 않고 되도록 천천히
움직여야 한다. 무리하게 등을 뒤로
젖힐 필요는 없다.

횟수 10회×3세트
호흡 상체와 양쪽 다리를 들어 올릴
때 내쉬고, 내릴 때 들이마신다.

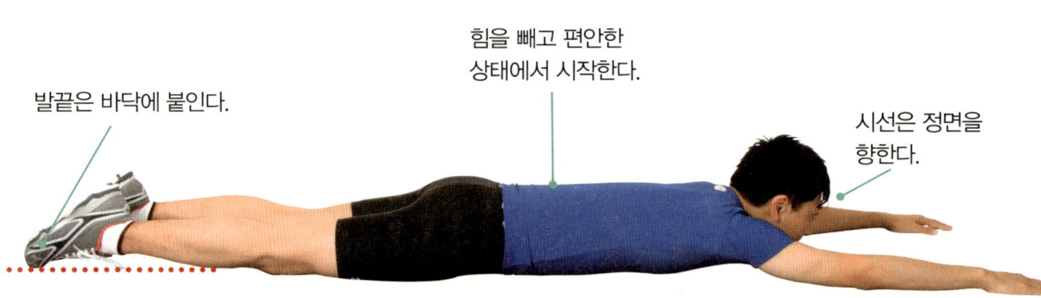

01
엎드린 상태에서 양쪽
팔과 다리를 곧게 뻗는다.

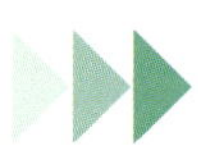

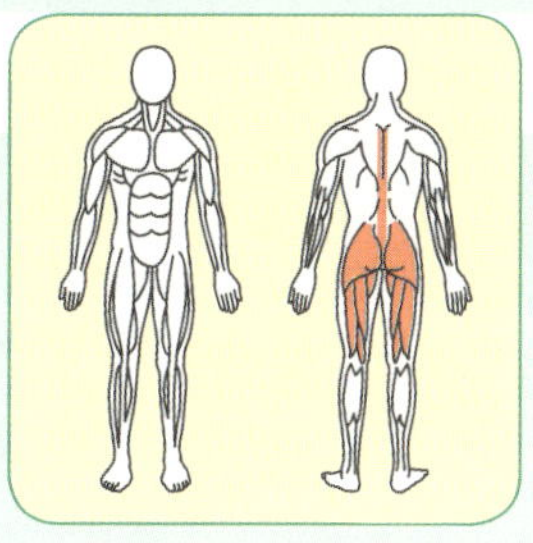

단련되는 부위 등, 엉덩이, 허벅지
등쪽 전체를 단련할 수 있는 운동으로, 척추기립근이나 대둔근 등을 주로 단련
하게 된다. 더불어 허벅지 슬와근도 단련할 수 있다

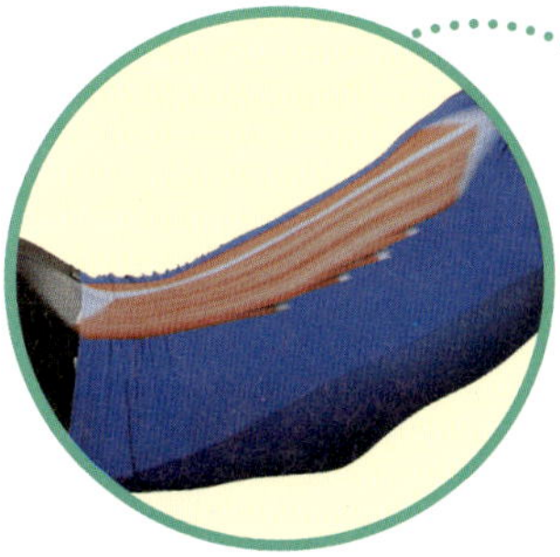

Close Up
등을 뒤로 젖힘으로써
척추기립근 등을 강화한다.

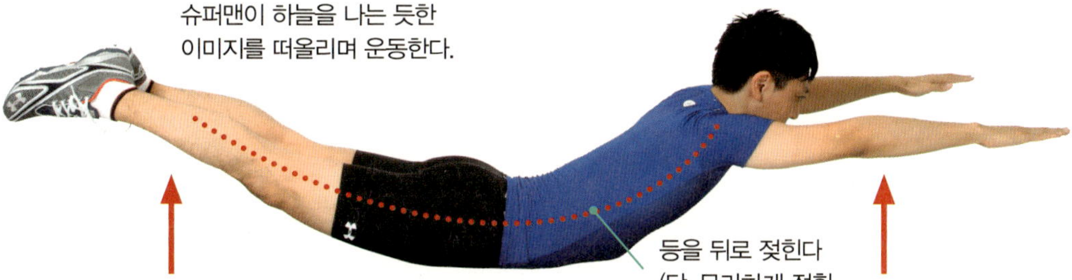

슈퍼맨이 하늘을 나는 듯한
이미지를 떠올리며 운동한다.

등을 뒤로 젖힌다
(단, 무리하게 젖힐
필요는 없다).

02

상체와 양쪽 다리를 동시에 들어
올리며 바닥에서 뗀다. 그 뒤
원래 자세로 되돌아간다.

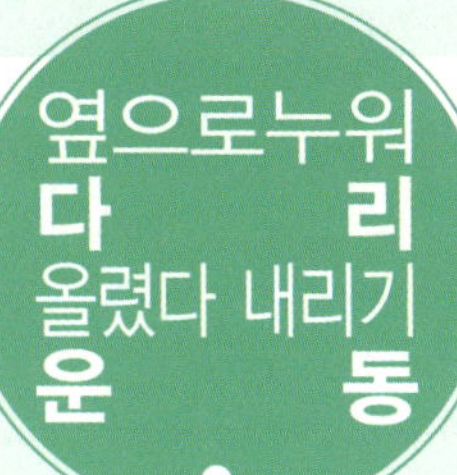

굴곡 있는 엉덩이라인 만들기

옆으로 누워 한쪽 다리를 올렸다 내리는 운동이다. 주로 엉덩이
상부를 단련할 수 있다.

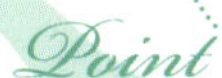

Point

무릎을 곧게 편 상태로 운동하며,
무리하지 않는 범위 내에서 다리를
올린다.

횟수 좌우 각각 10~15회×3세트
호흡 다리를 들어 올릴 때 내쉬고,
원래 상태로 되돌아갈 때 들이마신다.

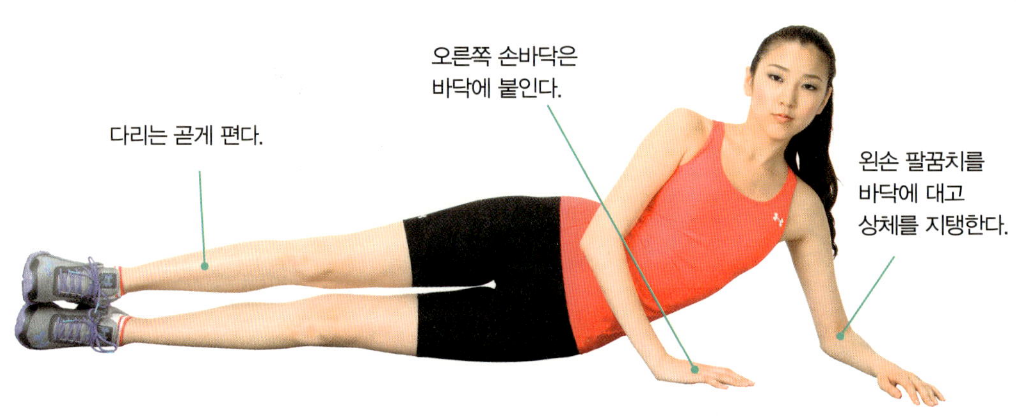

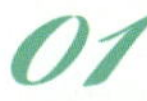

01
옆으로 누운 자세로
상체는 세운다.

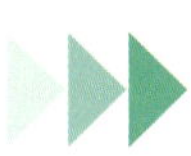

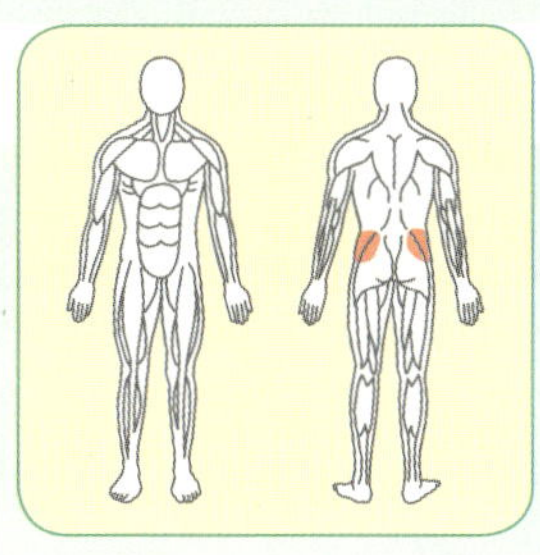

단련되는 부위 엉덩이, 허리

엉덩이 상부의 중둔근이 주로 단련된다. 일상에서 그다지 취하지 않는 동작을 통해 중둔근을 효과적으로 단련할 수 있다.

발끝이 위를 향하면 NG

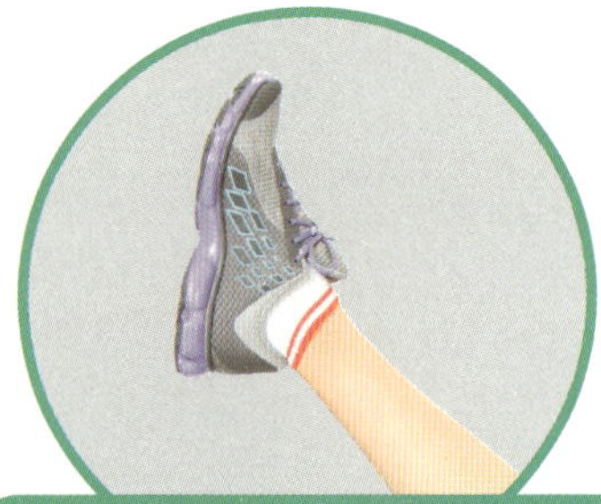

✕ 들어 올리는 다리의 발끝이 위쪽을 향하지 않도록 주의한다.

발끝은 항상 정면을 향한다.

다리는 곧게 편 상태로 올린다.

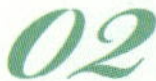

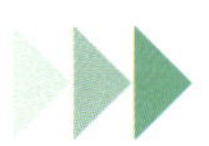

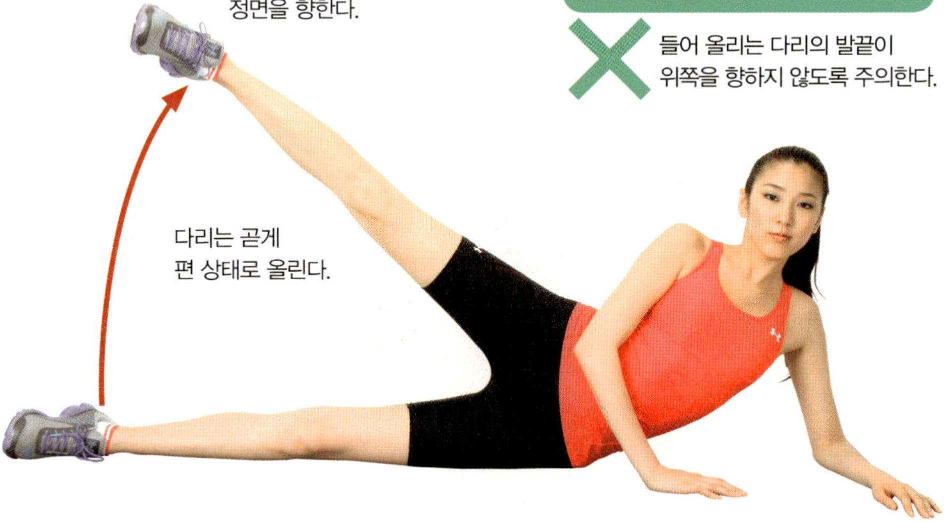

02

오른쪽 다리를 들어 올린다. 그 뒤 원래 위치로 되돌아간다. 이 동작을 연속으로 반복한다.

세상에서 가장 효과적인 힙 업 1

등을 바닥에 대고 누워 엉덩이를 들어 올리는 운동이다. 엉덩이나
허벅지 주위를 단련함으로써 힙 업 효과도 기대할 수 있다.

Point

엉덩이를 들어 올린 자세를 옆에
서 보았을 때 머리부터 무릎까지
바디라인이 일직선이 되어야 한
다. 엉덩이를 너무 높이 올리지 않
도록 주의해야 한다.

횟수 10~15회×3세트
호흡 들어 올릴 때 내쉬고, 원래
상태로 되돌아갈 때 들이마신다.

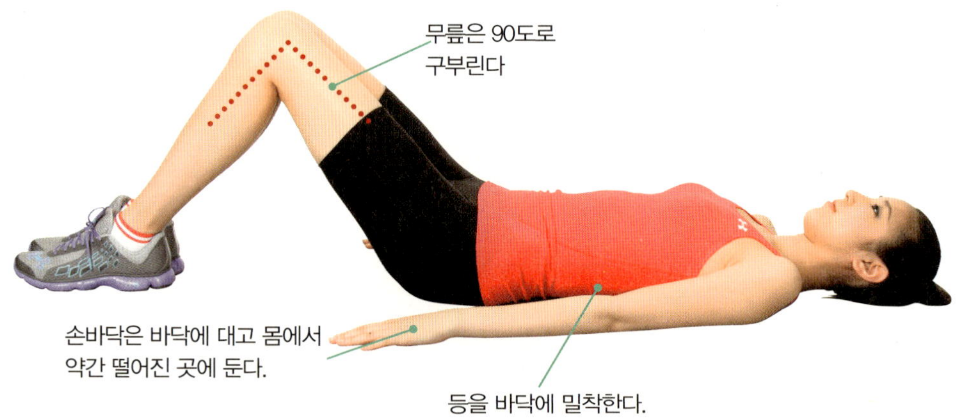

01
바닥에 등을 대고 누워 무릎은
구부리고 손은 몸 옆쪽에 둔다.

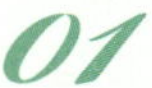
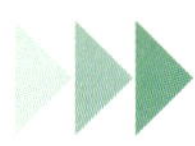

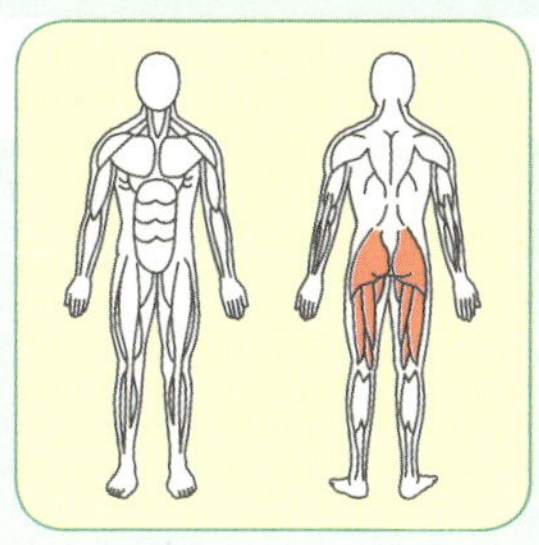

단련되는 부위 **엉덩이, 허벅지**

엉덩이 부위의 근육인 대둔근이 주로 단련된다. 또한 슬와근을 비롯하여
허벅지 주위 근육도 단련할 수 있다.

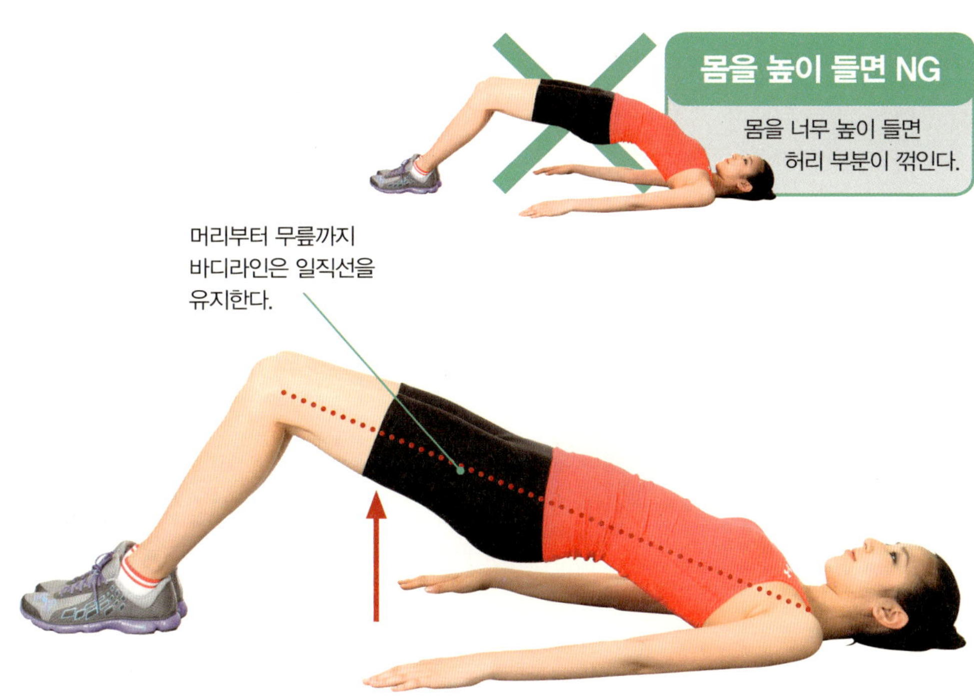

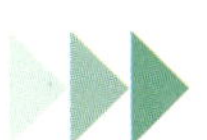
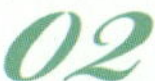

02

천천히 엉덩이를 들어 올린다. 그 뒤
천천히 처음 상태로 되돌아간다.

세상에서 가장 효과적인 힙 업 2

한쪽 다리를 들고 하는 힙 업 운동으로 상급자용 방법이다.
근력이 생긴 뒤 도전해보자.

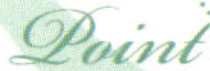

Point

들어 올리는 다리의 무릎은 곧게
편다. 허리가 바닥으로 뚝 떨어지
지 않도록 주의하자.

횟수 좌우 각각 10회×3세트
호흡 들어 올릴 때 내쉬고, 원래
위치로 되돌아갈 때 들이마신다.

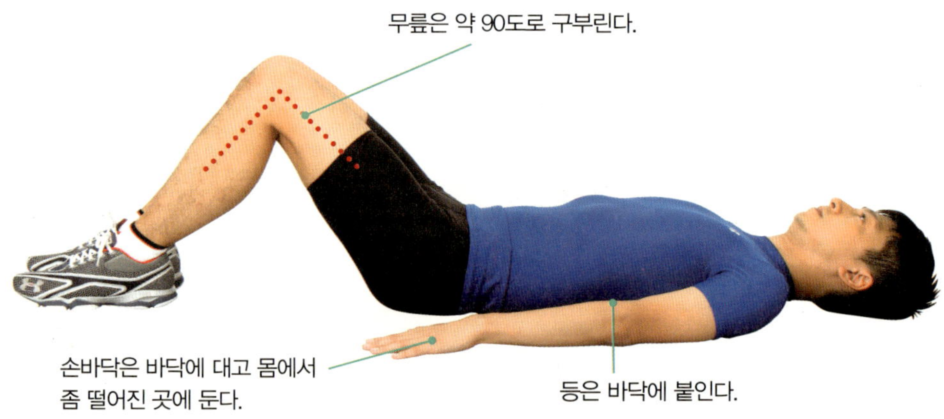

01
무릎을 구부린 상태로 등을 바닥에
대고 누우며, 손은 몸 옆쪽에 둔다.

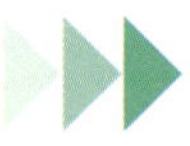

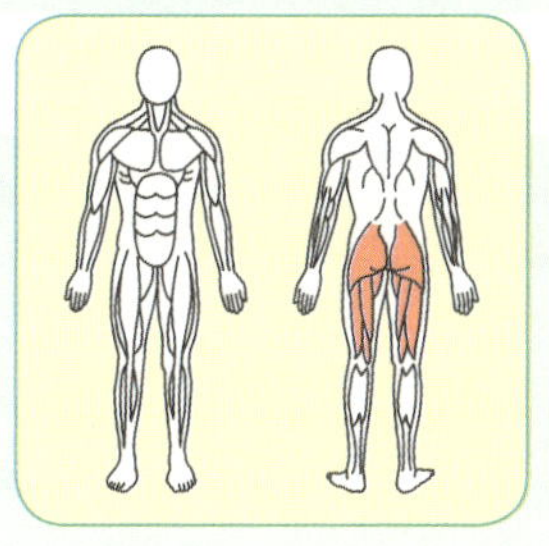

단련되는 부위 **엉덩이, 허벅지**
주요 단련 부위인 대둔근은 고관절의 조절과 관련이 있는 중요한 근육이다.
이 근육은 하체를 아름답게 가꾸는 데 가장 기본이 되는 부위이다.

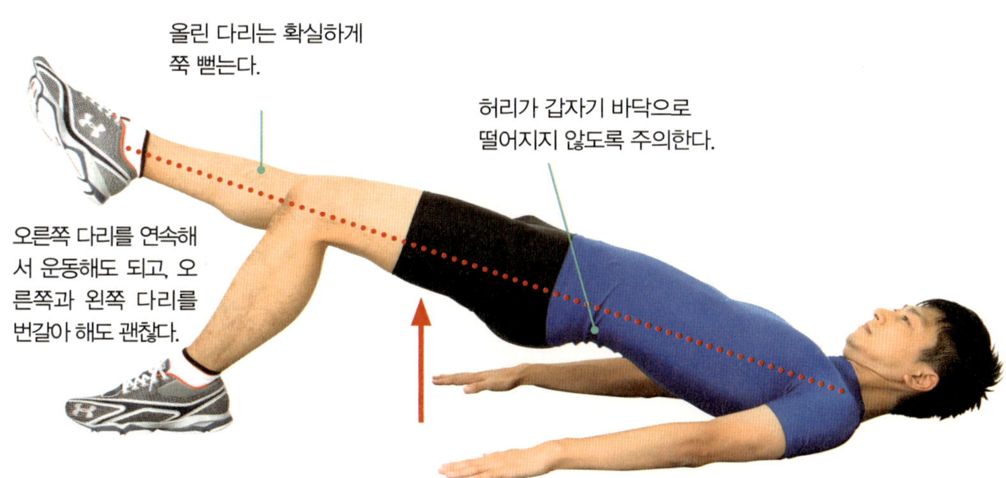

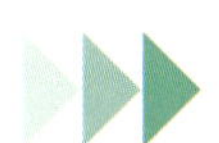
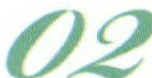

02

오른쪽 다리를 쭉 펴고 천천히 엉덩이를 들어올린다.
그 뒤 천천히 시작했던 위치로 되돌아온다.

척추 유연성 높이기

양쪽 손과 다리를 바닥에 댄 자세로, 고양이처럼 등을 웅크렸다가 개처럼 등을 뒤로 젖히는 운동이다. 신체의 축이 되는 체간 부근을 강화하는 운동이다. 마치 뮤지컬 '캣츠'의 배우들처럼 동작을 한다.

Point

등을 둥글게 말 때와 뒤로 젖힐 때 강약을 조절하는 것이 중요하다. 또한 등을 뒤로 지나치게 젖히지 않도록 주의해야 한다. 얼굴은 정면을 향하도록 하자.

횟수 10~15회×3세트
호흡 등을 둥글게 말 때 내쉬고, 뒤로 젖힐 때 들이마신다.

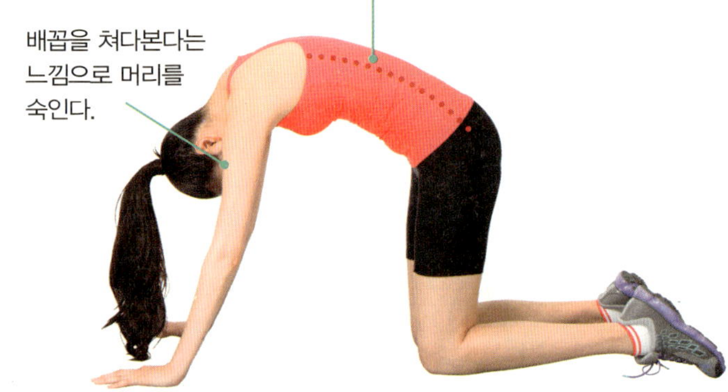

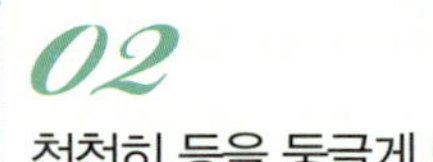

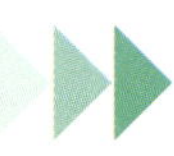

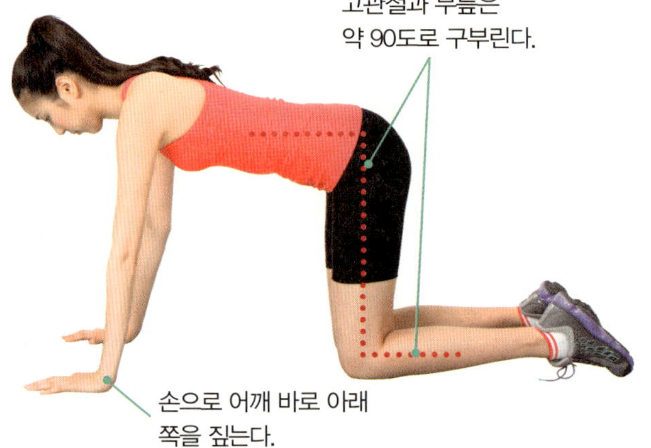

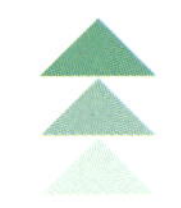

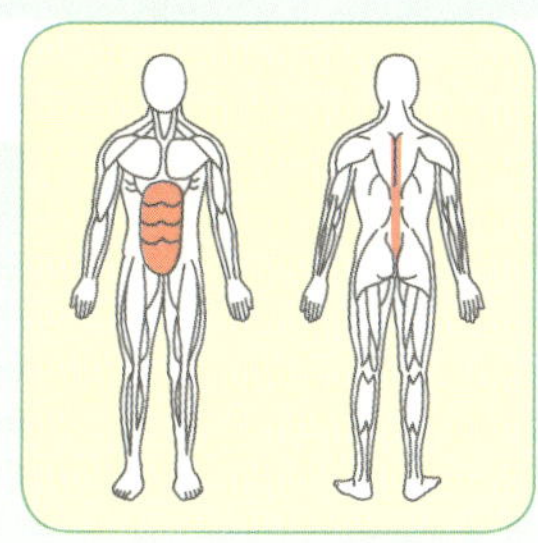

단련되는 부위 등, 복부

배의 복사근과 등의 척추기립근 등을 주로 단련하게 되는 운동이다. 견갑골과 등을 천천히 크게 움직여보자.

몸을 높이 들면 NG

등을 젖힐 때 고개를 지나치게 뒤로 구부리면 목뼈가 상할 수도 있으므로 주의를 기울여야 한다.

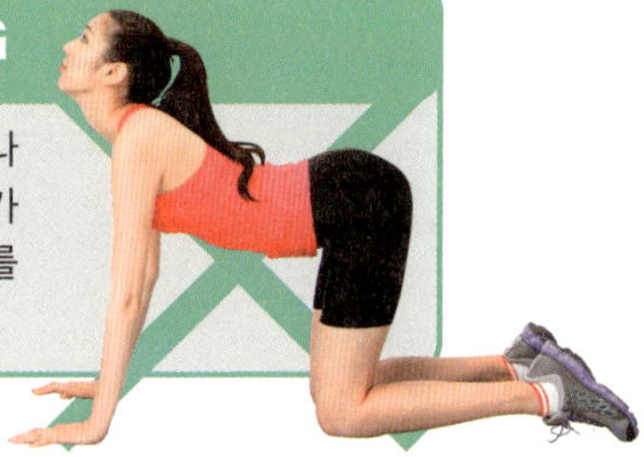

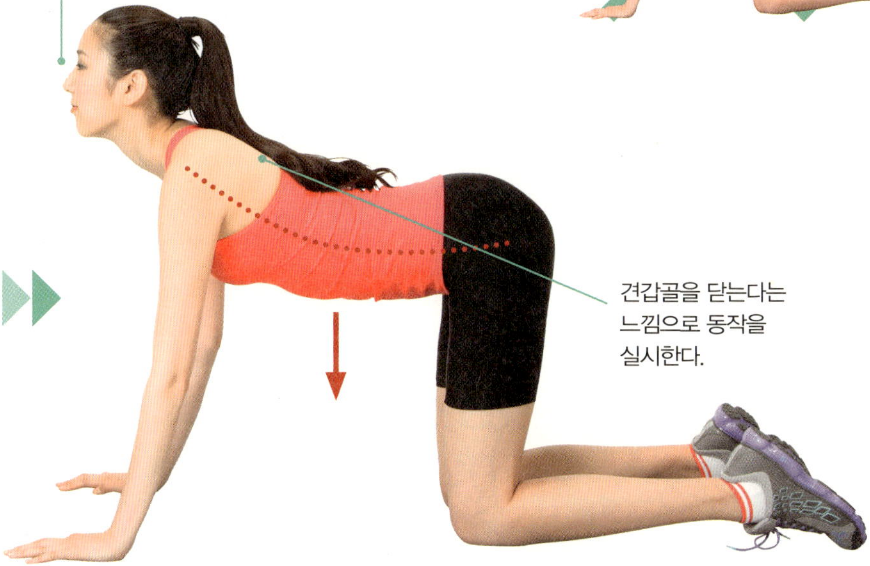

얼굴은 정면을 향한다.

견갑골을 닫는다는 느낌으로 동작을 실시한다.

03

천천히 등을 뒤로 젖힌다
(여기까지가 1회다).

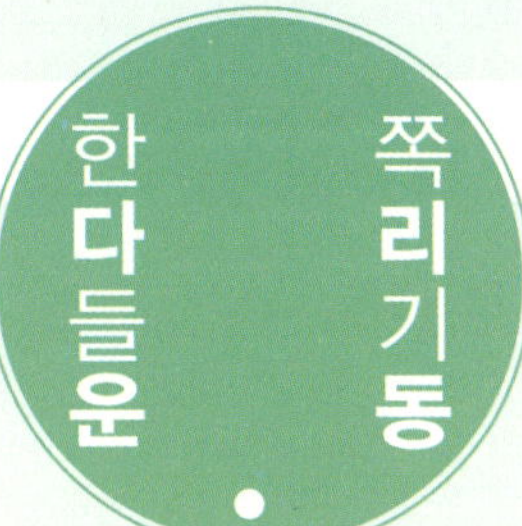

세상에서 가장 효과적인 스트레칭 1

양쪽 손과 무릎으로 바닥을 짚은 자세에서 한쪽 다리를 뒤로 뻗어
정지하는 운동이다.

Point

바닥과 평행이 되도록 무릎을 뻗는
다. 짧은 시간 정지하는 것부터 도전
해보자.

횟수 좌우 각각 10회~15×3세트
호흡 다리를 올릴 때 내쉬고,
내릴 때 들이마신다.

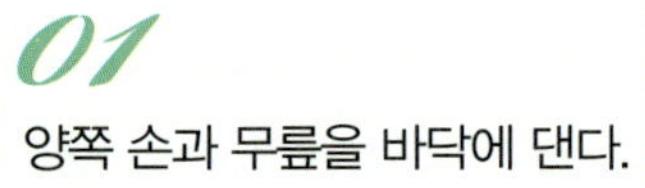

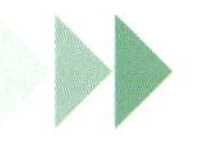

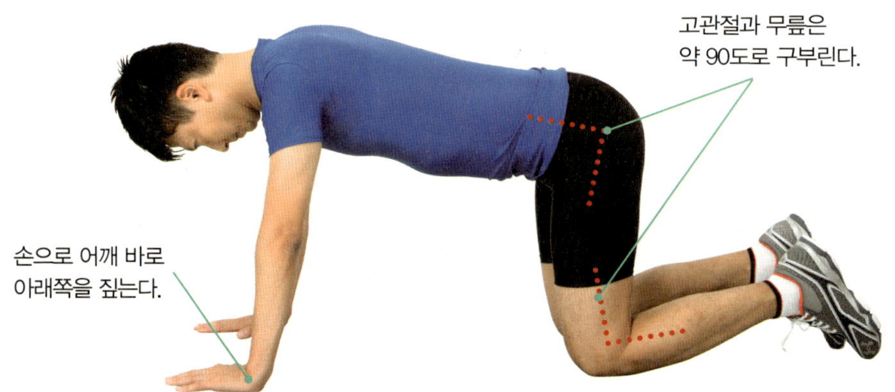

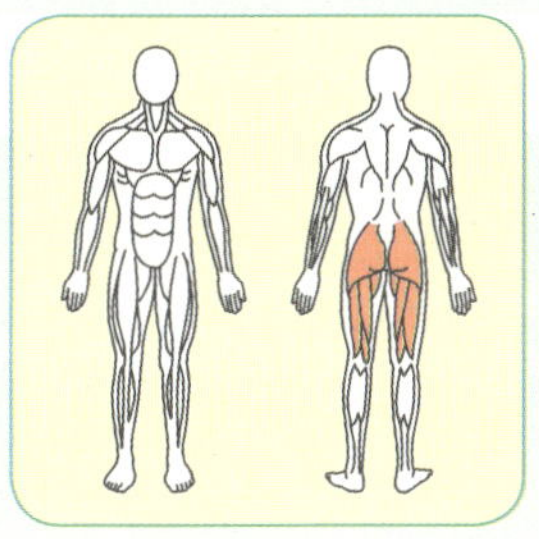

단련되는 부위 **엉덩이, 허벅지**

주로 허리부터 몸의 뒤쪽을 단련하는 운동으로 대둔근이나 슬와근 등이
그 주요 대상이다. 자세를 아름답게 유지하는 데 도움이 되는 동작이다.

02

왼쪽 다리를 뒤로 뻗어 그 자세를
약 5초 동안 유지한다. 그 뒤 천천히
시작 자세로 되돌아온다.

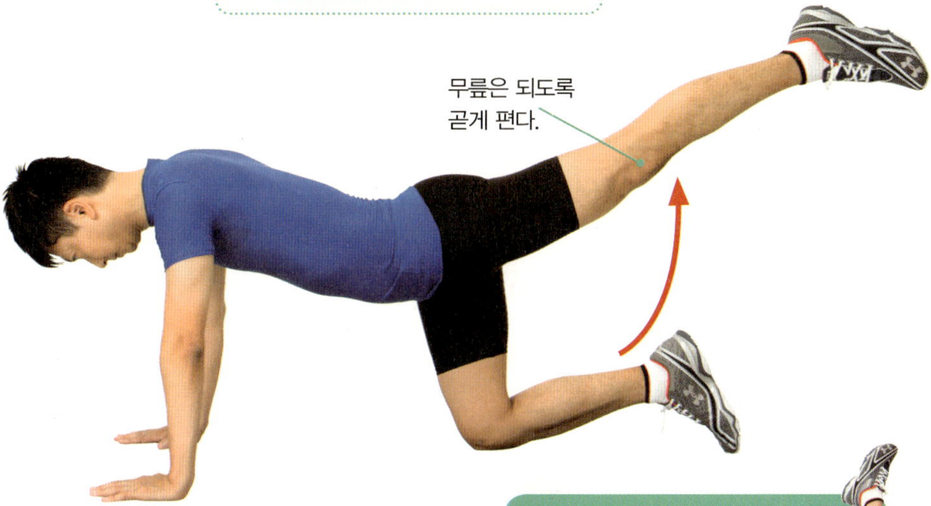

무릎은 되도록
곧게 편다.

무릎이 구부러지면 NG

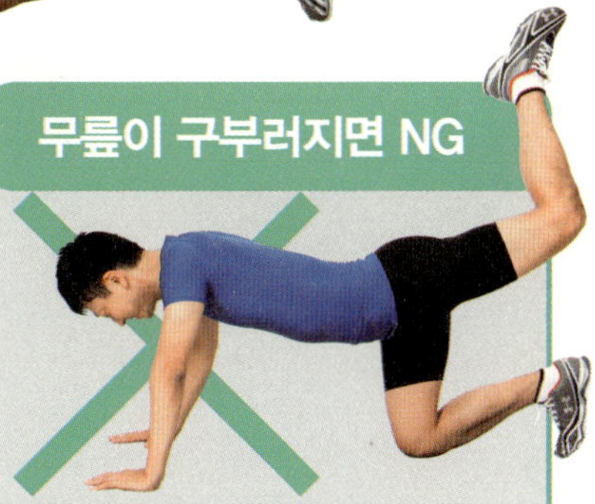

들어 올린 다리의 무릎이 구부러지지
않도록 주의하자!

한쪽 팔과 다리 들기 운동

세상에서 가장 효과적인 스트레칭 2

양쪽 손과 무릎을 바닥에 댄 자세에서 한쪽 손과 다리를 들어 약 5초 동안 정지하는 운동이다. 체간 강화에 도움이 된다.

Point

옆에서 보았을 때 손가락 끝과 발끝이 일직선인 상태가 이상적이다.

횟수 좌우 각각 10회×3세트

호흡 손과 다리를 올릴 때 내쉬고, 내릴 때 들이마신다.

02

오른손과 왼쪽 다리를 올리고 그 자세로 약 5초 정지한다. 그 뒤 천천히 원래 위치로 되돌아온다.

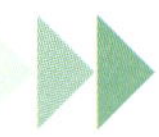

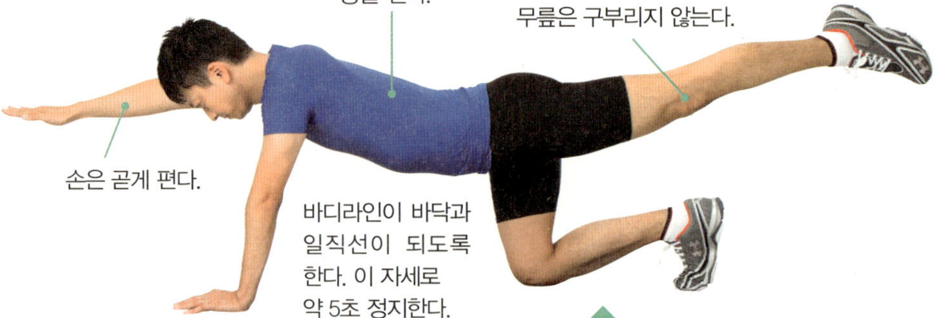

등을 편다.
무릎은 구부리지 않는다.
손은 곧게 편다.
바디라인이 바닥과 일직선이 되도록 한다. 이 자세로 약 5초 정지한다.

01

양쪽 손과 무릎을 바닥에 붙인다.

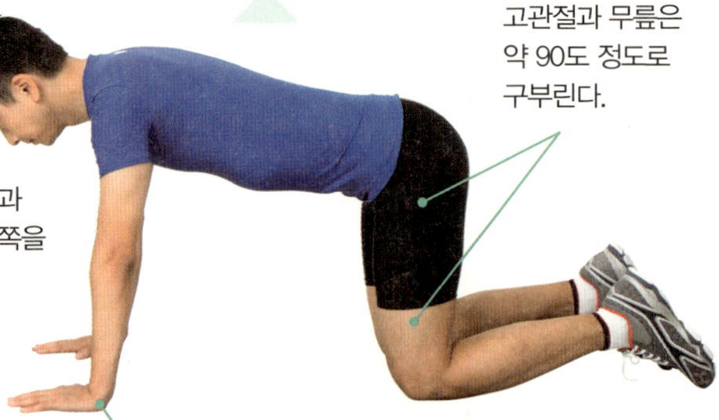

고관절과 무릎은 약 90도 정도로 구부린다.
시선은 정면과 비스듬히 앞쪽을 향한다.
손은 어깨 바로 아래쪽을 짚는다.

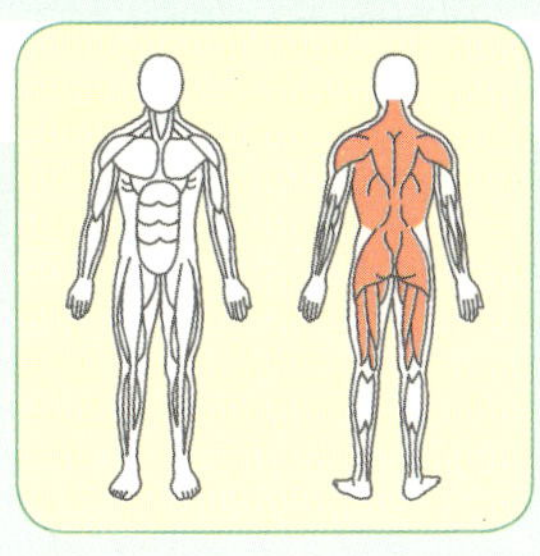

단련되는 부위 **등, 엉덩이, 허벅지**
등 주변의 척추기립근이나 승모근, 엉덩이 주변의 대둔근, 허벅지 뒤쪽의
슬와근 등 폭넓은 부위의 근육을 단련한 수 있는 방법이다.

03
오른쪽 손과 왼쪽 다리를 되도록 높이
올리고 그 자세를 약 5초 유지한다.

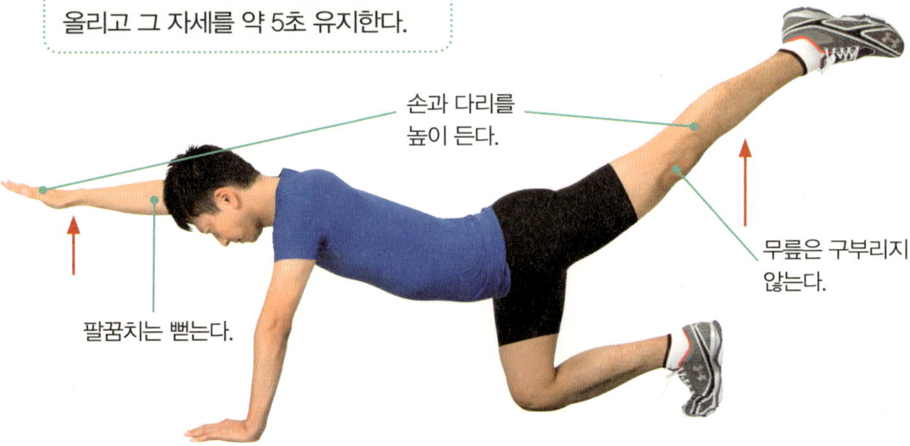

손과 다리를
높이 든다.

무릎은 구부리지
않는다.

팔꿈치는 뻗는다.

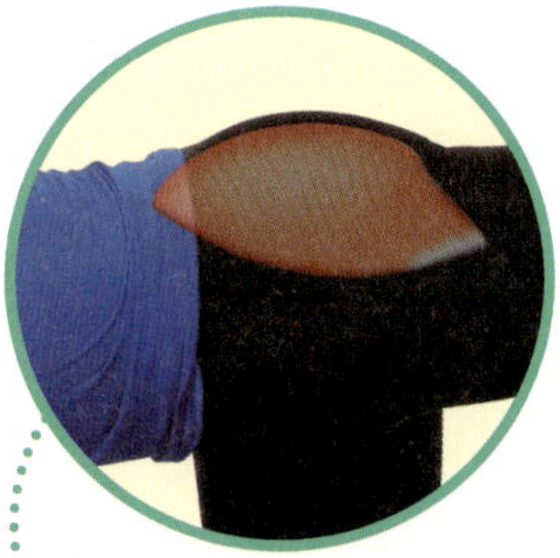

Close Up

다리를 뒤로 올리는 동작을
통해 대둔근 등을 단련한다.

무릎이 구부러지면 NG

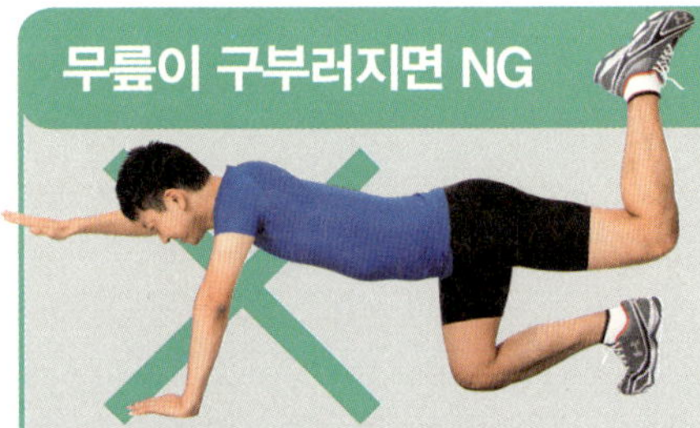

들어 올린 다리의 무릎은 되도록 곧게 편다.
무릎이 구부러지면 엉덩이 주변 근육을 단련
할 수 없다.

세상에서 가장 효과적인 스트레칭 3

한쪽 손과 양쪽 무릎을 바닥에 댄 상태에서 상체를 비틀어,
다른 한쪽 팔꿈치가 위쪽을 향하도록 하는 운동이다.

Point

견갑골의 움직임에 의식을 집중한다.
익숙해질 때까지 무리하지 않는 범위
내에서 운동한다.

횟수 좌우 각각 10회×3세트
호흡 상체를 비틀 때 내쉬고, 원래
위치로 되돌아올 때 들이마신다.

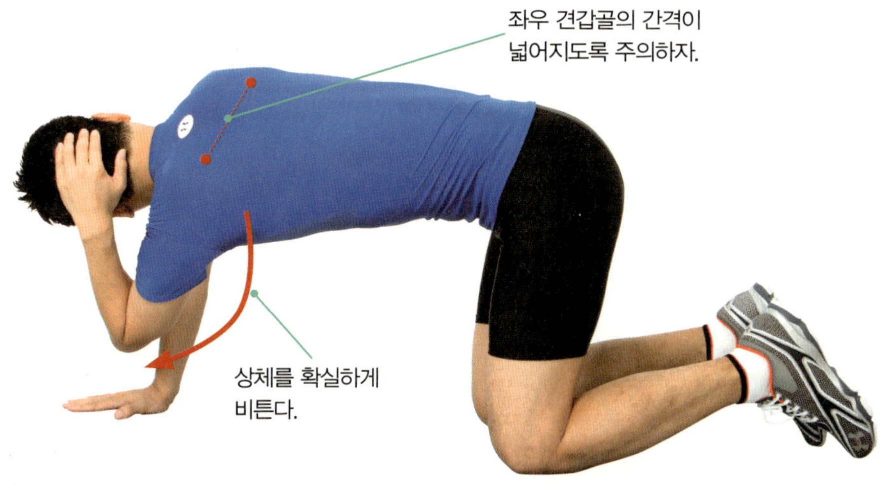

01

오른쪽 손과 양쪽 무릎을 바닥에 대고 왼손을
머리 뒤쪽에 두고 상체를 오른쪽으로 비튼다.

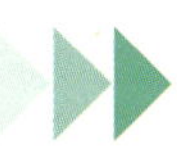

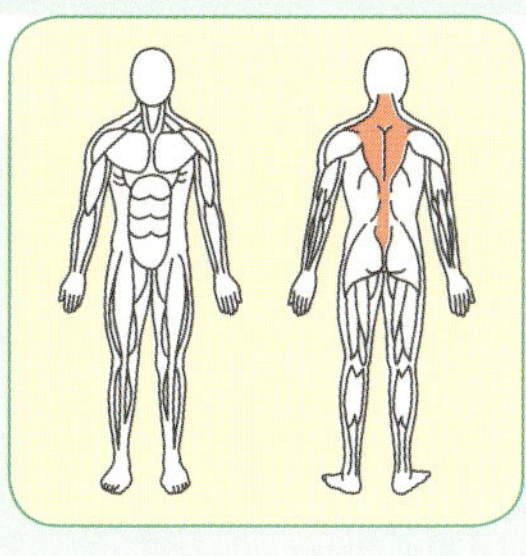

단련되는 부위 등

주로 단련되는 대상은 어깨에서부터 목, 등에 걸쳐 퍼져있는 승모근과, 견갑골 주위의 근육근, 척추를 지탱하는 기능을 담당한 척추기립근 등이다.

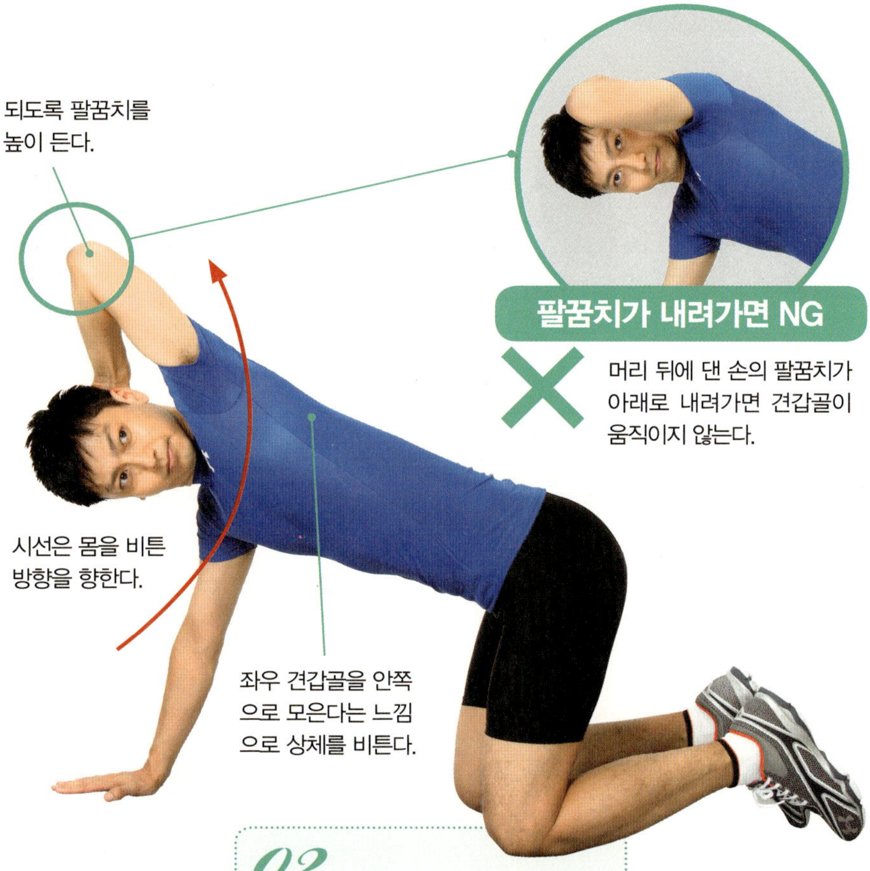

되도록 팔꿈치를 높이 든다.

시선은 몸을 비튼 방향을 향한다.

좌우 견갑골을 안쪽으로 모은다는 느낌으로 상체를 비튼다.

팔꿈치가 내려가면 NG

머리 뒤에 댄 손의 팔꿈치가 아래로 내려가면 견갑골이 움직이지 않는다.

02

상체를 왼쪽으로 비튼다. 그 뒤 다시 원래 위치로 되돌아온다.

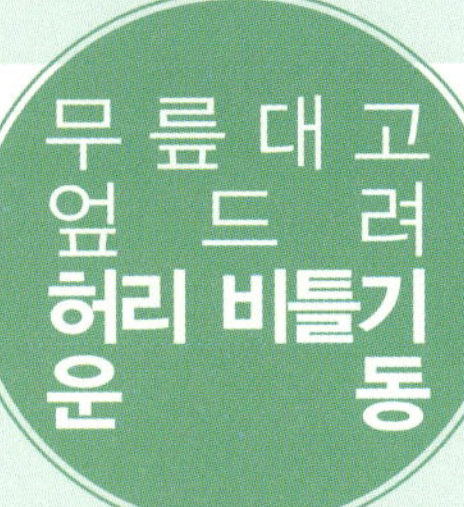

무릎대고 엎드려 허리 비틀기 운동

▶▶▶ 응용하기 1

난이도 ★★☆

들어 올리는 팔의 팔꿈치를 펴서 크게 움직이면 어깨의 가동역이 넓어지거나 견갑골의 움직임도 커진다. 바로 앞에서 소개한 기본동작에 익숙해지면 도전해보자.

팔꿈치를 펴기

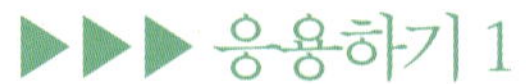

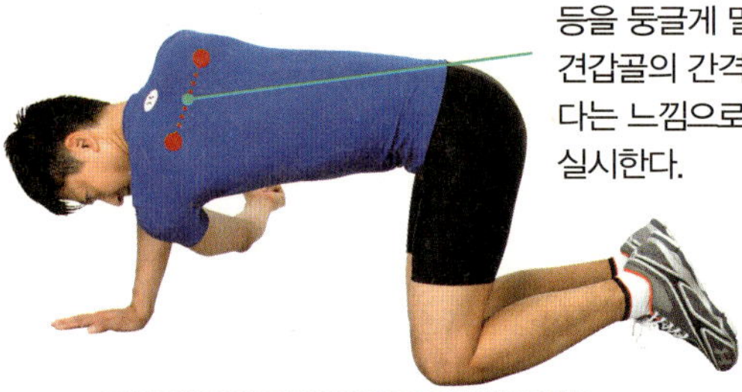

등을 둥글게 말아 좌우 견갑골의 간격을 넓힌다는 느낌으로 동작을 실시한다.

01

오른손과 양쪽 무릎을 바닥에 붙인 상태에서 왼팔은 곧게 펴고 상체를 오른쪽으로 비튼다.

Check Up

팔꿈치를 쭉 펴고 되도록 상체를 많이 비튼다.

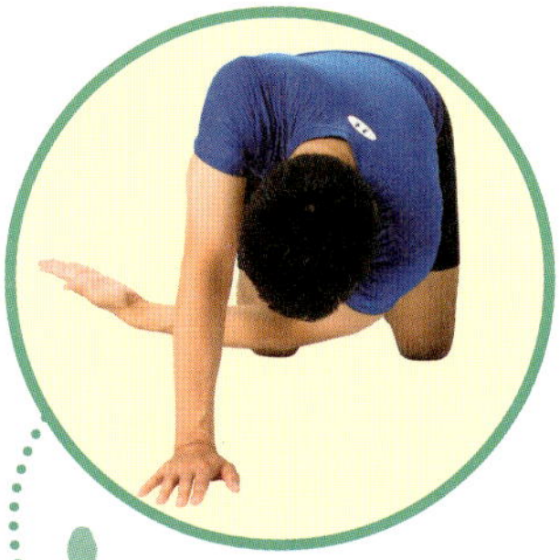

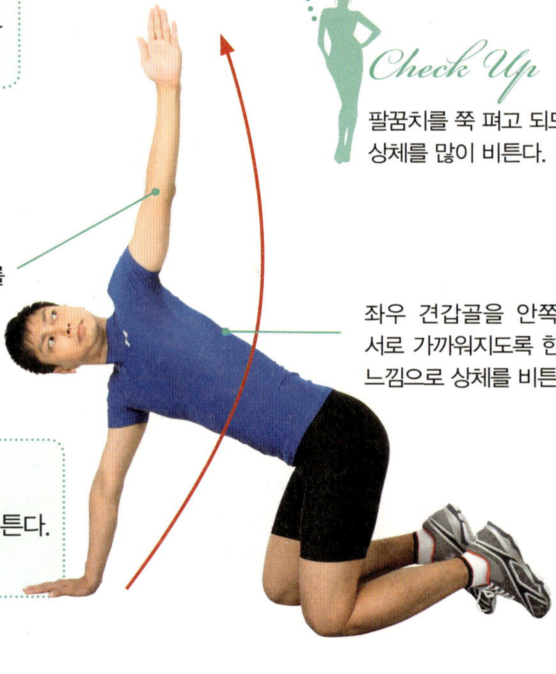

팔꿈치는 항상 곧게 편 상태를 유지한다.

좌우 견갑골을 안쪽으로 서로 가까워지도록 한다는 느낌으로 상체를 비튼다.

02

왼손을 들어 올리면서 상체를 비튼다. 그 뒤 원래 위치로 되돌아온다.

팔을 올릴 때, 팔꿈치를 구부려 옆구리에 가까이 대면 보다 넓은 범위의 근육을
단련할 수가 있다.

팔꿈치를 구부려 옆구리에 붙이기

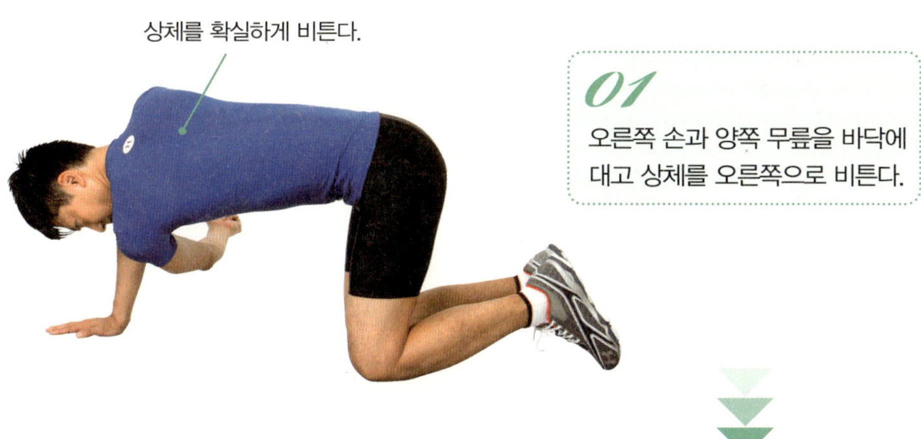

01

오른쪽 손과 양쪽 무릎을 바닥에
대고 상체를 오른쪽으로 비튼다.

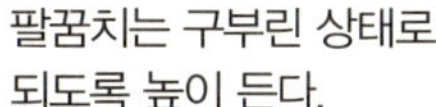

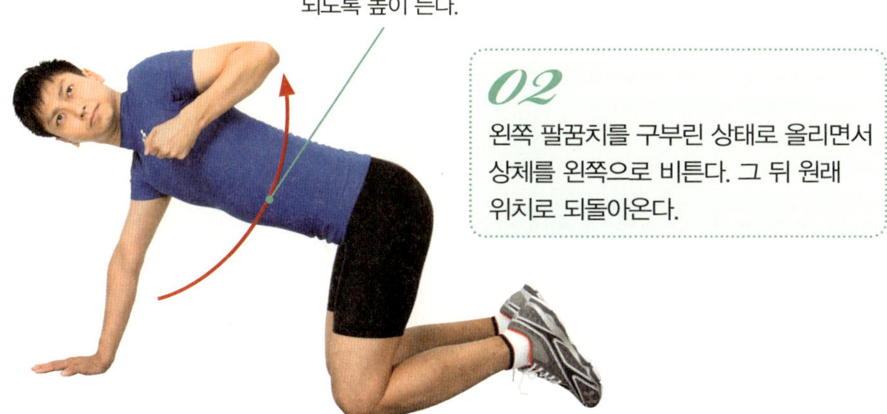

02

왼쪽 팔꿈치를 구부린 상태로 올리면서
상체를 왼쪽으로 비튼다. 그 뒤 원래
위치로 되돌아온다.

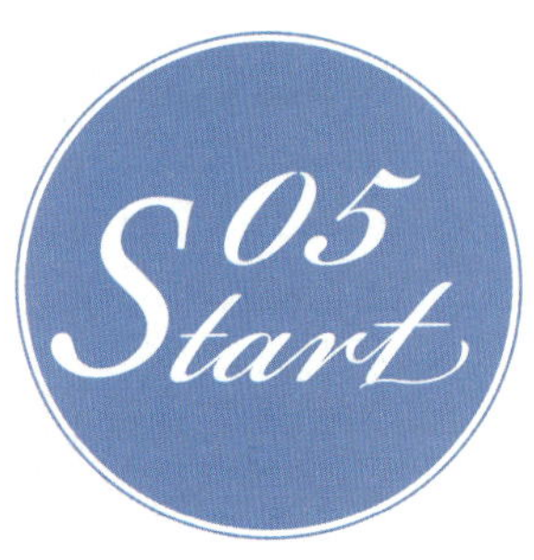

동작이 큰 다이어트 체조
The Method Performed by Big Motion

운동에서 가장 중요한 것은 장소, 기구, 시간 등이 아니라 운동하는 사람의 '의지'이다. 자신이 왜 운동을 하지 않으면 안 되는지를 깊이 깨닫고 곧바로 실행에 들어가면 그만이다. 그곳이 좁은 방이건, 사무실 책상 앞이건 상관없다. 날씨가 춥든 덥든, 사무실 주변에 마땅한 헬스클럽이 있든 없든 중요치 않다. 지금은 너무 바빠 운동의 시작을 차일피일 미루는 것은 영원히 운동을 하지 않겠다는 생각과 다르지 않다. 마음만으로는 결코 건강해질 수 없고, 날씬한 몸매를 만들 수 없으며, 보기 좋게 근육을 키울 수도 없다.

이 장에서 소개할 운동은 이른바 '동작이 큰 다이어트 체조'이다. 좁은 공간에서 '앉아서' '서서' '누워서' 운동을 열심히 하다보면 어느새 내 몸이 넓은 공간으로 나가 좀 더 역동적인 운동을 원하고 있음을 느끼게 된다. 이는 곧 몸이 충분히 건강해지고 있다는 증거이기도 하다. 이제는 약간의 시간을 투자해서 좀 더 넓은 공간으로 나가보자. 세상이 달리 보일 것이다.

동작이 큰 운동의 포인트

특징 • 몸 전체 근육의 운동성을 기를 수 있다.

• 난이도 높은 운동을 선택하면 좀 더 효과적으로 해당 부위를 단련할 수 있다.

기본 • 관절에 큰 부담을 줄 수 있으므로, 무리한 동작은 하지 않는다.

주의 사항 • 난이도가 높은 운동은 어느 정도 근력이 생긴 뒤 도전하자.

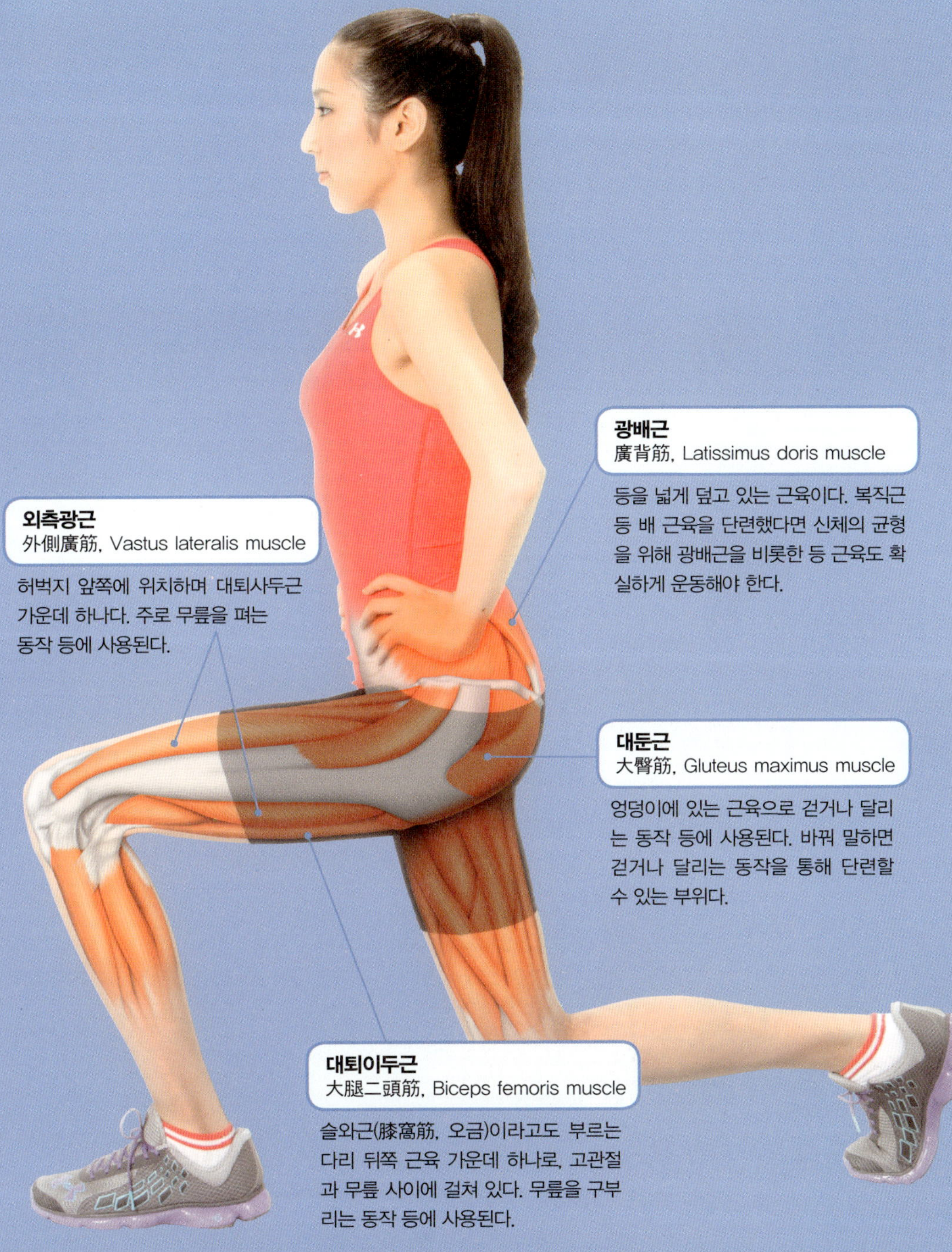

외측광근
外側廣筋, Vastus lateralis muscle

허벅지 앞쪽에 위치하며 대퇴사두근 가운데 하나다. 주로 무릎을 펴는 동작 등에 사용된다.

광배근
廣背筋, Latissimus doris muscle

등을 넓게 덮고 있는 근육이다. 복직근 등 배 근육을 단련했다면 신체의 균형을 위해 광배근을 비롯한 등 근육도 확실하게 운동해야 한다.

대둔근
大臀筋, Gluteus maximus muscle

엉덩이에 있는 근육으로 걷거나 달리는 동작 등에 사용된다. 바꿔 말하면 걷거나 달리는 동작을 통해 단련할 수 있는 부위다.

대퇴이두근
大腿二頭筋, Biceps femoris muscle

슬와근(膝窩筋, 오금)이라고도 부르는 다리 뒤쪽 근육 가운데 하나로, 고관절과 무릎 사이에 걸쳐 있다. 무릎을 구부리는 동작 등에 사용된다.

이 장에서는 동작이 큰 운동을 중심으로 소개한다. 따라서 다른 운동을 할 때보다 조금은 넓은 장소가 확보되어야 한다.

근육은 전체적으로 균형 있게 단련하는 것이 기본이다. 또한 신체조정능력을 배양하고 단련된 근육을 일상생활에서 자연스러운 움직임으로 연결시키게 되면 운동 효과가 더욱 커진다.

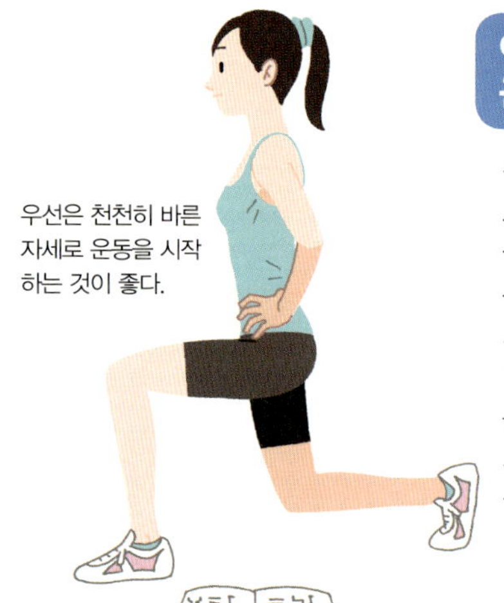

우선은 천천히 바른 자세로 운동을 시작하는 것이 좋다.

어드바이스 [1]
운동신경이 둔하면 다이어트에 불리하다?

신체조정능력이란 귀나 눈 등을 통해 외부로부터 얻은 정보를 머리로 판단하고, 그 판단을 기반으로 근육을 움직이는 시스템과 관련된 능력이다. 흔히 '운동신경능력'이라고도 한다. 운동신경이 발달할수록 날씬한 몸매와 근육을 유지하는 데 유리하다. 그러나 스포츠 선수가 아닌 이상 일반인에게 필요한 운동신경은 이 책에서 소개한 운동법만으로도 얼마든지 발달시킬 수 있다.

운동신경을 향상시키면 일상생활에서도 큰 도움이 된다. 걷거나 계단을 오르는 동작 등이 편해지며, 길을 걷다 돌부리에 걸려 넘어질 번한 순간 몸의 균형을 잡아 크게 다치는 일을 피할 수가 있다.

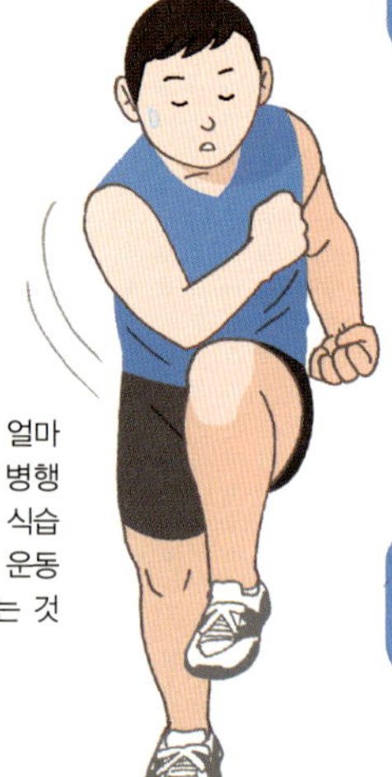

살이 찐 사람은 얼마간 식이요법을 병행해야 한다. 기존 식습관을 유지한 채 운동만으로 살을 빼는 것은 쉽지 않다.

어드바이스 [2]
동네 작은 공원은 돈 안 드는 훌륭한 휘트니스 센터!

이 장에서 소개하는 큰 동작으로 운동을 하려면 어느 정도 넓은 장소가 확보되어야 한다. 이러한 운동은 공원을 이용하면 좋다. 평소 눈에 띄지 않았더라도 잘 찾아보면 의외로 공원은 여러 곳에 있다. 공원에서 운동을 하면 자동차나 자전거 등에 신경을 덜 써도 된다. 또한 공원이 집과 다소 떨어진 곳에 있다면 그곳까지 이동하는 자체가 운동이 된다.

어드바이스 [3]
운동 전 주위에 피해를 입히지 않도록 체크하기

동작이 큰 운동을 하기 전에는 안전과 관련된 사항들을 충분히 확인하고, 주위에 피해를 입히지 않도록 주의를 기울이자.

버스나 지하철, 심지어 엘리베이터를 기다릴 때도 우두커니 서 있는 게 아니라 이 책에서 알려준 기본 동작을 조금씩 실행해 보자. 걷거나 계단을 오를 때도 마찬가지이다. 아무 생각 없이 걷는 게 아니라 몇 가지 동작을 응용해 걷는다면 큰 효과를 거둘 수 있다.

동작이 큰 다이어트 체조 시 체크 포인트

| 실내 |
- 충분히 운동 가능한 넓이인가?
- 바닥이 미끄럽지는 않는가?
- 소리가 옆 혹은 아래쪽 공간으로 새나가지 않는가?

| 실외 |
- 운동하기 편한 신발인가?
- 자동차나 자전거가 다니지는 않는가?
- 날씨에 적합한 복장을 갖췄는가?

▶▶▶ 목적별 추천 운동

좀 더 강도 높은 운동을 하고 싶다!

이 장에서 소개하는 '동작이 큰 다이어트 체조'는 난이도가 높은 것이 많다. 어느 정도 근력이 생긴 뒤 도전해보자!

| 추천 운동 |
- 무릎 구부렸다가 점프하기 운동(196쪽)
- 무릎 구부려가며 앞으로 걷기 운동(198쪽)
- 받침을 이용해 한쪽 다리로 하는 운동(202쪽)

워밍업 단계로 이용하고 싶다!

이 장에서 소개하는 '동작이 큰 다이어트 체조'는 본격적인 운동에 앞서 워밍업 단계로 활용할 수 있다.

| 추천 운동 |
- 허벅지 올리기 운동(192쪽)
- 상체 비틀며 허벅지 들어올리기 운동(194쪽)

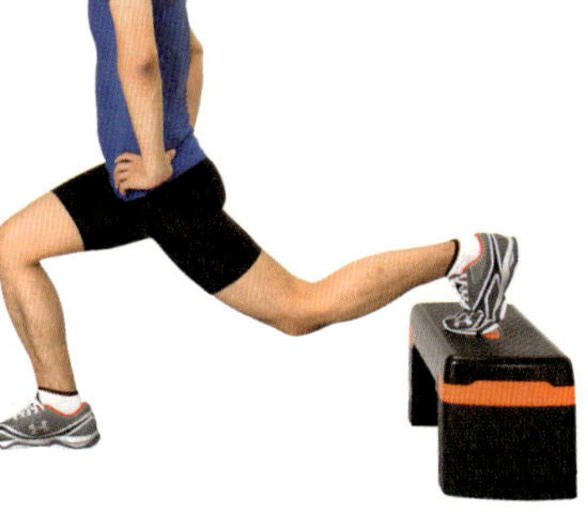

▶ '받침을 이용해 한쪽 다리로 하는 스쿼트'는 이 책에서 소개하는 운동 가운데 난이도가 가장 높다.

▶ '허벅지 올리기'는 운동 전 워밍업 단계에서 활용하는 대표적인 동작이다.

체지방 연소에 시동을 거는 운동

허벅지를 높이 올리면서 앞으로 나아가는 운동이다. 동작 자체는 간단하다. 다른 운동을 하기 전 워밍업을 위해서도 도움이 된다.

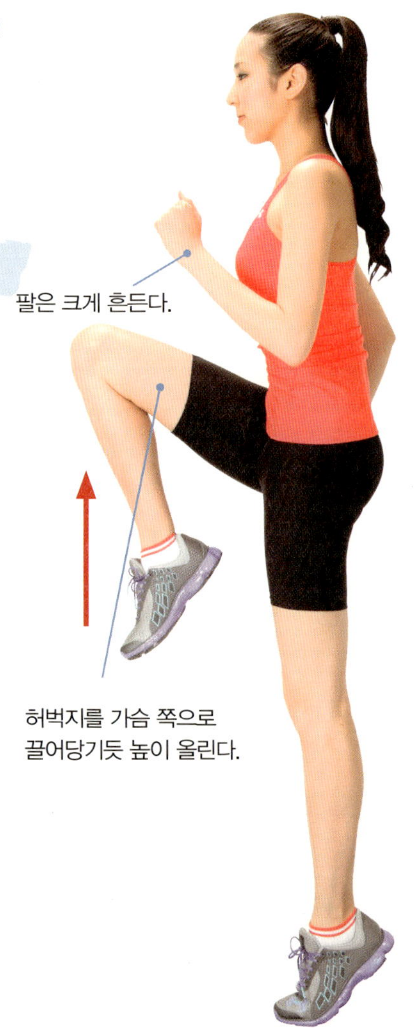

Point

앞으로 나아가는 동작보다 허벅지를 높이 드는 것이 중요하다. 되도록 리듬감 있게 운동해보자.

횟수 10회×3세트
호흡 특별히 주의할 필요 없다.

01

똑바로 선 자세로 오른쪽 허벅지를 높이 들어 올린다.

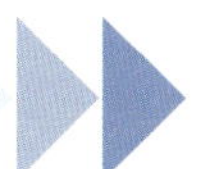

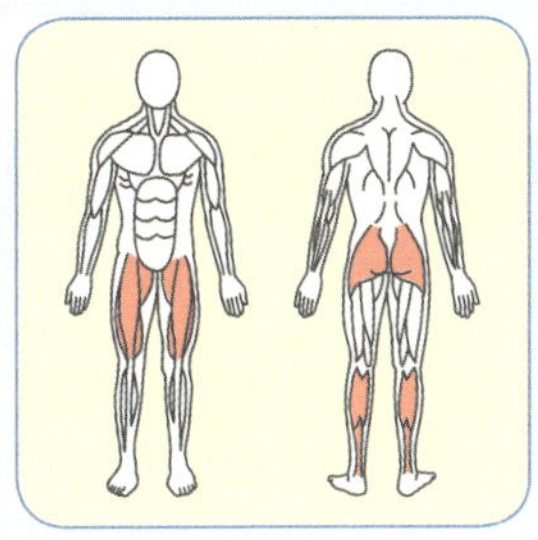

단련되는 부위 엉덩이, 다리

허벅지를 올렸다 내릴 때 사용되는 근육은 대퇴사두근이나 대둔근이다.
또한 발끝으로 서는 동작을 통해 허벅지 주변 근육도 단련할 수가 있다.

02

연속해서 왼쪽 허벅지도 높이 들어
올린다(여기까지가 1회다). 이 동작을
반복하며 앞으로 나아간다.

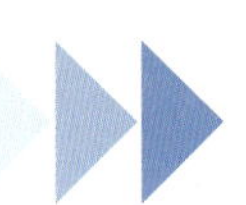

등이 젖혀지면 NG

허벅지를 올리는 반동으로
등이 뒤로 젖혀지지 않도
록 주의하자!

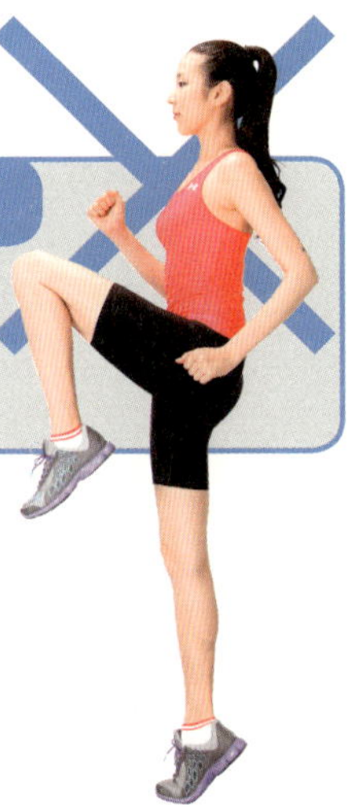

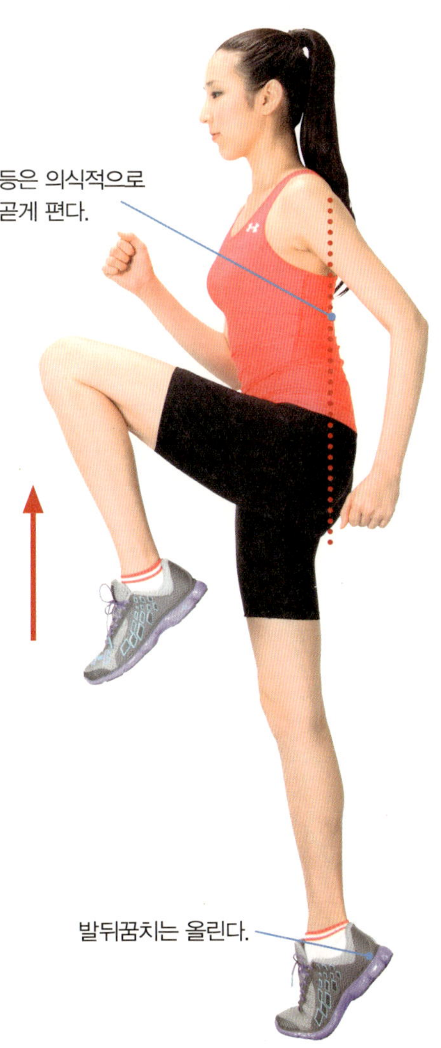

배, 엉덩이, 허벅지 유연성 기르기

허벅지를 높이 들면서 상반신을 비트는 운동이다.
허벅지 주위는 물론 배 주위도 단련할 수 있다.

Point

팔꿈치로 무릎을 친다는 느낌으로
상체를 완전히 비튼다.

횟수 10회×3세트
호흡 특별히 주의할 필요 없다.

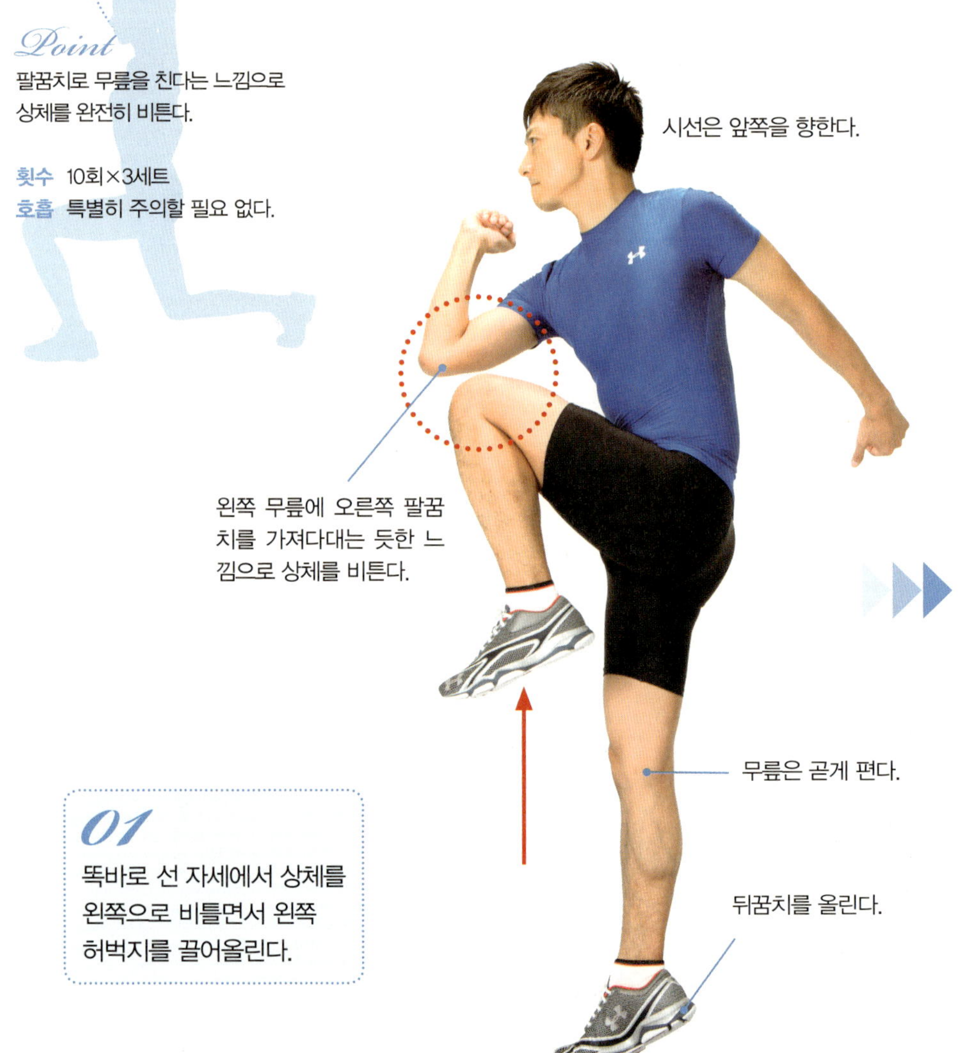

01
똑바로 선 자세에서 상체를
왼쪽으로 비틀면서 왼쪽
허벅지를 끌어올린다.

194

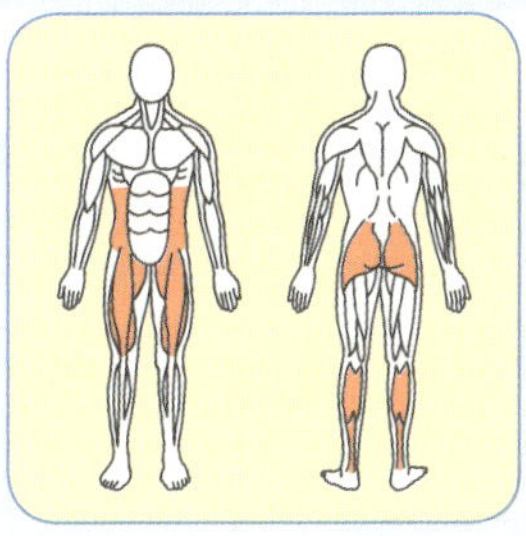

단련되는 부위 **복부, 엉덩이, 다리**

허벅지 근육인 대퇴사두근은 물론, 발끝으로 서는 동작을 통해 종아리 주변 근육도 단련할 수가 있다. 또한 상체를 비트는 동작은 배 주위 근육을 단련하는 데 도움이 된다.

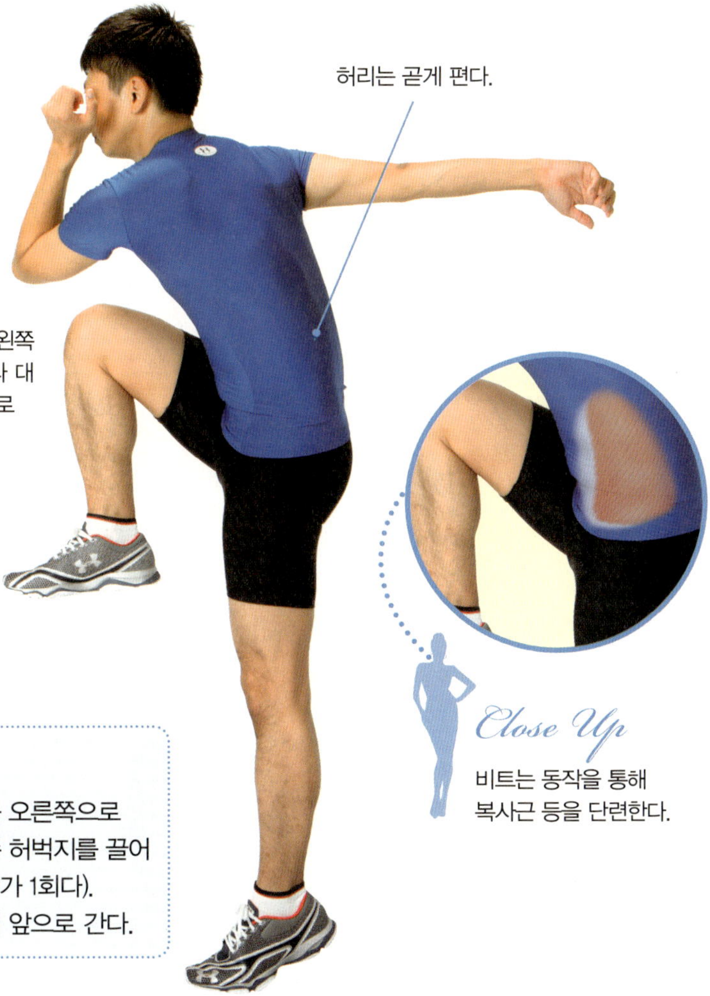

허리는 곧게 편다.

오른쪽 무릎에 왼쪽 팔꿈치를 가져다 대는 듯한 느낌으로 상체를 비튼다.

Close Up

비트는 동작을 통해 복사근 등을 단련한다.

02

연속해서 상체를 오른쪽으로 비틀면서 오른쪽 허벅지를 끌어 올린다(여기까지가 1회다). 이것을 반복하며 앞으로 간다.

하체에 고른 근육 만들기

똑바로 선 자세에서 무릎을 구부려 웅크렸다가 점프한다.
하반신을 전체적으로 단련하는 데 도움이 되는 복합적인
동작이다.

Point

상당히 난이도가 높은 운동이다.
점프 동작은 높이를 의식할 필요
없이 비스듬하게 뛰어오르며 앞쪽
으로 진행하면 된다.

횟수 5~10회×3세트
호흡 특별히 주의할 필요 없다.

허리는 항상 곧게 편다.

다리 넓이는 어깨보다
다소 넓게 유지한다.

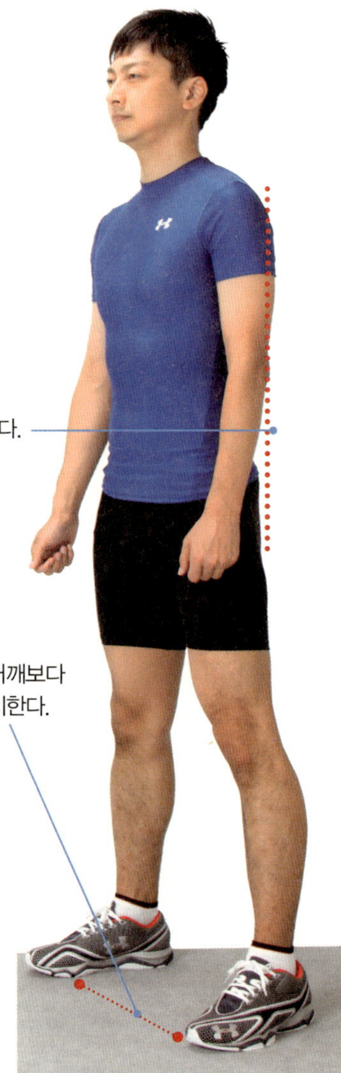

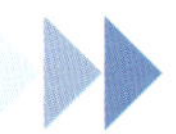

01

다리를 어깨 넓이보다 다소
넓게 벌리고 똑바로 선다.

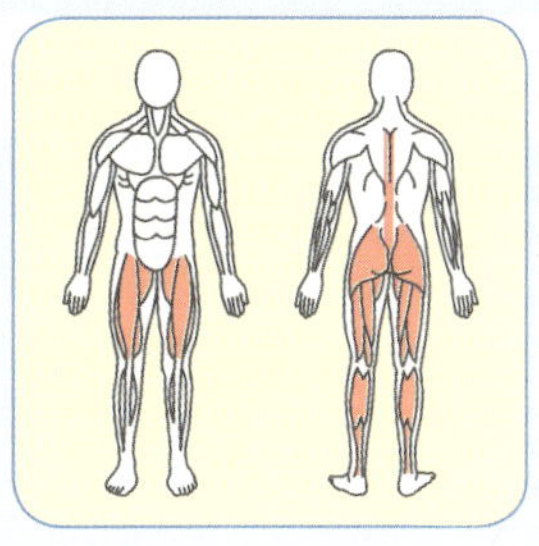

단련되는 부위 **엉덩이, 다리**

하반신을 중심으로 온몸의 근력을 기를 수 있다. 특히 대둔근이나 대퇴사두근, 슬와근을 단련할 수 있다. 다리 힘이 필요한 운동선수들에게도 추천할 만한 운동이다.

02

무릎과 고관절을 구부려 몸의 중심을 아래로 이동시킨다.

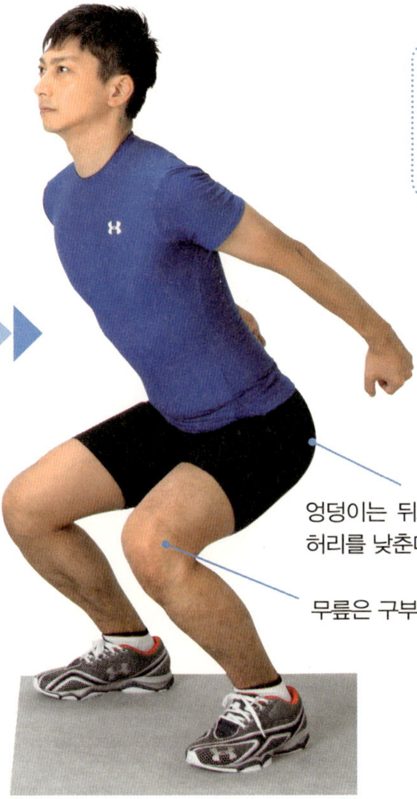

03

몸을 펴면서 높이 점프한다.

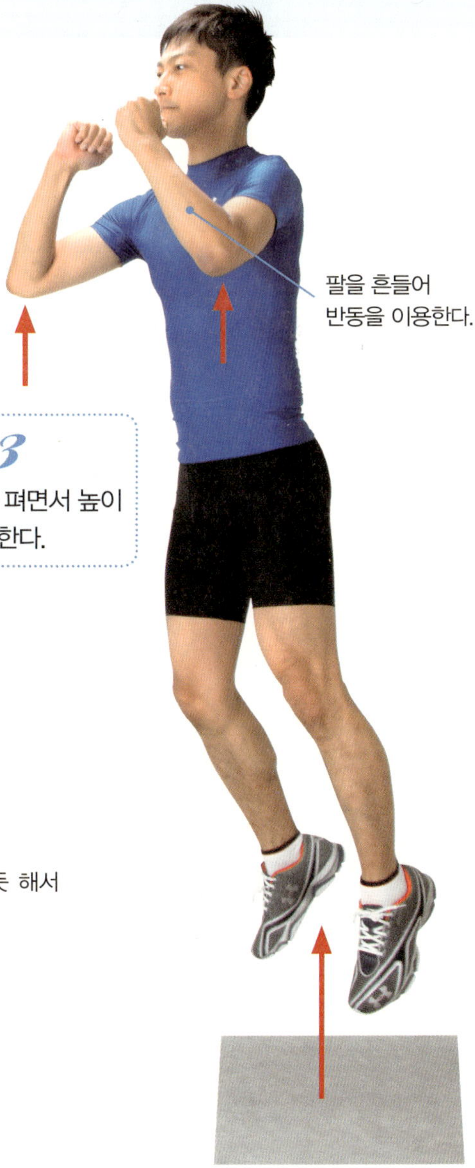

팔을 흔들어 반동을 이용한다.

엉덩이는 뒤로 빼듯 해서 허리를 낮춘다.

무릎은 구부린다.

탄력 있는 허벅지 만들기

한쪽 다리씩 크게 앞으로 내밀어 몸을 낮추는 동작을 반복하며 앞으로 나아가는 운동이다. 난이도가 높지만 하반신을 종합적으로 단련할 수 있는 좋은 운동이다.

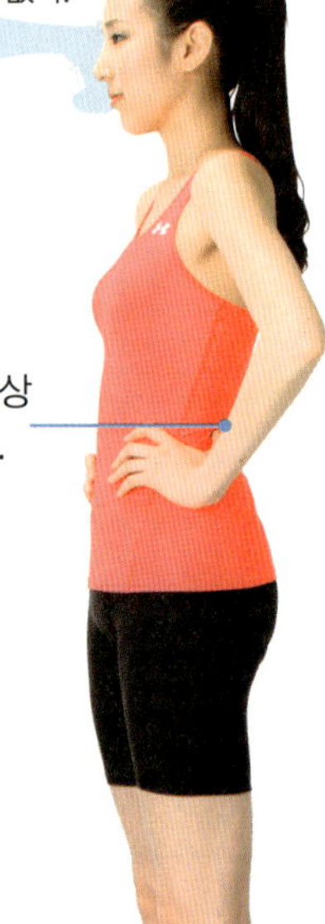

Point

의식적으로 천천히 크게 움직이며 운동한다. 바닥을 찬다는 느낌으로 다리를 크게 앞으로 내밀면 된다.

횟수 10회×3세트
호흡 특별히 주의할 필요 없다.

오른쪽 다리를 크게 앞으로 내민다.

아래쪽으로 몸을 낮춘다.

몸을 낮출 때 오른쪽 무릎이 앞으로 너무 나아가지 않도록 주의한다.

허리는 항상 곧게 편다.

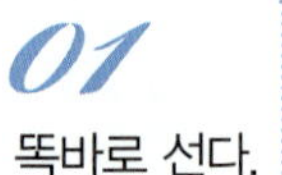

01
똑바로 선다.

02
오른쪽 다리를 앞으로 내밀어 굽혀서 몸을 낮춘다.

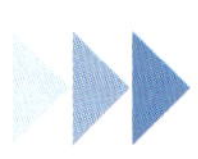

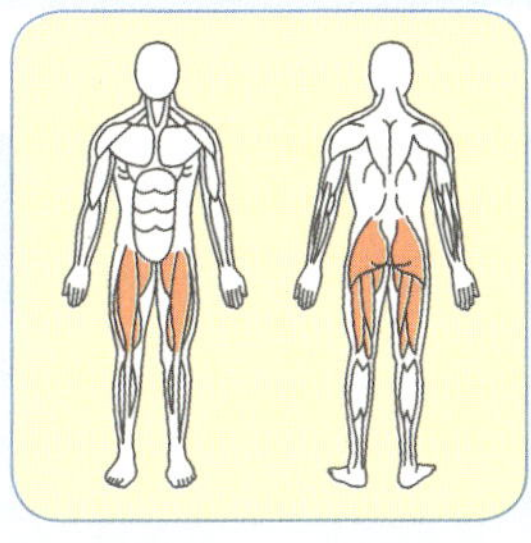

단련되는 부위 엉덩이, 다리
대퇴사두근이나 대둔근 등 하반신 전체 근육을 단련할 수 있다. 고관절의 움직임을 부드럽게 하는 데 도움이 된다.

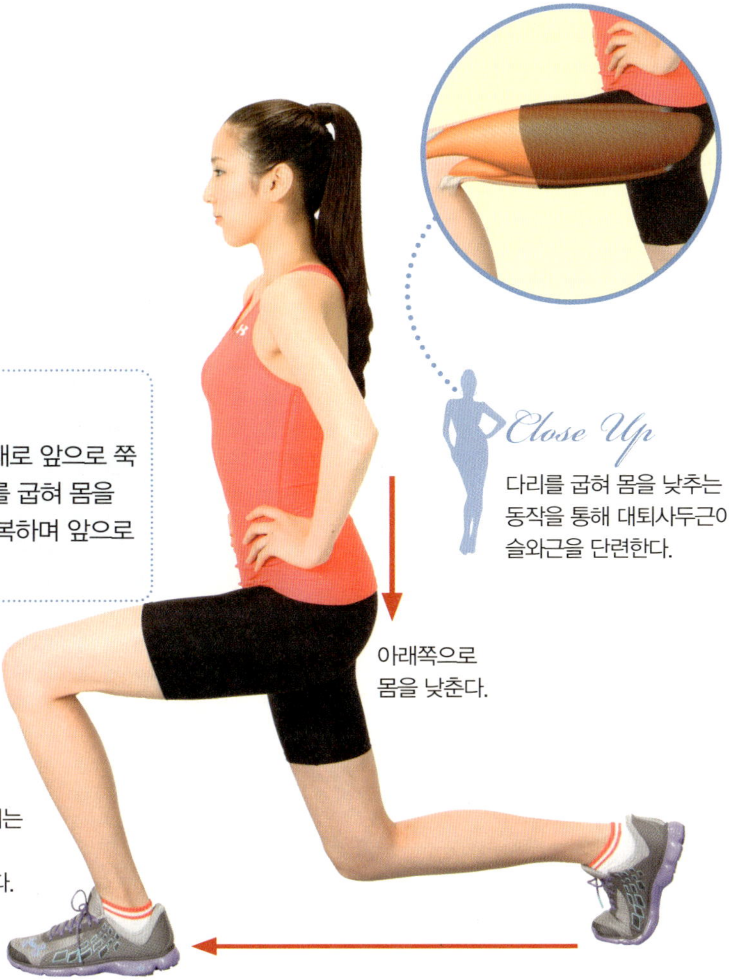

03

왼쪽 다리를 올려 그대로 앞으로 쭉 나아간 뒤 다시 다리를 굽혀 몸을 낮춘다. 이 동작을 반복하며 앞으로 나아가면 된다.

몸의 중심을 앞으로 이동시키면서 오른쪽 다리는 바닥을 차듯 힘을 주고 왼쪽 다리는 앞으로 내민다.

Close Up

다리를 굽혀 몸을 낮추는 동작을 통해 대퇴사두근이나 슬와근을 단련한다.

아래쪽으로 몸을 낮춘다.

하체 근육을 키우는 계단 오르내리기

받침 위로 올라갔다 내려가는 방식의 친숙한 운동이다.
비교적 간단하지만 하반신 전체를 단련할 수 있고, 최근에는
그 효과가 재인식되고 있다.

Point

등은 곧게 펴고, 받침 위로 오를
때는 의식적으로 허벅지를 높이
든다. 계단을 이용해 운동해도
좋다.

횟수 3분×1세트
호흡 특별히 주의할 필요 없다.

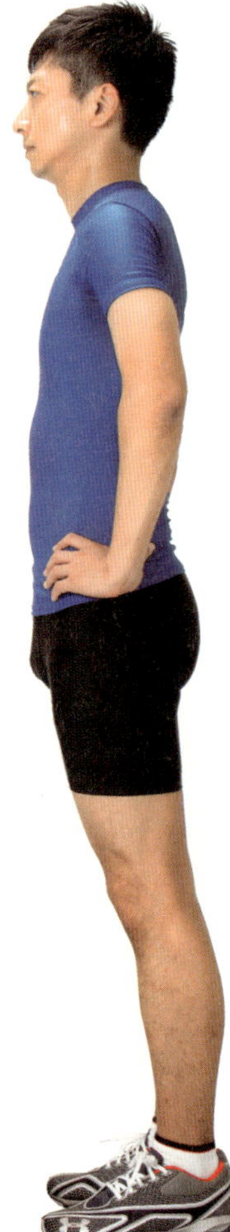

01

허리에 손을 대고 받침
앞에 똑바로 선다.

받침의 높이는 15~20cm
정도가 적당하며, 단단한
상자나 계단 등을 이용하
면 된다.

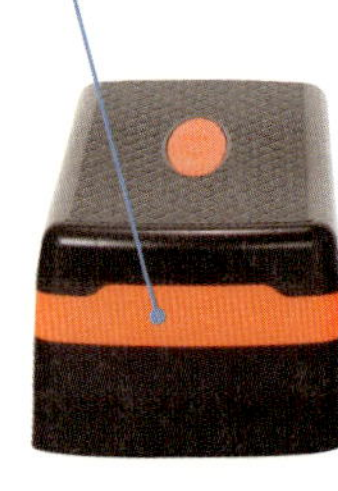

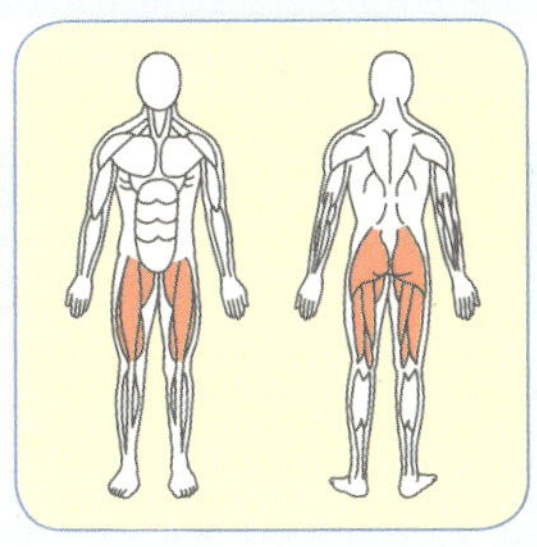

단련되는 부위 **엉덩이, 다리**

허벅지 주위의 대퇴사두근, 엉덩이 주위의 대둔근 등 하반신을 전체적으로
단련할 수가 있다. 받침을 높게 할수록 난이도는 점점 높아진다.

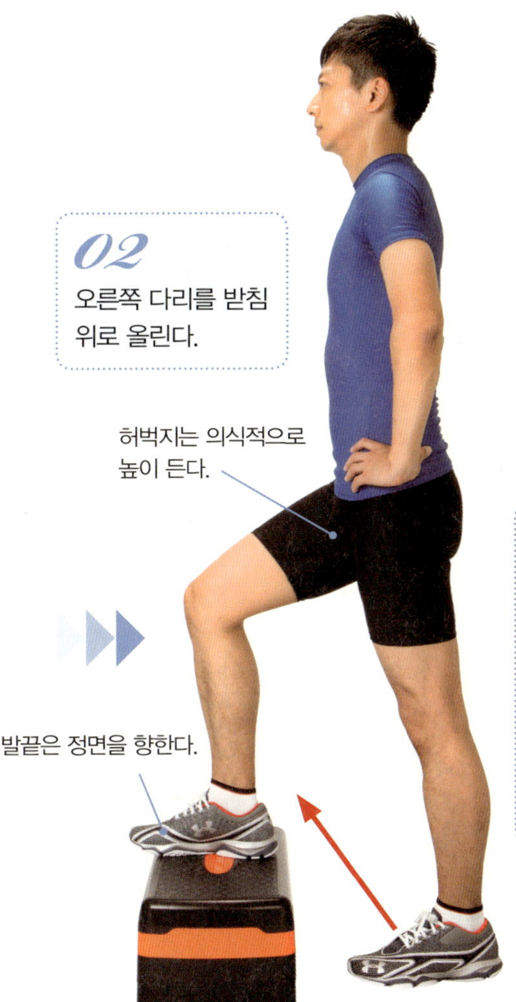

02

오른쪽 다리를 받침
위로 올린다.

허벅지는 의식적으로
높이 든다.

발끝은 정면을 향한다.

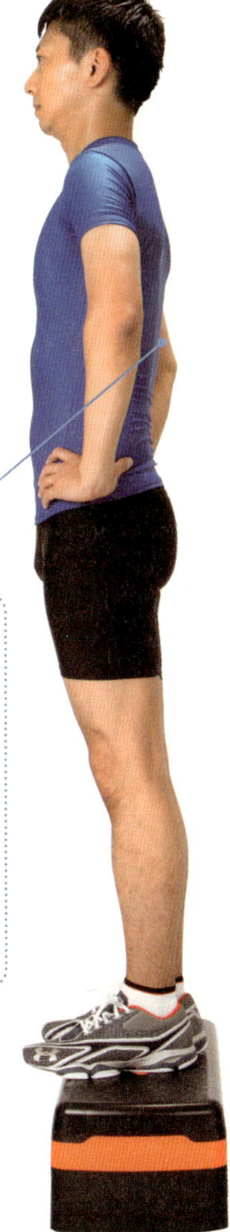

등은 항상 곧게 편다.

03

왼쪽 다리도 마저 올려서, 받침
위로 올라간다. 그 뒤 오른쪽
다리부터 바닥으로 내리면서
처음 위치로 되돌아 온다(중간
에 축으로 삼는 다리와 먼저
앞으로 내미는 다리를 바꿔
가며 운동한다).

가장 강도 높은 하체 근육 운동

받침을 이용해 한쪽 다리로 하는 스쿼트이다. 하반신 단련
운동으로써는 가장 강도 높은 운동 가운데 하나이다.

Point

상체가 흔들리지 않도록 주의하
며, 단련하는 다리의 무릎은 유
연하게 움직인다.

횟수 좌우 각각 5~10회×3세트
호흡 몸을 낮출 때 내쉬고, 일어
설 때 들이마신다.

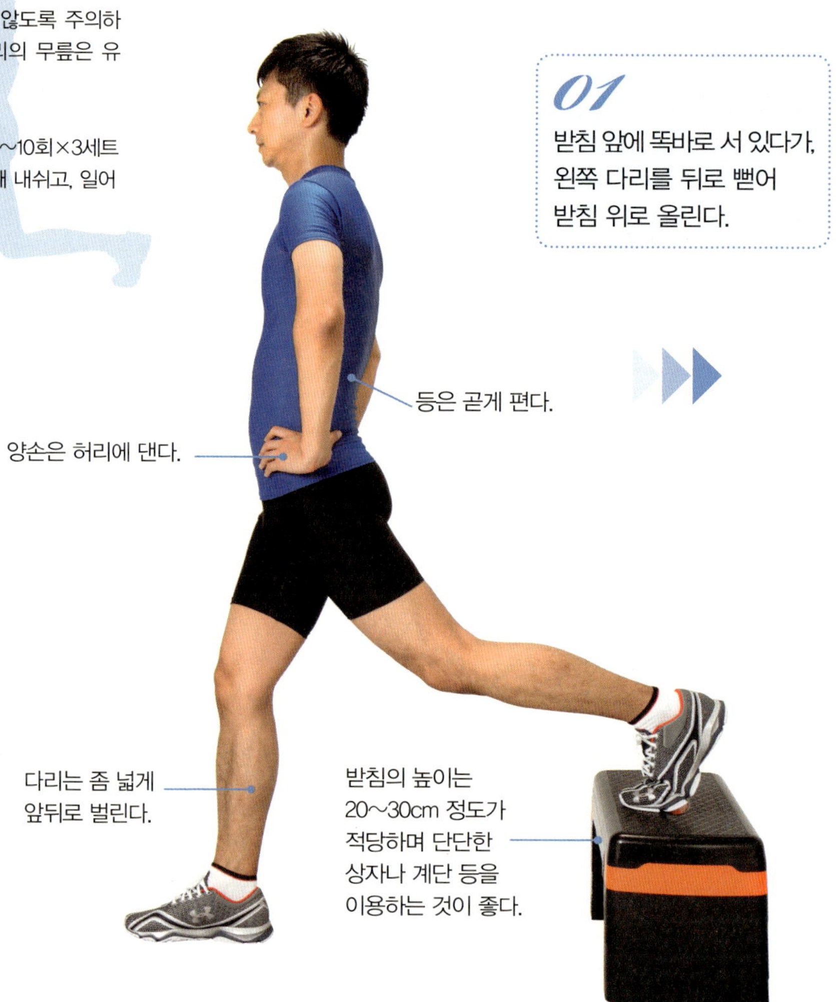

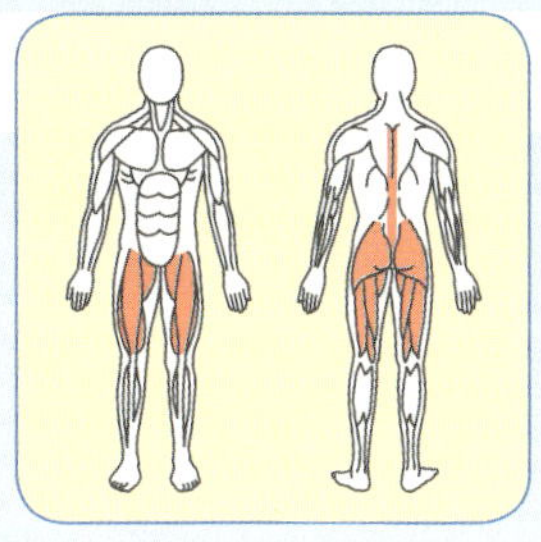

단련되는 부위 엉덩이, 다리
대퇴사두근이나 슬와근, 대둔근과 같은 하반신의 주요 근육을 비롯하여,
체간을 지탱하는 척추기립근 등도 강화할 수 있는 종합적인 운동이다.

02

오른쪽 무릎과 고관절을 구부려
중심을 아래로 떨어뜨린다.
그 뒤 다시 일어선다. 이 동작을
반복하면 된다.

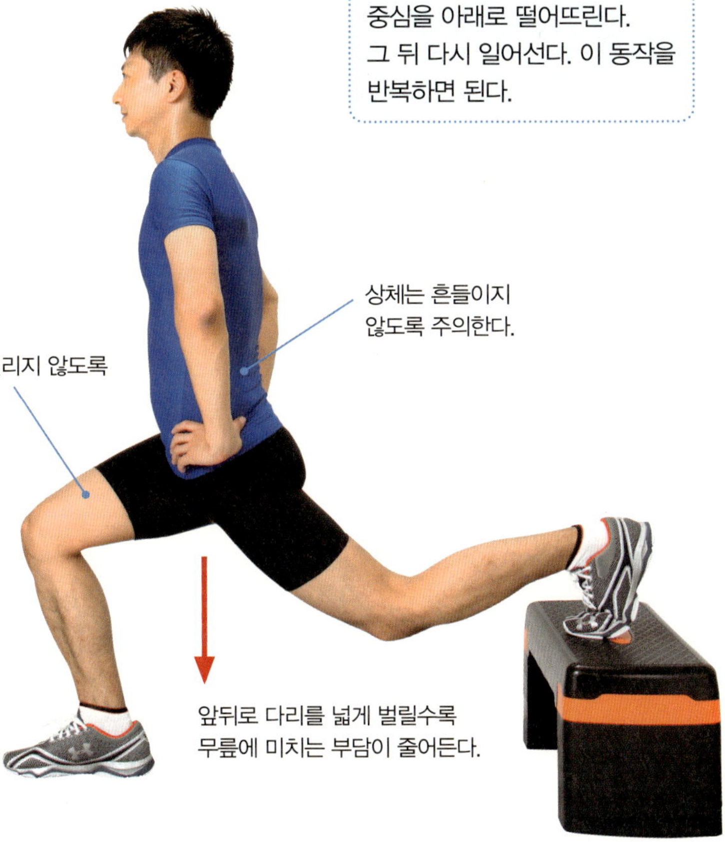

상체는 흔들이지
않도록 주의한다.

무릎이 떨리지 않도록
조절한다.

앞뒤로 다리를 넓게 벌릴수록
무릎에 미치는 부담이 줄어든다.

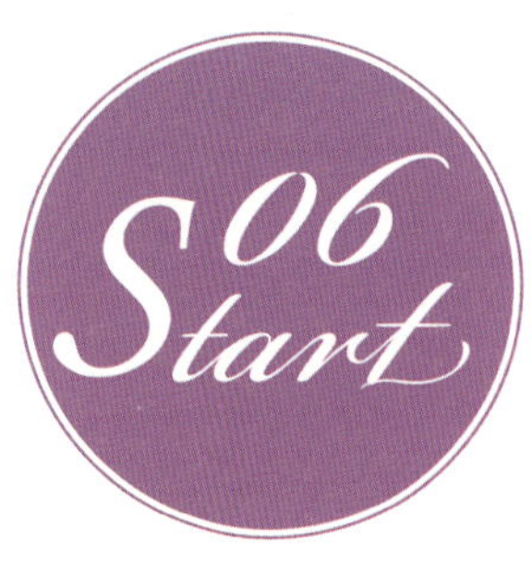

체지방에 얽힌 오해와 진실
The Q&A of Fat Combustion

잘 알고 있는 것 같으면서도 알 수 없는 우리 몸! 살이 찌지 않는 체질을 효과적으로 만들기 위해서는 올바른 지식이 필요하다. 이 장에서는 다소 생소하게 느껴질 수 있는 체지방 연소에 대한 궁금증을 하나하나 풀어보도록 하자.

체지방! 이것이 알고 싶다

① 체지방이란
- 체지방이 증가하는 이유는 무엇인가?
- 남성보다 여성에게 쉽게 체지방이 쌓이는 이유는?
- 자신의 체지방이 늘었는지 줄었는지 알 수 있는 방법은?

② 효과적인 다이어트 체조법은?
- 근육통을 참아가며 운동하는 것이 바람직한가?
- 여성들이 반드시 알아야 할 주의사항은?
- 수면은 체지방 연소에 영향을 미칠까?

③ 다이어트 체조를 계속하기 위한 노하우
- 다이어트 체조를 매일 계속할 수 있는 요령은?
- 운동 의욕을 높이는 방법
- 단기간에 날씬해질 수 있을까?

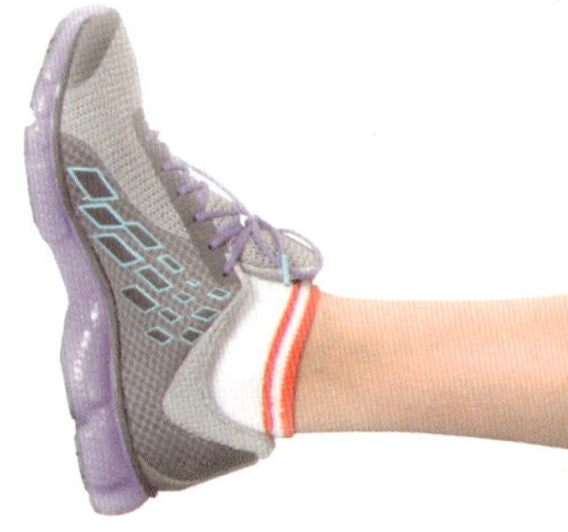

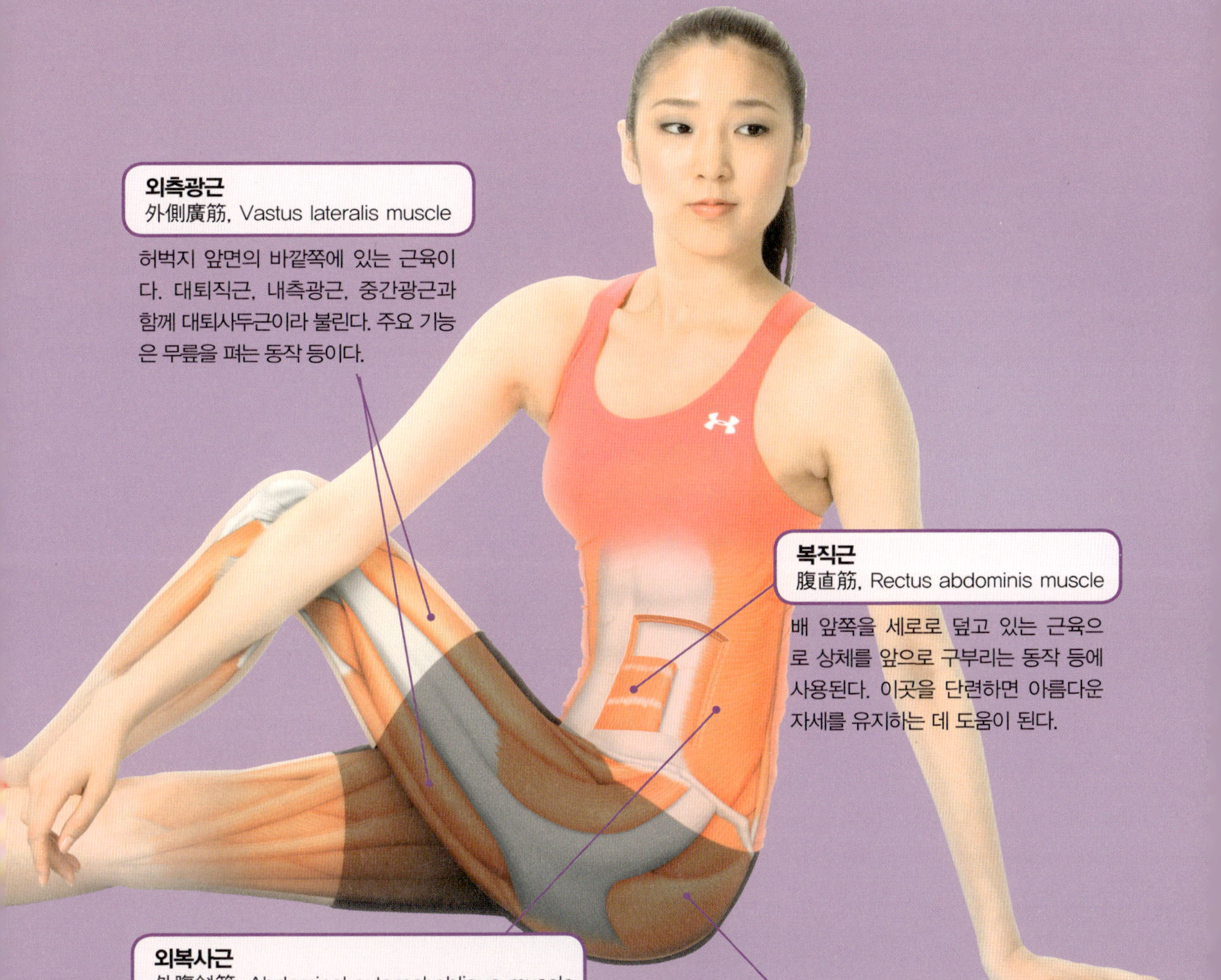

외측광근
外側廣筋, Vastus lateralis muscle

허벅지 앞면의 바깥쪽에 있는 근육이
다. 대퇴직근, 내측광근, 중간광근과
함께 대퇴사두근이라 불린다. 주요 기능
은 무릎을 펴는 동작 등이다.

복직근
腹直筋, Rectus abdominis muscle

배 앞쪽을 세로로 덮고 있는 근육으
로 상체를 앞으로 구부리는 동작 등에
사용된다. 이곳을 단련하면 아름다운
자세를 유지하는 데 도움이 된다.

외복사근
外腹斜筋, Abdominal external oblique muscle

옆구리 주변 근육이다. 상체를 옆으로 눕히거나
비틀 때 사용하게 된다. 이곳을 단련하면 배를 아름
답게 가꾸는 데 도움이 된다.

대둔근
大臀筋, Gluteus maximus muscle

엉덩이 주변 근육으로 뒤로 차는 동작
등에 관여한다. 힙 업을 목표로 하고 있
다면 우선 단련해야 하는 부위 가운데
하나다.

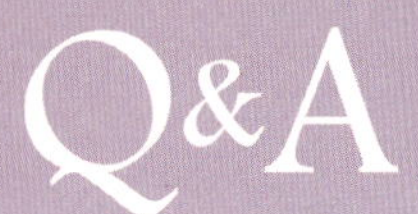

Q&A

Q01 체지방이 쌓이는 이유는?

▶ **A :** 지질(脂質)이나 당질의 지나친 섭취가 원인이다. 기름기가 다량 함유된 육류나 어류 등에 포함된 지질과 백미나 빵, 면류 등에 많이 들어 있는 당질은 체내에서 분해되어 열량이 된다. 그런데 이때 남은 것은 지방으로 축적된다. 이것이 체지방이 쌓이는 구조이다. 체지방이란 체내에 축적된 지방의 총칭으로, 피부 아래에 있는 피하지방과 내장 주변에 붙는 내장지방으로 나뉜다.

기름진 음식이나 백미를 다량 섭취한다.

↓

열량이 남는다.

↓

지방의 형태로 체내에 쌓인다.

▶▶▶ 지질과 당질 에너지

지질 1g이 만들어내는 열량은 약 9kcal로 당질의 약 2배 이상이다. 지질을 다량 함유한 기름진 식품은 그 양에 비해 열량이 높으므로 지나치게 섭취하지 않도록 주의해야 한다.

Q02 체지방이 늘어나면 어떻게 되는가?

▶ **A :** 체지방은 우리 몸에 없어서는 안 될 중요한 요소이지만 지나치게 쌓이면 오히려 건강을 해친다. 특히 내장지방이 늘어나면 고혈압이나 고지혈증 등 생활습관병에 걸릴 위험이 높아진다. 또한 외모상의 문제도 간과할 수 없다.

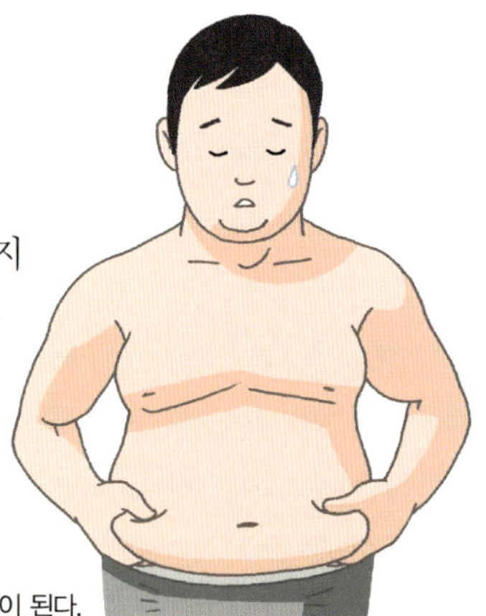

체지방이 지나치게 쌓이면 비만의 원인이 된다.

일반적으로 겉보기에 살이 쪄 보이는 사람은 대부분 체지방이 지나치게 쌓여있는 것이다.

▶▶▶ 체지방이 지나치게 쌓이면 다음과 같은 병의 원인이 된다.
당뇨병, 동맥경화, 고지혈증, 수면시무호흡증후군

▶▶▶ **생활습관병**
평소의 생활습관이 주요 원인이 되어 발생하는 질병에 관한 총칭이다.
현대인의 2/3 정도는 이로 인해 사망한다.

 **나이가 들면 살이 찌는 이유는?**

▶ A : 나이를 먹을수록 활동량과 근육량이 줄어들기 때문이다. 인간의 몸은 20~30대를 정점으로 그 이후부터는 근육량이 감소하기 시작한다. 근육량이 줄어들면 기초대사량과 활동량이 감소한다. 그 때문에 예전과 똑같은 식생활이나 일상적인 활동량을 유지해도 체지방이 늘어난다. 이러한 현상을 막기 위해서는 근육을 단련하는 운동이 반드시 필요하다.

 **왜 여성은 남성에 비해 체지방이 쉽게 늘어날까?**

▶ A : 사람마다 다르지만 일반적으로는 그렇다. 일단 여성은 남성에 비해 원래부터 체지방 비율이 높은 경향이 있다. 또한 여성은 성장기에 남성호르몬의 분비가 적기 때문에 남성에 비해 체질적으로 근육량이 적다. 그 결과 여성은 남성보다 쉽게 체지방이 쌓인다.

자신의 몸에 쌓인 체지방량을 알 수 있는 방법은?

▶ **A :** 시중에서 판매하는 체지방계로 측정할 수 있다. 일반적으로 체지방의 상태는 체지방률(체중 가운데 지방이 차지하는 비율을 뜻하며 단위는 %이다)로 표시한다. 시중에서 다양한 체지방계가 판매되고 있는데 이것을 이용하면 자신의 체지방률을 알 수 있다. 되도록 같은 시간대에 동일한 상태(아침에 일어나 아침식사 전 등)에서 측정하도록 하자.

▶▶▶ 성별, 연령별 적정 체지방률

남성	30세 미만	적정치 : 14~20%
		비만 : 25% 이상
	30세 이상	적정치 : 17~23%
		비만 : 25% 이상
여성	30세 미만	적정치 : 17~24%
		비만 : 30% 이상
	30세 이상	적정치 : 20~27%
		비만 : 30% 이상

▶▶▶ 체지방계

몸에 체지방이 많이 쌓여 있으면 전기가 흐르기 어렵다. 반대로 체지방이 적으면 전기가 쉽게 통한다. 이러한 원리를 이용해서 기계 표면의 금속 등으로부터 우리 몸에 해가 없는 전류를 흘려보내 그 흐름을 바탕으로 체지방량을 측정할 수가 있다.

근육 단련 시 특별히 신경 써야 할 부분은?

▶ **A :** 바른 자세로 운동하는 것이 중요하다. 잘못된 자세로 운동을 하면 제대로 효과를 보지 못할뿐더러 사고의 원인이 되기도 한다. 따라서 단련하는 부위의 근육이 팽팽해지는 느낌 등에 의식을 집중하며 천천히 바른 자세로 운동해야 한다. 커다란 거울 앞에서 자세를 체크하며 운동하거나 동영상 등을 찍어서 자신의 자세를 확인해보는 방법도 바람직하다.

> ▶▶▶ **거울이나 동영상 활용법**
>
> 운동을 할 때 뿐 아니라 평소 자세에 신경을 쓰는 습관도 중요하다. 특히 자신의 자세가 바르지 않다고 생각된다면 평소 앉거나 서 있는 자세 등을 촬영해보아도 좋다.

근육통을 참아가며 운동하는 편이 좋을까?

▶ **A :** 힘든 운동을 하거나 평소 움직이지 않던 부위를 사용하면 근육통이 발생하기도 한다. 일반적으로 근육통은 운동을 하고 이틀 뒤 가장 심해진다. 말하자면 '더 이상 운동하지 말라'는 우리 몸의 신호와도 같다. 따라서 근육통을 느꼈다면 무리하게 운동해서는 안 된다. 근육통이 가라앉기 시작하면 조금씩 운동을 다시 시작해도 된다. 한편 근육통이 느껴지지 않을 정도로 약하게 운동해서는 효과가 없다는 인식은 잘못된 것이다. 같은 부위를 서서히 지속적으로 단련하다보면 근육통을 느끼지 않고도 운동 효과를 볼 수가 있다.

▶▶▶ 근육통
사실 근육통의 원인은 완전하게 밝혀지지 않았다. 전문가들 사이에서는 운동으로 인해 근육을
구성하는 근섬유와 그 주위의 결합조직이 상처를 입었다가, 그것이 회복될 때 통증을 유발하는
물질이 발생한다는 주장이 제기되기도 한다.

Q08 여성의 경우, 운동으로 근육이 생겨 몸매를 망칠 수도 있을까?

▶ **A :** 운동으로 근육을 단련하면 울퉁불퉁 근육질 몸매가 될까봐 걱정하는 여성들이
많다. 하지만 그런 걱정은 할 필요가 없다. 여성의 몸이 그런 상태에 이르려면 상당히 강
도 높은 운동을 해야만 한다. 이 책에서 소개하는 운동으로는 그 정도까지 근육을 키울
수는 없다.

Q09 운동 횟수를 늘이면 효과가 더욱 높아질까?

▶ **A :** 회수보다는 강도를 높이는 편이 낫다.
예를 들어 팔굽혀 펴기 15회 정도는 거뜬히 해낼 수 있게 되었을 때, 그 횟수를 30회로
늘린다고 가정해보자. 이렇게 하면 체력 소모도 커지고 훨씬 큰 효과를 얻을 수 있다고
생각하기 쉽다. 하지만 보통 어떤 운동의 횟수가 30회를 넘어가면 근육 강화 효과는 오
히려 작아진다. 차라리 운동의 난이도를 좀 더 높인다든지, 사용하는 운동기구의 무게
를 늘려보자. 혹은 같은 부위를 단련할 수 있는 운동 가운데 좀 더 난이도가 높은 종류
를 택하는 편이 효율적이다.

 **수면이 체지방 연소에 영향을 미칠까?**

▶ **A :** 수면 부족은 오히려 체지방 연소에 좋지 않다. 수면은 생활습관의 일부이기 때문에 잠이 부족하면 피로나 스트레스 등이 쌓인다. 특히 수면 부족은 근육 강화나 지방 분해와 관련된 성장 호르몬의 자연스러운 분비를 감소시킨다. 따라서 체지방이 쉽게 연소되는 몸을 만들고 싶다면 적당한 수면이 가장 중요하다.

 **한 번에 여러 종류의 운동을 하고 싶은데?**

▶ **A :** 난이도가 높은 운동부터 시작하자. 한 번에 여러 종류의 운동을 할 때에는 난이도가 높거나 움직임이 복잡한 운동부터 시작하는 방식이 좋다. 운동 과정에서 피로가 축적되어 근육이 지친 상태가 되면 바른 자세로 동작을 취하기가 어렵기 때문이다.

 **운동이 지루하다고 느껴진다면 어떻게 해야 할까?**

▶ **A :** 운동은 효과가 눈에 보여야 재미를 느낄 수 있다. 기본적으로 운동은 크던 작던 신체에 부담을 주게 된다. 또한 어느 정도는 괴로움도 감수해야 효과를 기대할 수가 있다. 운동 자체가 시시하게 느껴질 때도 있지만 어쩔 방도가 없다. 그렇다고 해서 운동을 포기해서는 안 된다. 효과를 눈으로 확인하면 만족감과 재미가 서서히 커지게 된다.

 **운동을 매일 꾸준히 할 수 있는 방법은?**

▶ **A :** 운동을 생활의 일부로 간주하는 것도 좋은 방법이다. 예를 들어 '매일 7시에 10분씩', '퇴근 후 저녁 식사 전' 이런 식으로 무리 없는 범위 내에서 시간대를 정해 놓고 그것을 자신만의 규칙으로 삼으면 어떨까? 그러다보면 규칙을 실천하지 않았을 때 불안해질 정도로 운동이 생활화 될 것이다.

Q14 질리지 않고 운동할 수 있는 비결은?

▶ **A :** 여러 가지 종목에 도전해보자. 누구나 같은 일을 반복하다보면 질리기 마련이다. 운동도 마찬가지다. 이 책에서는 여러 종류의 운동법을 소개하고 있으므로 특정 동작이 지겨워지면 다른 동작에 도전해보자.

Q15 운동 의욕을 높일 방법이 있을까?

▶ **A :** 매일 하는 운동을 기록하는 습관도 하나의 방법이다.
하루하루 객관적인 수치를 기록하다보면 운동 의욕을 높이는 데 도움이 될 수 있다. 정기적으로 체지방을 측정하거나 BMI를 산출해서 기록하는 방법 등이 있다. 표준 체지방률이나 BMI 등은 일반적인 기준일 뿐이지만 자신이 조금씩 표준에 가까워지고 있다고 느끼면 의욕이 생겨난다. 또한 매일 운동한 내용을 기록해도 좋다. 이것이 습관화 되면 자연스럽게 운동에 동기를 부여할 수 있다.

> ▶▶▶ BMI(Body Mass Index)
> 체질량 지수 혹은 체적 지수라고도 하며 체중과 신장을 바탕으로 산출한 지표이다. 동양인은 이 수치가 약 22 정도가 적절하며 이때 합병증 발병률이 가장 적다. 이 수치가 절대적인 것은 아니지만 자신의 상태를 알기 위한 수단 가운데 하나로 활용할 수가 있다.
> BMI = 체중[kg] ÷ (신장[m] × 신장[m])
>
> 예 : 신장 1.70m 체중 70kg인 경우
> BMI = 70kg ÷ (1.70m × 1.70m) = 약 24.2

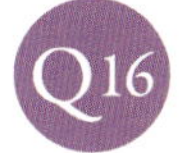

Q16 되도록 짧은 시간 내에 날씬해지고 싶은데?

▶ **A :** 살을 빼려면 최소한 2개월은 필요하다. 날씬해지는 방법에는 여러 가지가 있는데, 단기간에 살을 빼는 요령도 있다. 단, 식사를 극단적으로 제한해야 될 수도 있고, 그 결과 체내의 수분까지 빼앗기게 될 우려가 있다. 그러다 보면 건강 면에서는 악영향을 미치게 되고 외모 상으로도 갑자기 수척해졌다는 인상을 줄 수도 있다. 따라서 개인차는 있겠지만 최소 2개월 정도는 시간을 두고 운동과 함께 식습관도 관리하는 것이 중요하다.

Q17 비만도 유전이 될까?

▶ **A :** 유전보다는 환경이 중요하다. 노력 여부에 따라 얼마든지 날씬해질 수가 있다. 비만과 유전의 관계는 아직 명확하게 밝혀지지 않았지만, 비만은 체형상의 문제라기보다는 체지방이 축적되기 쉬운 체질이 유전되었다고 볼 수 있다. 그렇다고는 하나 유전보다 환경이 미치는 영향이 훨씬 크다. 요컨대 노력 여부에 따라 비만 체질은 개선될 수 있다.

INDEX

옮긴이 지희정 ● 인하대학교 일어일본학과를 졸업했으며 현재 출판기획자 및 번역가로 활동 중이다.
옮긴 책으로는 《타니타 직원 식당》《타니타 저염식 다이어트 레시피》《시간도둑 퇴치법》《희망 사용설명서》
《부의 위기》《똑똑한 아이로 키우는 아빠의 습관》 등이 있다.

일본인의 다이어트 체조법
体脂肪燃燒 トレーニングメソッド

초판 1쇄 발행 | 2014년 2월 26일

지은이 | 이시이 나오카타(石井直方)
발행인 | 정숙경
기획 · 편집 | 이원범, 김은숙
마케팅 | 안오영
표지 · 본문 디자인 | 강선욱

펴낸곳 | 어바웃어북 about a book
출판등록 | 2010년 12월 24일 제313-2010-377호
주소 | 서울시 마포구 서교동 394-25 동양한강트레벨 1507호
전화 | (편집팀) 070-4232-6071 (영업팀) 070-4233-6070
팩스 | 02-335-6078

ISBN | 978-89-97382-25-5 13510

* 잘못된 책은 구입하신 서점에서 바꾸어 드립니다.
* 책값은 뒤표지에 있습니다.

| 어바웃어북이 출간한 우수 교양 선정 도서 |

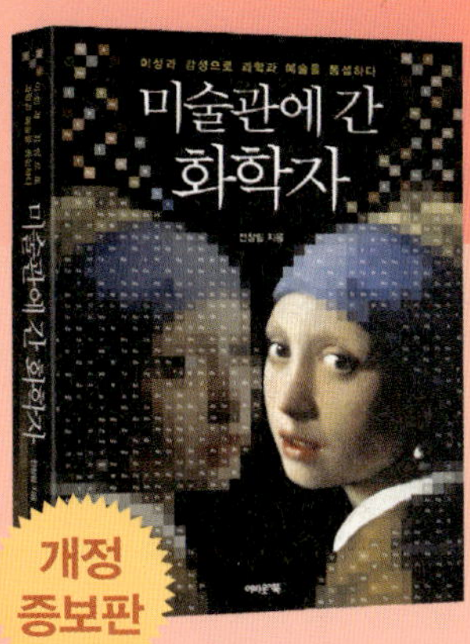

이성과 감성으로 과학과 예술을 통섭하다

미술관에 간 화학자

| 전창림 지음 | 18,000원 |

- 교육과학기술부 선정 '우수 과학 도서'
- 한국출판문화산업진흥원 선정 '이 달의 읽을 만한 책'
- (사)행복한아침독서 '추천 도서'

미술은 화학에서 태어나 화학을 먹고사는 예술이다. 미술의 주재료인 물감이 화학 물질이기 때문이다. 또 캔버스 위 물감이 세월을 이기지 못해 퇴색하거나 발색하는 것도 모두 화학작용에서 비롯한다. 명화는 화학자 손에 들린 프리즘에 투영되어 그동안 어느 누구에게도 들키지 않았던 흥미진진한 속내를 비로소 드러낸다.

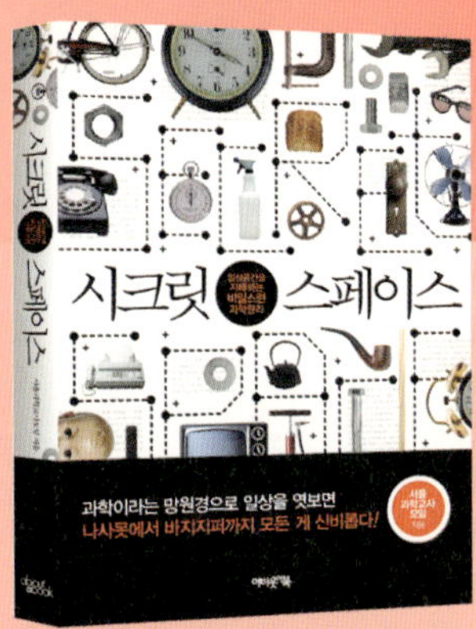

일상공간을 지배하는 비밀스런 과학원리

시크릿 스페이스

| 서울과학교사모임 지음 | 16,000원 |

- 교육과학기술부 선정 '우수 과학 도서'
- (사)행복한아침독서 '추천 도서'
- 네이버 '오늘의 책' 선정

과학교육의 최일선에 있는 여덟 명의 교사가 과학의 눈으로 파헤친 물건의 속사정. 나사, 냉장고, 자동차, 3D영화 등 일상생활 속에서 찾을 수 있는 흥미로운 과학원리를 쉽게 풀어낸 이 책은, 교과서 각 단원에 흩어져 있던 낱낱의 개념과 원리를 통합적으로 이해할 수 있게 한다.

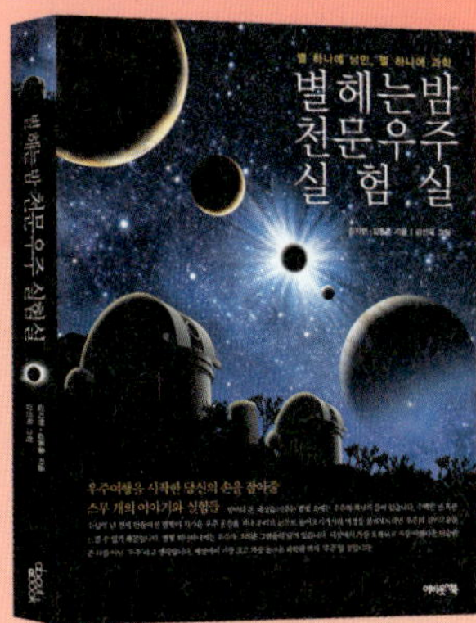

별 하나에 낭만, 별 하나에 과학

별 헤는 밤 천문우주실험실

| 김지현, 김동훈 지음 | 강선욱 그림 | 20,000원 |

- 한국출판문화산업진흥원 선정 '이 달의 읽을 만한 책'

가장 간단한 실험으로 만나는 가장 심오한 우주! 커피와 우유를 섞는 순간 은하가 탄생하고, 헤어드라이기로 드라이아이스에 바람을 쏘이는 순간 혜성이 나타난다. 베일에 싸인 신비로운 우주를 간단한 실험을 통해 눈앞에 생생하게 펼쳐놓는다.

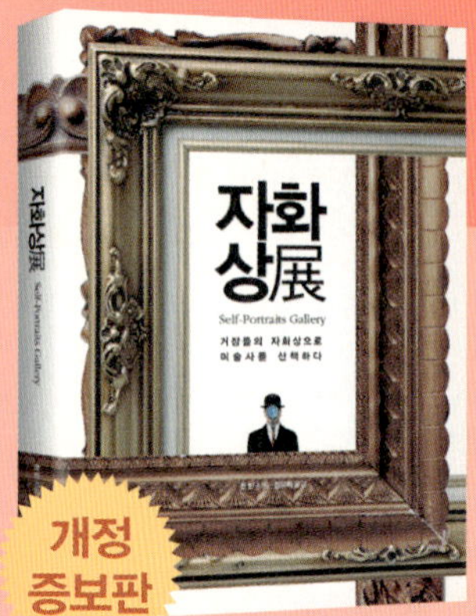

거장들의 자화상으로 미술사를 산책하다

자화상展

| 천빈 지음 | 20,000원 |

■ 한국출판문화산업진흥원 선정 '청소년 권장 도서'

자화상의 아버지로 불리는 뒤러에서부터 다빈치, 라파엘로, 홀바인,
루벤스, 렘브란트, 고흐, 마네, 뭉크, 피카소에 이르기까지
거장 111명의 자화상 200여 점으로 한 권의 책 안에서 전람회를 연다!
독자들은 이 책을 통해 거장들의 인생과 미술사의 흐름을 꿰뚫어 보게 된다.

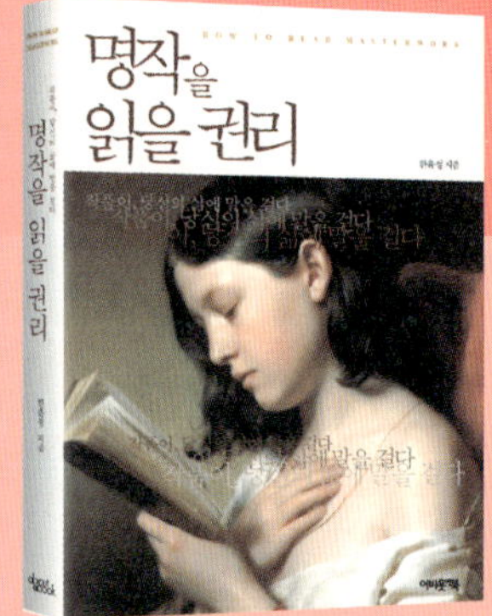

작품이, 당신의 삶에 말을 걸다

명작을 읽을 권리

| 한윤정 지음 | 16,000원 |

■ 문화체육관광부 선정 '우수 교양 도서'
■ 네이버 '오늘의 책' 선정

책과 영화를 종횡무진 누비며 숨어 있는 명작을 찾아내고 왜 이 작품이
명작으로 불리는지를 알려 주는 '나만의 명작독법'에 관한 지침서.
'작품', '작가', '사회(배경)', '독자'라는 네 가지 키워드를 통해 이 시대의
매력적인 작품들을 만난다.

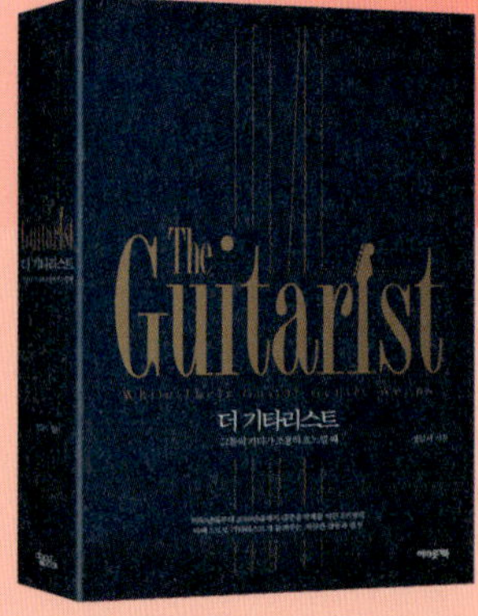

그들의 기타가 조용히 흐느낄 때

더 기타리스트

| 정일서 지음 | 28,000원 |

■ 2013년 예스24 '올해의 책' 후보 선정

장고라인하르트와 로버트존슨 등 기타계의 레전드에서 시작해
티본워커, 머디워터스, 레스폴, 비비킹 등 초기 거장들과 지미 헨드릭스,
지미 페이지, 에릭 클랩튼, 에드워드 반 헤일런 등 7,80년대 기타 영웅들을 거쳐,
조니 그린우드, 매튜 벨라미, 존 메이어 등 21세기 신성에 이르기까지
105명 기타리스트들의 삶과 음악을 통해 대중음악의 역사를 조명했다.

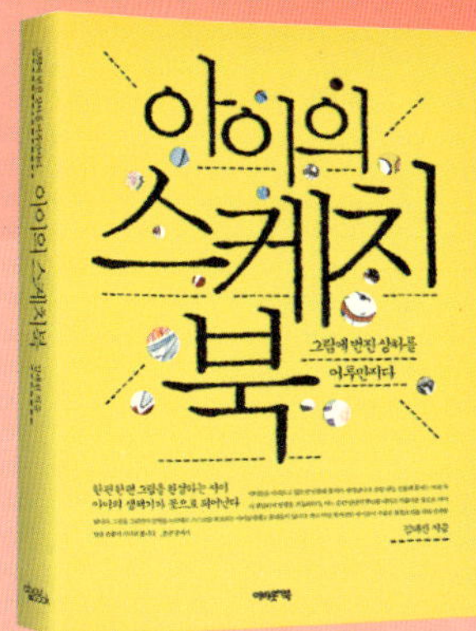

그림에 번진 아이의 상처를 어루만지다

아이의 스케치북

| 김태진 지음 | 16,000원 |

■ 문화체육관광부 선정 '우수 교양 도서'

여기 한 미술교사가 있다. 어린 시절 상처받는 아들이었고, 어른이 되어
상처를 준 아버지이기도 한 그는, 이제 그림으로 아이들의 상처를 어루만진다.
아이들은 그의 미술실로 달려와 감추었던 마음속 이야기를 그림에 펼쳐 놓는다.
그 속에는 부모에게 받은 상처, 친구와의 갈등, 좌절된 꿈에 대한 이야기가
아이들의 일기장처럼 오롯이 담겨 있다.

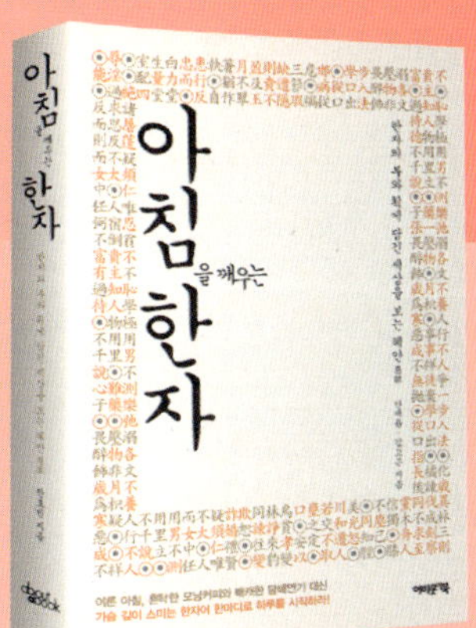

한자의 부와 획에 담긴 세상을 보는 혜안

아침을 깨우는 한자

| 안재윤, 김고은 지음 | 14,000원 |

■ 문화체육관광부 선정 '우수 교양 도서'

인과(因果), 분배(分配), 집착(執着) 등 일상에서 흔히 사용하는
생활한자에서부터 옥불은하(玉不隱瑕), 화광동진(化光同塵) 등 동양 고전에
나오는 주옥같은 옛글에 이르기까지 드넓은 한문의 바다를 종횡무진 횡단하며
한자에 담긴 삶의 이치를 현 세태에 맞춰 재미있게 풀어낸다.

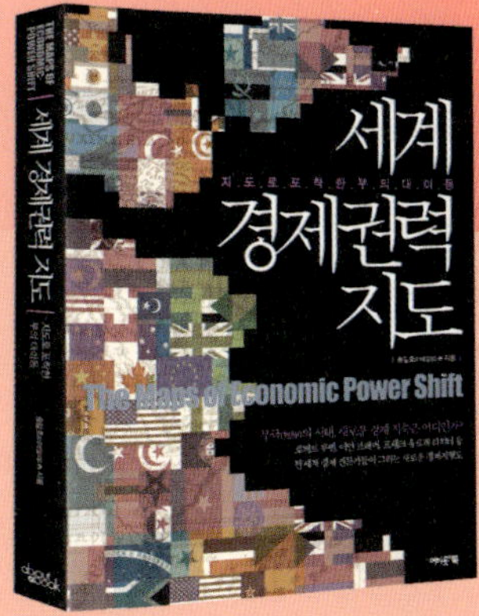

지도로 포착한 부의 대이동

세계 경제권력 지도

| 송길호, 김춘동, 권소현, 양미영 지음 | 22,000원 |

■ 문화체육관광부 선정 '우수 교양 도서'

경제권력 전쟁에서 처참히 패배한 유럽! 그리스, 이탈리아, 스페인을
무너뜨린 붕괴의 도미노는 어디를 향하는가? 세계 도처에서 일어나는
변곡의 순간을 150여 개의 지도와 인포그래픽, 일러스트로 포착한 이 책은,
세계 경제권력이 이동하는 좌표 값을 구하는 나침반이 되어 줄 것이다.

| 어바웃어북이 출간한 건강 · 실용 도서 |

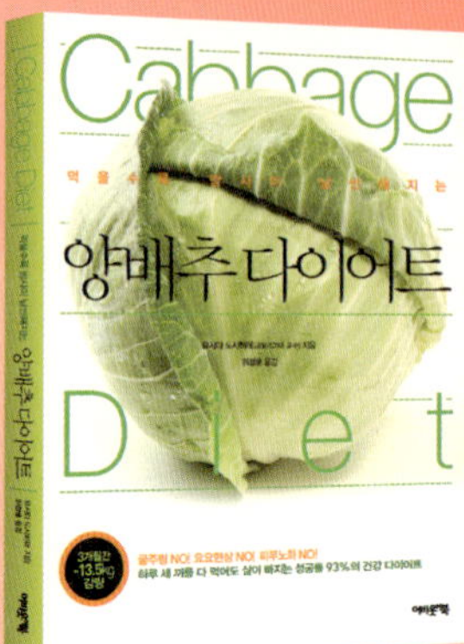

먹을수록 밤사이 날씬해지는

양배추 다이어트

| 요시다 도시히데 지음 | 위정훈 옮김 | 값 11,800원 |

**하루 세 끼를 다 먹어도
살이 빠지는 성공률 93%의 건강한 다이어트!**

「타임」지가 뽑은 10대 건강식품 양배추!
하루 한 끼, 저녁밥 먹기 전에 양배추를 꼭꼭 씹어 먹으면
배고픔에 몸서리치지 않고, 독하게 운동하지 않고도
매일 밤 건강하게 살이 빠진다.

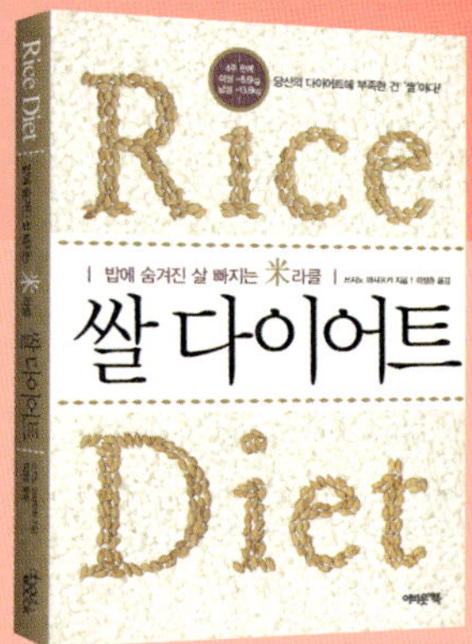

밥에 숨겨진 살 빠지는 米라클

쌀 다이어트

| 쓰지노 마사유키 지음 | 위정훈 옮김 | 값 12,800원 |

당신의 다이어트에 부족한 건 '쌀'이다!

지금 당장 밥부터 굶는 다이어트를 멈춰라!
밥을 배불리 먹어야 살이 빠진다!
영양소가 풍부하고 혈당을 천천히 올려주며 포만감이 높은 쌀은 완벽한
다이어트 식품이다. 오늘 당신이 멀리한 쌀에 살 빠지는 '기적'이 있다.

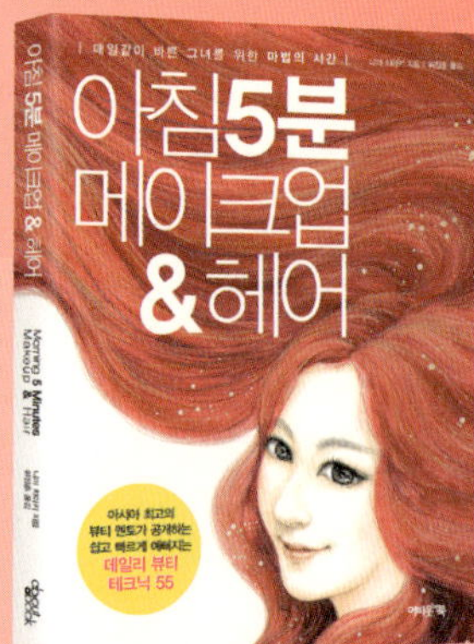

매일같이 바쁜 그녀를 위한 마법의 시간

아침 5분 메이크업 & 헤어

| 니미 치아키 지음 | 위정훈 옮김 | 224쪽 | 값 14,800원 |

**출근 준비 시간은 반으로, 아름다움은 두 배로!
매일 아침 아름답게 빛나기 위한 시간 단 5분!**

5분이 5초처럼 느껴지는 바쁜 아침. 매일 아침 단 5분이면
메이크업에서 헤어까지 완벽하게 변신한다!
날마다 새로운 모습으로 두근두근 설레는 하루를 시작하자.